高齢者福祉施設・病院・在宅などで役立つ

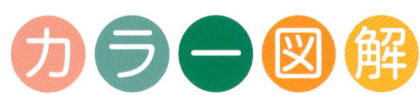

高齢者の栄養管理ガイドブック

お年寄りの栄養ケアマネジメントを適切に行うために

編集
下田妙子
東京医療保健大学教授

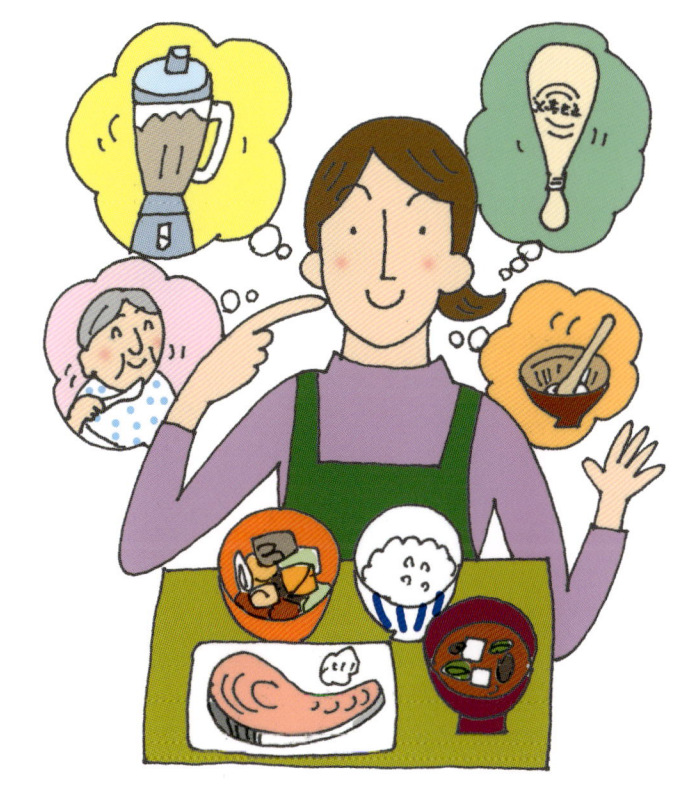

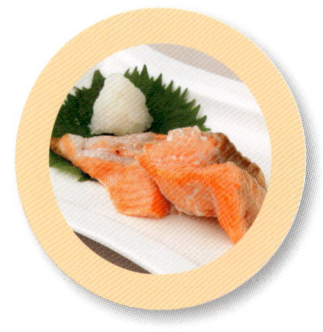
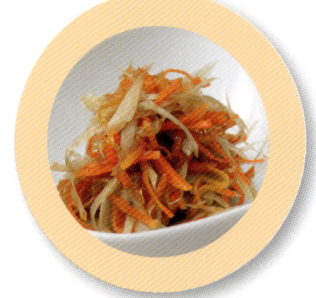
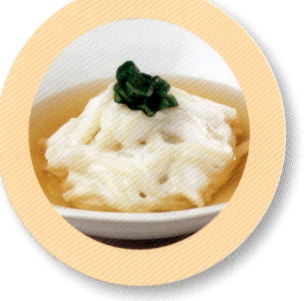
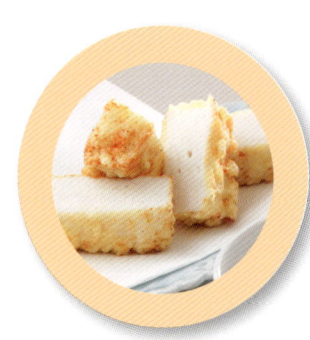

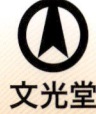
文光堂

執筆者一覧

●編集
下田妙子　　東京医療保健大学医療保健学部医療栄養学科教授

●執筆（執筆順）
和田涼子　　東京家政大学家政学部栄養学科准教授
河合美佐子　味の素㈱ライフサイエンス研究所
小城明子　　神奈川歯科大学生体機能学講座生理学分野
福原奈美子　特別養護老人ホーム好日苑
巴　美樹　　味の素㈱ライフサイエンス研究所
吉田容子　　㈲ケアネットよしだ代表取締役
須貝佑一　　認知症介護研究・研修東京センター副センター長
佐藤敏子　　自治医科大学附属病院栄養部栄養室長（前　自治医科大学附属さいたま医療センター）
白川修一郎　国立精神・神経センター精神保健研究所客員研究員
下田妙子　　東京医療保健大学医療保健学部医療栄養学科教授
酒井理恵　　味の素ニュートリション㈱
有本之嗣　　須波宗斉会病院院長
足立香代子　せんぽ東京高輪病院栄養管理室室長
高村晴美　　せんぽ東京高輪病院栄養管理室
鷲澤尚宏　　東邦大学医療センター大森病院栄養サポートチーム准教授
柳原延章　　産業医科大学医学部薬理学教授
井上由紀　　丘ノ規病院栄養科
三瓶彰子　　鞍手町立室木小学校
谷口利恵子　特別養護老人ホーム第2和上苑
黒田留美子　㈶潤和リハビリテーション診療研究所主任研究員
増田邦子　　特別養護老人ホームしゃんぐりら
山村つぐ美　特別養護老人ホーム好日苑
臼田喜久江　夢のみずうみ村
志村真理子　ＮＴＴ東日本関東病院歯科口腔外科
山下和彦　　東京医療保健大学医療保健学部医療情報学科准教授
今泉一哉　　東京医療保健大学医療保健学部医療情報学科講師
鶴　孝代　　北九州市立養護老人ホーム楽翁荘

序 文

　このたび，高齢者の介護に携わる専門職の方々の必携となるようなガイドブックとして「カラー図解　高齢者の栄養管理ガイドブック」を上梓する運びとなりました．

　わが国の65歳以上人口は2,640万人（2008年9月現在）で総人口の20.7％，5人に1人強を占めています．要介護の割合は年々増加し，前期高齢者で3.9％，後期高齢者では24.7％と圧倒的に75歳以上のお年寄りの介護が目立っています．介護保険のサービスを利用している高齢者は，居宅サービスが施設サービスの3倍強である実態から，脳血管疾患で寝たきりとなった配偶者やその家族の老老介護の叫びが聞こえてくるようです．施設であれ，在宅であれ，高齢者が自分らしい人生を全うするためには，高齢者の心理，身体の特徴や生理機能を理解し，適切な栄養管理が必要となります．世界でも類をみない長寿国となったわが国の人口構造・医療からみた高齢者対策は，それぞれの健康寿命の延伸とQOLの向上を目指したケア・サポートを行うことこそが，専門職に携わる人々の重要な課題であると考えます．

　本書は長年高齢者施設で栄養管理に携わってきた管理栄養士たちが「高齢者の生理・機能をトータルに理解したケアを実施し，高齢者のQOLの向上に寄与したい」という切なる願いをもとに編纂されたものです．よって，高齢者のサポートに必要な内容を網羅できるよう配慮し，それぞれの現場でご活躍の専門の先生方にご執筆いただきました．その際，執筆者には，できるだけビジュアルにわかりやすく，実際的でしかもエビデンスに基づく内容であることをモットーにと記述をお願いしました．

　本書は管理栄養士ばかりでなく医師，看護師，保健師，理学・作業療法士，介護福祉士，在宅高齢者を抱える家族の方々にとって大いに参考になると確信しています．本書により，高齢者の食にまつわる問題をご理解いただき，日常の栄養ケアやサポートに活用していただくことが，執筆者全員の願いです．

　このガイドブックが誕生するまで陰になり日向になって支援してくださった文光堂編集部諸氏に心より深謝いたします．

2010年2月

下田妙子

目次 / CONTENTS

Ⅰ. 高齢者福祉施設および在宅における管理栄養士の業務 …… 1
1. 高齢者の現状
2. 高齢者施設と在宅サービスにおける管理栄養士の役割

Ⅱ. 心身の特徴に応じた栄養サポートの実際 …… 5

A 味覚低下と栄養サポート …… 6
1. 味覚とは
2. 加齢と味覚障害
3. 高齢者の食事の調味で気をつけたいこと

B 摂食・嚥下機能低下と栄養サポート …… 10
1. 摂食・嚥下機能とは
2. 摂食・嚥下機能が低下したときの食事の工夫
3. 摂食・嚥下機能の低下を考慮した食事の栄養上の留意点

コラム 経口維持加算・経口移行加算とは …… 20

C 脱水予防のための水分管理 …… 24
1. 体内の水分
2. 電解質とは
3. 脱水になりやすい理由
4. 脱水の見分け方と対応
5. 脱水予防のチェック

D 排泄と栄養サポート …… 28
1. 便ができるまで
2. 便の形や色・におい
3. 正常な便とは
4. 高齢者に多い排便異常
5. 便秘薬・浣腸・摘便
6. 高齢者の快便の工夫
7. 排便方法

E　うつと栄養サポート……34
　1．うつ状態とうつ病
　2．うつ病の診断基準
　3．うつ病の原因
　4．高齢者のうつ病
　5．高齢者うつ病の人の食事
　6．うつ病と食事療法

F　認知症患者の食行動と栄養サポート……40
　1．アルツハイマー病と栄養学的な関連
　2．認知症患者に対する食事栄養管理のポイント
　3．栄養指導の実際
　4．症例

コラム　昼夜逆転の生体リズム……45

Ⅲ．高齢者の栄養管理の実際　47

A　高齢者の栄養管理（総論）……48
　1．栄養摂取状況と栄養状態
　2．エネルギー必要量
　3．栄養評価と対応

B　栄養必要量の算出方法……52
　1．ハリス－ベネディクト（Harris-Benedict）の式による算出法
　2．日本人の食事摂取基準（2010年版）の基準値による栄養量の算出法
　3．栄養必要量算定時の注意点

C　栄養素の不足量の算出方法……56
　1．栄養必要量の算出方法
　2．食事摂取量の評価方法
　3．食事摂取量の算出方法
　4．過不足計算
　5．栄養ケア・マネジメント

D　PEG・PEJの栄養管理の実際……60
　1．栄養剤注入の実際

  2．栄養剤投与ラインと投与手順
  3．栄養剤投与の速度と量について
  4．薬剤注入，カテーテルの清潔保持
  5．注入がうまくいかないとき，合併症など

 E 経腸栄養剤の選び方・使い方 64
  1．経腸栄養剤の種類，特徴
  2．高齢者の経腸栄養剤の選び方・使い方

 F 静脈栄養剤の選び方・使い方 68
  1．静脈栄養の適応
  2．各栄養素の必要量
  3．実際の選び方・使い方

 G 気をつけておくべき薬剤と食品・栄養剤との相互作用 72
  1．高齢者の生理的機能変化とそれによる薬物動態への影響
  2．薬物と食品・栄養剤との相互作用
  3．まとめ

Ⅳ．症例から学ぶ栄養管理の実際　　77

 A 摂食・嚥下機能低下および低栄養，便秘改善例 78
 B 褥瘡治癒によるQOL向上例 82
 C 糖尿病による褥瘡例 84
 D 胃瘻による水分管理 86
 E 胃食道逆流によるTPNからの離脱例 90

Ⅴ．写真で見る献立の具体例　　93

 A 摂食・嚥下機能低下に対応した料理（A） 94
 B 摂食・嚥下機能低下に対応した料理（B） 98
 C 新しいソフト食の提案 100
 D 季節の行事食（1）～普通食から介護食への展開 102
 E 季節の行事食（2） 104

Ⅵ. 片麻痺でできる料理のテクニック　　107

1. まな板の工夫で食材が切りやすくなる
2. たまねぎをみじん切りにする
3. ごぼうをさまざまな長さに切る
4. りんごの皮をむく
5. ハサミは便利！
6. 最後に

Ⅶ. 高齢者の口腔ケアの実際　　113

1. 口腔ケアの目的と理由
2. 口腔ケアの実際
3. 高齢者のための口腔ケア－最終目標は食べる楽しみ

Ⅷ. 高齢者の転倒予防の実際　　121

1. 高齢者支援のニーズを踏まえた転倒予防と栄養指導の関係
2. 足部・足爪異常と身体機能評価
3. 転倒予防の実際と戦略的アプローチ
4. まとめ

コラム　地域支援と管理栄養士の役割　………………………………………………128

巻末資料　　130

平成21年度介護報酬改定（抜粋）
平成21年度4月改定関係「Q&A」より

索　引　　132

Ⅰ 高齢者福祉施設および在宅における管理栄養士の業務

和田涼子

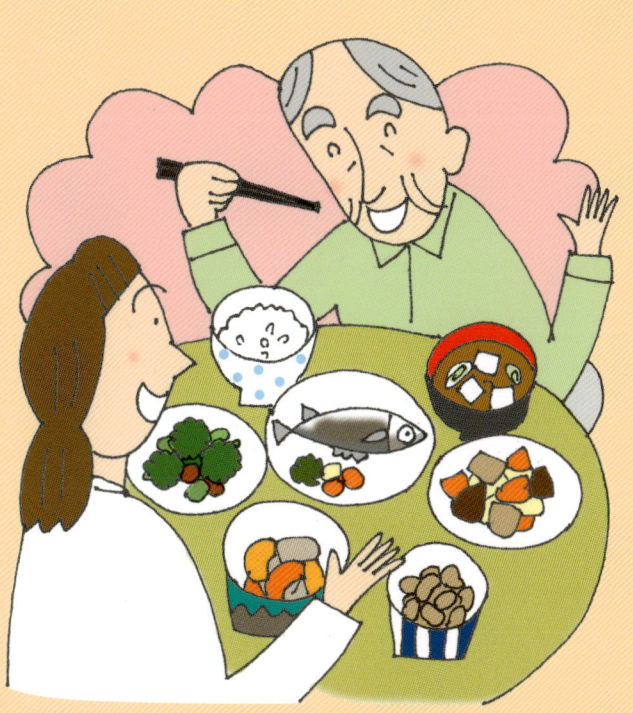

I 高齢者福祉施設および在宅における管理栄養士の業務

1. 高齢者の現状

近年のわが国は少子高齢社会となり，急速な高齢化で2007年（平成19年）には人口の5人に一人が65歳以上という超高齢社会（Memo-1）となりました．近い将来，4人に一人が65歳以上となると予測されています．また，2009年9月現在100歳以上の高齢者は40,000人を超え，後期高齢者（Memo-2）が増えています．

人がいつまでも元気に自立して暮らせていけるなら，どんなに高齢者が増えても社会問題とはならないでしょう．しかし，高齢期になると心身の機能の変化，疾病などによる虚弱化，就労ができないための経済的な不安などが生じます．また，戦後の社会の構造変化によって人は農村から都市へ，三世代家族から核家族へと家族の形態が変化し，家族の持つ機能もかわりつつあります．

このように家族構成の変化により高齢者の一人暮らし（独居）が増えています．大家族時代，高齢者は配偶者や嫁，娘，孫などの同居する多くの家族から介護を受けることができました．また，近隣関係も良好で近所の方からの支援も多くあったといえます．しかし，近年は都会で家族もなく，近隣との関係も疎遠な高齢の一人暮らしが増えています．一人暮らしに限界が来たとき，できれば住み慣れた家で最後まで過ごしたいという願いがあっても，現実には多くの高齢者が施設での生活を余儀なくされています（図1）．

2. 高齢者施設と在宅サービスにおける管理栄養士の役割

高齢者施設には介護保険制度の施設として介護老人福祉施設（特別養護老人ホーム），介護老人保健施設，介護療養型医療施設の3種があります．また，比較的元気な高齢者が利用できる軽費老人ホームや養護老人ホームや地域密着型グループホーム（認知症対応）などや，民間による有料老人ホーム，ケア付住宅などがあります．

施設利用者の高齢者や在宅の高齢者に管理栄養士はどのようなかかわりを持ち，サービスとして何を提供していけば良いでしょうか（表1）．

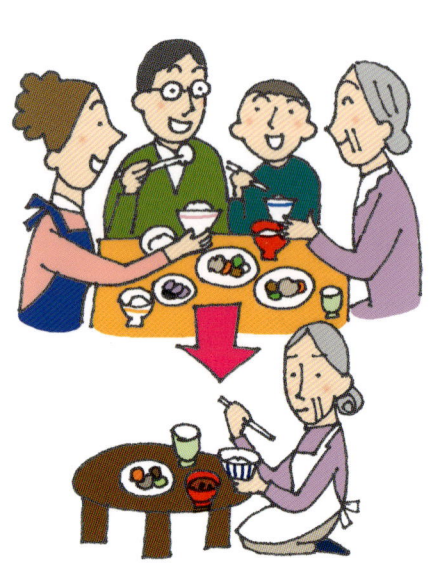

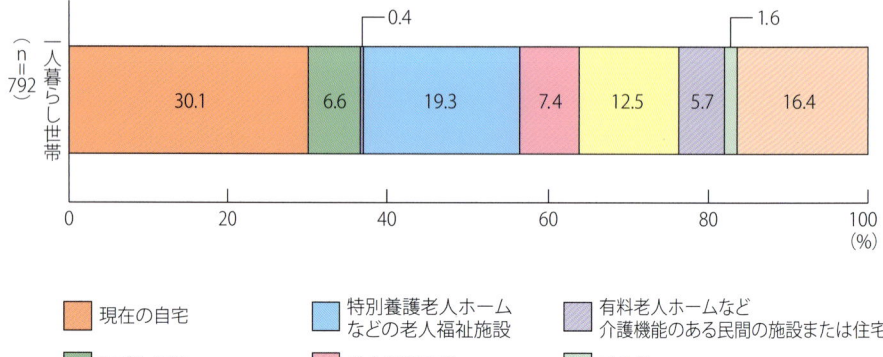

図1 介護の場所の希望

（内閣府：世帯類型に応じた高齢者の生活実態等に関する意識調査（平成17年度），2005）

Memo-1
国連では全人口に対する65歳以上人口が14%以上を超える社会を高齢社会，21%を超えると超高齢社会と定義している．

Memo-2
高齢者は65歳以上をさし，65〜74歳を前期高齢者，75歳以上を後期高齢者という．

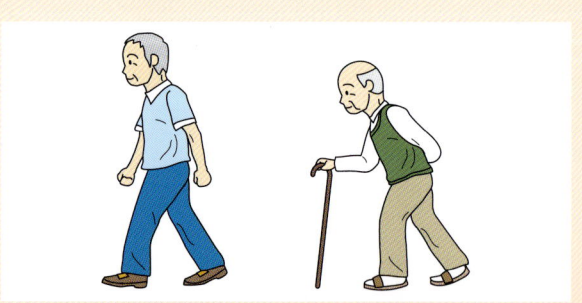

表1 管理栄養士の主な業務

栄養管理	献立作成，栄養管理報告，栄養ケア・マネジメント
調理	食材管理（発注，検収，保存食，在庫管理，非常食），調理作業管理
衛生管理	調理従業員の衛生管理，食品の衛生管理，調理に関する衛生管理
業務管理	人事管理，資質向上の指導および研修
施設管理	施設設備の安全管理
地域支援	介護保険制度における介護予防事業等の支援（配食サービスなど）
栄養士の育成と研修	実習生の受け入れ

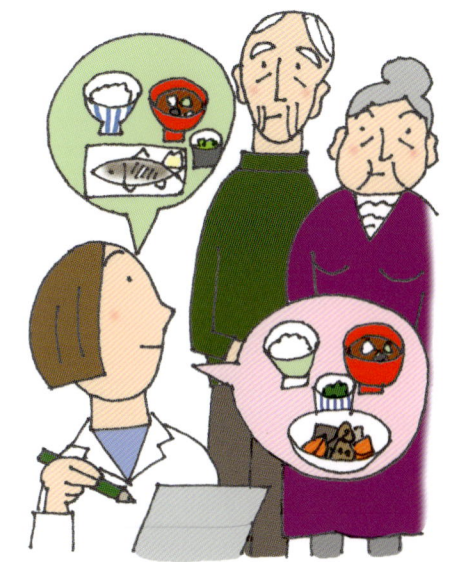

高齢者は心身の機能低下や疾病，加齢に伴う生理機能の低下，視覚，聴覚，味覚などの感覚機能の衰え，身体の機能低下のために日常生活動作（activities of daily living：ADL）(*Memo-3*)の低下などが起きます．

これらに配慮して高齢者の健康維持，疾病予防，老化の遅延，生活の質（quality of life：QOL）の向上などのために食事サービスを提供します．

高齢者の疾病予防や介護予防は，将来の社会保障制度を維持するために重要な役割があります．また，食事にはQOLの向上と精神的な安心感などの役割があると言えます．

（1）在宅（居宅）サービスにおける栄養士の業務

改正介護保険法（2008年）では介護予防事業として運動機能の維持，口腔ケア，栄養改善の3大プログラムを在宅高齢者（特定高齢者および要支援者，介護1に認定された人）に対し実施することを求めています．これは高齢者が自立して在宅生活を継続できることを目的としています．管理栄養士の役割としては在宅高齢者への配食サービスや高齢者在宅サービスセンターなどにおいての食事サービスと，特に低栄養に着目した**栄養改善プログラム**の提供があります．栄養改善プログラムには調理が

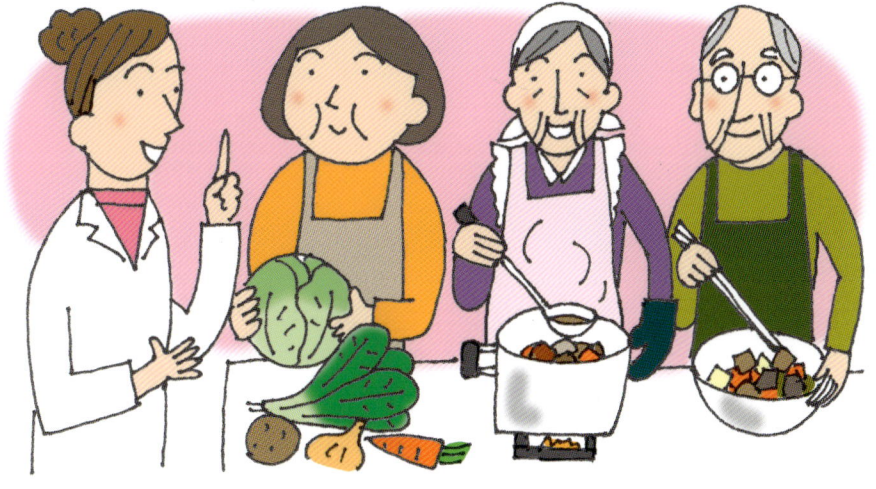

できることを目的とした自治体が主催する栄養教室などもあります．食事づくりができることは自ずと食事に注意した生活ができるようになり，自立と自分自身の健康管理にも繋がります．また，**居宅療養管理指導**として医師の指示により管理栄養士が居宅に訪問して栄養指導を行う制度もあります．

（2）介護保険施設における業務

介護保険施設では利用者の栄養管理について介護面（ヘルスケア）を重視して，**栄養ケア・マネジメント**を行います（*Memo-4*）．高齢者の心身の機能や食の体験や嗜好などは一人ひとり違います．個人のニーズに合う個別対応の栄養管理が求められています．十分なアセスメントによって栄養ケア計画（栄養ケアプラン）を作成します．

利用者のニーズにこたえるために，信頼関係を築くためのコミュニケーション能力が管理栄養士には必要です．

Memo-3

ADLとは食事，衣服の着脱，移動，排泄，入浴などの生活を営むうえで不可欠な基本行動のこと．障害者や高齢者の生活自立度の評価に用いられる．

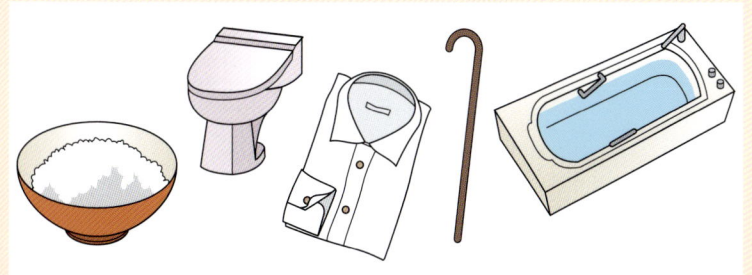

Memo-4

栄養ケア・マネジメント
管理栄養士の他に施設長，医師，看護師，介護士，機能訓練指導員，歯科医師，介護支援専門員，生活相談員らとの多職種協働で入所者の栄養管理と健康管理とケアの面から総合的に行うこと．

I 高齢者福祉施設および在宅における管理栄養士の業務

施設における利用者の介護度（Memo-5）の平均はおおよそ3.5～4.0以上であり、平均年齢も85歳を超える施設が多く、介護の手間ひまが必要以上にかかる後期高齢者が多く利用されています。

利用者は介護認定調査項目の食事に関する項目でみると摂取行為、飲水、口腔ケアなどについて見守りや一部介助、全介助と、なんらかの介護を必要としています。疾病による麻痺や歯の欠損、認知症などの原因による咀嚼、嚥下困難な高齢者が多く、安全に安心できる食事の提供は管理栄養士にとって大切な役割です。また、認知症による摂食困難や機能低下のために摂食・咀嚼・嚥下が困難になっている方には特に注意が必要であり、食事の楽しみと口から食べることの意義を考慮し、生理機能の理解と様々なリスクにも配慮しつつ、食事を提供することが望まれます。

また、食事の形態、食器やスプーンや箸、テーブルや椅子などの食環境にも留意します（図2）。自助食器やスプーンやフォークなどの使用については機能訓練指導員や作業療法士などからの助言をもとに適切な食事用具の提供を心がけましょう。そして、介助者に対し、安全に食事ができる姿勢と介助の方法も知ってもらうことも管理栄養士の役割です。さらに、行事食（図3）の提供などで季節感と生きがいを持ってもらいます。特別養護老人ホームは終の棲家として入所された高齢者の生活の場であるため、人としての尊厳を大切においしい食事、楽しい食事が提供されるように**多職種**で協働しましょう。（和田涼子）

文献

1) 齋藤禮子, 豊瀬惠美子 編：栄養教育論—栄養の指導—, 学建書院, 2008
2) 戸谷ますみ, 安楽玲子, 渡辺聡子：臨床に必要な生活支援技術と知識, 弘文堂, 2008
3) 東京都社会福祉協議会高齢者施設福祉部会職員研修委員会栄養研修委員会：高齢者福祉施設のための栄養士業務マニュアル改訂版, 東京都社会福祉協議会, 2007

図2　自助具の例

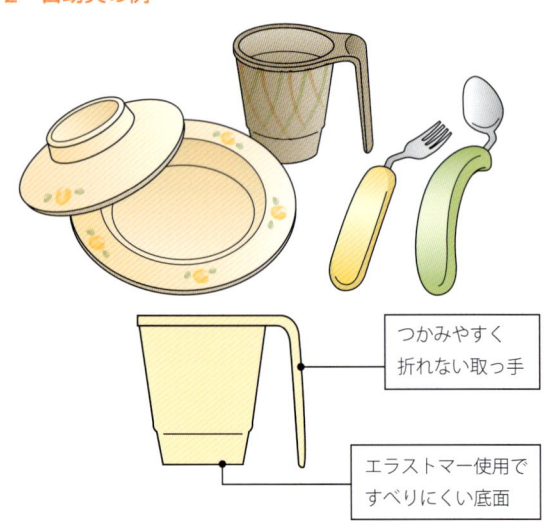

つかみやすく折れない取っ手

エラストマー使用ですべりにくい底面

図3　行事食（提供：品川区立荏原特別養護老人ホーム）

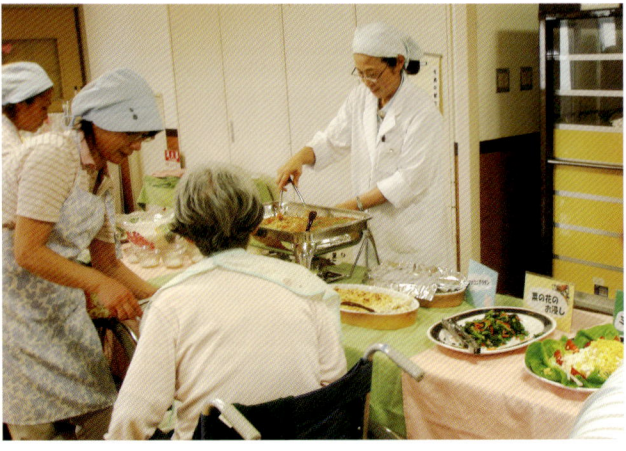

Memo-5
利用者は介護認定調査と介護認定審査会で介護度1～5と認定され、常時介護を必要とする65歳以上の高齢者（第1号被保険者）です。ただし特定疾患16種（Memo-6）で認定された第2号被保険者（40～64歳）も介護サービスの利用が可能です。

Memo-6

特定疾患16種
1. がん（末期）（医師が一般に認められている医学的知見に基づき回復の見込みがない状態に至ったと判断したものに限る）
2. 関節リウマチ
3. 筋萎縮性側索硬化症
4. 後縦靱帯骨化症
5. 骨折を伴う骨粗鬆症
6. 初老期における認知症
7. 進行性核上性麻痺、大脳基底核変性症およびパーキンソン病、パーキンソン病関連疾患
8. 脊髄小脳変性症
9. 脊柱管狭窄症
10. 早老症
11. 多系統萎縮症
12. 糖尿病性神経障害、糖尿病性腎症および糖尿病性網膜症
13. 脳血管疾患
14. 閉塞性動脈硬化症
15. 慢性閉塞性肺疾患
16. 両側の膝関節又は股関節に著しい変形を伴う変形性関節症

II 心身の特徴に応じた栄養サポートの実際

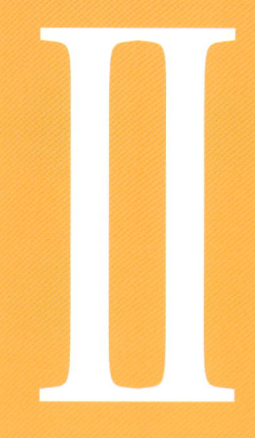
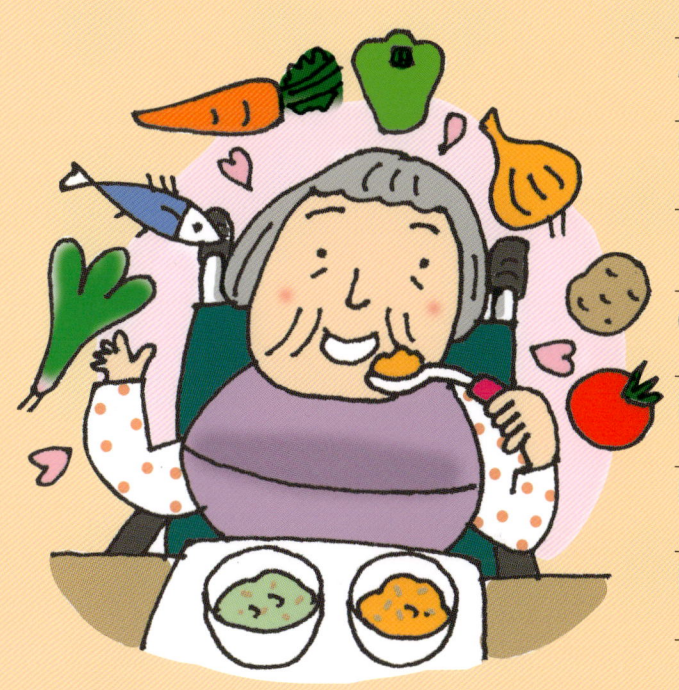

A	味覚低下と栄養サポート	河合美佐子
B	摂食・嚥下機能低下と栄養サポート	小城明子
	［コラム］経口維持加算・経口移行加算とは	福原奈美子
C	脱水予防のための水分管理	巴　美樹
D	排泄と栄養サポート	吉田容子
E	うつと栄養サポート	須貝佑一
F	認知症患者の食行動と栄養サポート	佐藤敏子
	［コラム］昼夜逆転の生体リズム	白川修一郎

II 心身の特徴に応じた栄養サポートの実際

A 味覚低下と栄養サポート

図1 食事のおいしさにかかわる要因

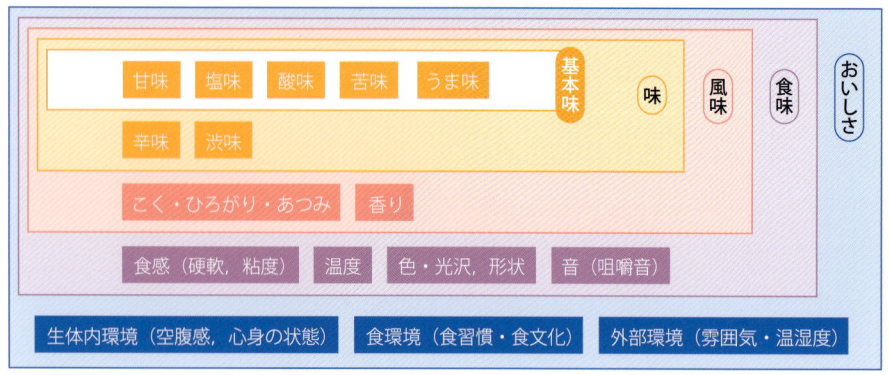
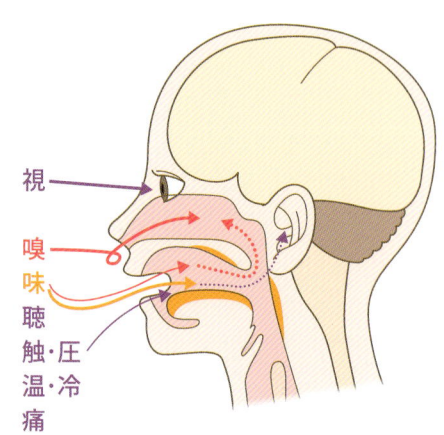

食べ物を食べる際には、味覚、嗅覚、視覚、聴覚などの特殊感覚のほか、体性感覚(触・圧・温・冷・痛覚)を総動員する.

病院や施設の高齢者へのアンケートから、「食事」は「家族訪問」以上に「たのしみ」であることがわかります[1]. つまりおいしく食事を摂ることは、高齢者にとって単に栄養摂取の手段であるだけでなく、生活の中で大きな楽しみとなっているのです. ここで、食事のおいしさにかかわる要因を考えてみましょう(図1). まず食べ物を口に入れる前に、目で見て、においを嗅ぎ、さらに箸やスプーンを使うことで硬さや付着性といった食感を感じ取り、今から食べるものがどのようなものかを予期します. 食べ物を口に入れた後は、食感や、食べ物からしみ出した味やにおい、温度を感じます. これらの感覚をおいしいと感じるには、嗜好(好み)はもちろんですが、空腹の度合いや体調、気温など、食事の雰囲気、食経験や食文化に基づく判断がかかわります.

高齢になると自然老化や疾病、投薬の影響で食事のおいしさにかかわる体の機能が低下することが多くなります. 本項では、食事のおいしさにとって重要な「味覚」とはどのようなものかを知り、高齢者の食事において、特に味覚についてどのようなことに注意すればよいかを考えてみましょう.

図2 味を感じる器官

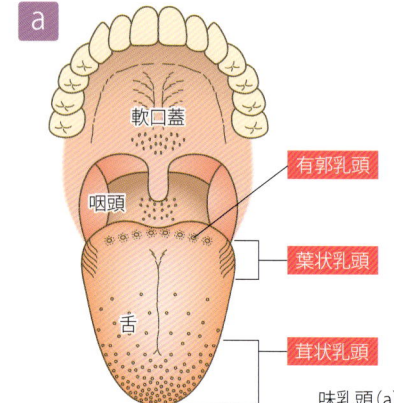
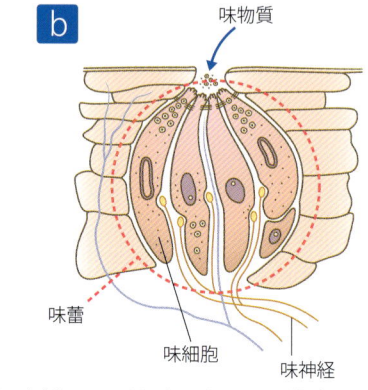

味乳頭(a)には、味蕾(みらい)(b)という味細胞の詰まった組織がある.

Memo-1

「うま味」とは

約100年前、東京帝国大学・池田菊苗教授によって、昆布だしのうま味の本体はアミノ酸の1つであるグルタミン酸であることが発見されました. その後、鰹節や干ししいたけに含まれる核酸系うま味物質であるイノシン酸やグアニル酸も、日本で発見されました. これらはうま味調味料として市販されています. うま味の大きな特徴としては以下があげられます.

(1) グルタミン酸のようなアミノ酸系うま味物質と核酸系うま味物質を混ぜると、うま味が非常に強まる(古くから昆布と鰹節のあわせだしに利用されている. 市販うま味調味料では通常この効果を応用して両者が混ぜられている).
(2) うま味調味料を使うと、風味全体が強まって感じる(減塩などに利用できる*).

*: 食塩1gに含まれるナトリウム量はうま味調味料約3.2gに含まれるナトリウム量と同等. 食塩を置き換えるだけでなく、味噌や醤油を減らし、代わりにうま味調味料を少量使用することもできる.

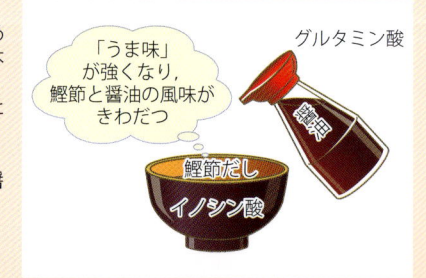

表1 味覚－基本味

基本味	代表物質	栄養生理学的な意味	味細胞上の受容器
甘味	砂糖などの少糖類（二糖や単糖）	エネルギー（糖）	レセプター
塩味	食塩	電解質（ミネラル）	チャネル
酸味	酢などの酸類	腐敗物，未熟な果実	チャネル
苦味	植物アルカロイド，無機塩類など	毒物	レセプター
うま味	グルタミン酸，リボヌクレオチドなど	蛋白質	レセプター

　　　　　　　　　生得的に受容される　　　　　生得的に忌避される

狭義には，味神経によって伝達される感覚のことで，5つの基本味からなり，基本味はそれぞれ栄養生理学的な意味を持つ．広義には，口腔粘膜全体で受容される化学感覚である辛味（温度感覚，痛覚）や，渋味（触覚）を含む（図1参照）．

1．味覚とは

味覚は口腔内に散在する味乳頭にある味細胞が，唾液に溶けた味物質を受容することによって生じる感覚です（図2）．味覚は甘味・塩味・酸味・苦味・うま味の5つの基本味からなっています（表1）．ここでいう「うま味」とは，おいしい味という意味ではなく，いわゆる「だしのような味質」のことをさします（Memo-1）．辛味や渋味には味細胞がかかわっていないため味覚ではありませんが，いずれも唾液に溶けた物質によって口の中の細胞が刺激されることにより生じる感覚で，辛味は温度感覚や痛覚，渋味は触覚の刺激であるといわれています．

食べ物のにおいも味の感じ方に強く影響します．たとえばレモンエッセンスを使うと酸っぱくなりますが，レモンエッセンス自体に酸味はありません．このような現象は食経験によってつくられるもので，レモンが酸っぱいことを経験により学習しているため，レモンのにおいがすると酸っぱいと感じるのです．わたしたちが日常いろいろな「味」を感じて食事を楽しむことができるのは，単純な基本味にさまざまな口腔感覚やにおいなどの感覚が混ざり合って複雑な風味を感じることができるからです．

2．加齢と味覚障害

加齢にともない味覚に異常を訴える人は増えます．味覚感受性に年齢自体の影響がないという報告もありますが，高齢になると味覚に影響するさまざまな身体機能が低下する一方で個人差も大きいため，味覚感受性も低下する人としない人の個人差が大きくなります（Memo-2）．味覚に関する臨床診断と治療は耳鼻咽喉科あるいは歯科で行われます（Memo-3）．

味細胞の寿命は約10日と短いため，細胞の増殖に必須な亜鉛が欠乏すると味覚感受性低下（味覚減退）が起こりやすいことが知られています．血清中の亜鉛濃度の低下原因としては，食欲減退による亜鉛摂取量の低下や，摂取した亜鉛の吸収能低下が

表2 味覚障害を引き起こす薬剤

薬剤の分類	薬剤例（商品名の例）
利尿薬	フロセミド（ラシックス®），スピロノラクトン（アルダクトン®A）
降圧薬	カプトプリル（カプトリル®），トリクロルメチアジド（フルイトラン®），ニフェジピン（アダラート®），ジルチアゼム塩酸塩（ヘルベッサー®）
抗パーキンソン病薬	塩酸トリヘキシフェニジル（アーテン®），レボドパ・カルビドパ水和物（メネシット®），塩酸メチキセン（コリンホール®）
抗うつ薬	ノルトリプチリン塩酸塩（ノリトレン®）
精神安定剤，睡眠薬	ジアゼパム（セルシン®），ニトラゼパム（ベンザリン®），メダゼパム（レスミット®），トリアゾラム（ハルシオン®）
鎮痛薬	アスピリン（アスピリン®），メフェナム酸（ポンタール®），インドメタシン（インダシン®）
制吐薬	メトクロプラミド（プリンペラン®）
肝疾患治療薬	チオプロニン（チオラ®），グルタチオン（タチオン®）
抗結核薬	イソニアジド（イスコチン®），エタンブトール塩酸塩（エサンブトール®），パラアミノサリチル酸塩（ニッパスカルシウム®）
ステロイドホルモン	プレドニゾロン（プレドニン®）
免疫抑制剤	アザチオプリン（イムラン®）
抗甲状腺薬	チアマゾール（メルカゾール®），プロピルチオウラシル（プロパジール®）
糖尿病治療薬	グリブゾール（グルデアーゼ®）
抗生物質	アンピシリン（ビクシリン®），ミノサイクリン塩酸塩（ミノマイシン®），スルファメトキサゾール・トリメトプリム複合剤（バクタ®）
抗ヒスタミン薬	d-クロルフェニラミンマレイン酸塩（ポララミン®），ヒベンズ酸プロメタジン（ピレチア®）
抗てんかん薬	フェニトイン（アレビアチン®），カルバマゼピン（テグレトール®）
抗真菌薬	アムホテリシンB（ファンギゾン®）
抗癌剤	フルオロウラシル（5-FU®），塩酸ドキソルビシン（アドリアシン®），メトトレキサート（メソトレキセート®），テガフール（フトラフール®），ビンクリスチン（オンコビン®）
抗リウマチ薬	メトトレキサート（リウマトレックス®）

製剤別項目のうち10％を超えるものの添付文書に，味覚異常に関するなんらかの副作用の記載がある．
ここに記載したのはそのごく一部で，亜鉛と結合する薬剤である．

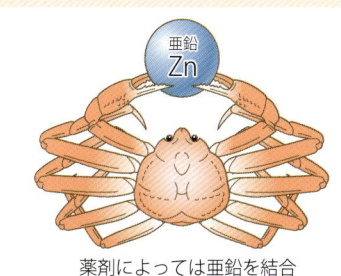

薬剤によっては亜鉛を結合（キレート）するものがある

II 心身の特徴に応じた栄養サポートの実際

あげられます．

また，薬剤が味覚異常を引き起こすことが報告されています（表2）．高齢者は複数の疾病を持ち多種の薬剤を服用していることが多いため，薬剤性味覚障害が起こりやすく（70歳以上の味覚障害の約35％），またその原因となる薬剤を特定しにくくなっています．薬剤性味覚障害の起こる機序はさまざまですが，中でも多いのは薬剤が亜鉛と結合し結果として亜鉛欠乏による味覚減退や脱失を引き起こすことです．また口の渇きを招いて口の中がいつも苦いと感じる症状（自発性異常味覚）を引き起こす薬剤もあります．

味覚障害は唾液分泌量の低下にともなって起こることもあります．唾液にはさまざまな機能があり（Memo-4），咀嚼や嚥下に重要なことはもちろんですが（II-B「摂食・嚥下低下と栄養サポート」の項参照），口の健康維持，ひいては全身の健康維持に重要です．唾液腺は，加齢に伴う細胞変性，咀嚼・嚥下障害による経口摂取の減少が原因で生じる廃用性萎縮などによってその機能が低下します．また唾液分泌量を低下させる副作用がある薬剤もたくさんあります．

高齢者に多い薬剤性味覚障害は進行が遅いため本人も気づきにくく，わかった時

Memo-2
味覚異常の症状

味覚異常の症状としては，味覚感受性が低下・消失する（味覚減退・脱失），口中に何もないのに味がする（自発性異常味覚），食べ物などが本来と違う味がする（異味症）などがあります．味覚減退や異味症を訴える人の中には，実はにおいがわからないという場合（風味障害）もあります．味覚減退は，どれかの基本味に対して起こるのではなく，全ての味に対して起こることが多いといわれています．

障害部位としては，味細胞自体（亜鉛欠乏，口腔状態悪化による舌炎など），味神経（神経炎など），味覚情報を処理する脳（脳梗塞，パーキンソン病など）があります．心因性（うつ病など）によって味を感じなくなる場合もあります．

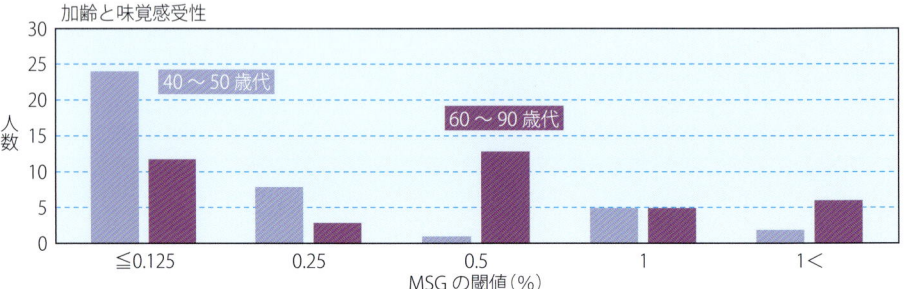

お粥を用いたうま味調味料（グルタミン酸ナトリウム（monosodium glutamate：MSG））の味覚閾値（識別可能な最低濃度）．高齢になると個人差が大きくなり，感受性が低下しない（閾値が低い）人（≦0.125）もいるが低下している人（1＜）もいて，バラつきがある．

Memo-3
味覚感受性の臨床検査法

味覚に関する診断は問診や味覚感受性臨床検査により行います．電気味覚検査や濾紙ディスク法検査などの臨床検査では，味覚神経支配（図2）領域ごとに，弱い（薄い）刺激から段階的に強めて舌を刺激していき，どの強さでわかるか検査します．

(1) 電気味覚検査：専用の装置で微弱な電流を通電して刺激する（味神経が機能しているかどうか調べる）．
(2) 濾紙ディスク法検査：基本味溶液をしみこませた円形濾紙で刺激する．味を感じた場合は味質を回答させる（実際に味を感じるかどうか調べる）．
(3) 全口腔法：シリンジで基本味溶液を口の中に流し込む（実際に味を感じるかどうか，食べるときに近い形（全口腔で味わう）で調べる）．

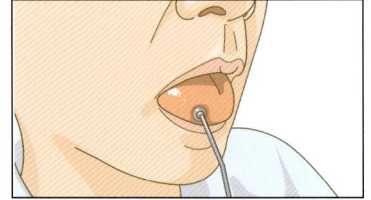

(1) 電気味覚検査
検査プローブで，右側鼓索神経支配領域を刺激している．頸部などに無刺激電極を装着する．

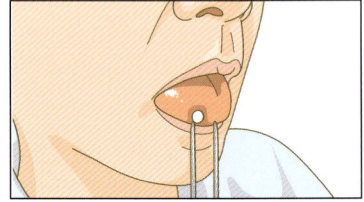

(2) 濾紙ディスク法検査
検査溶液を湿らせた円形濾紙で，右側鼓索神経支配領域を刺激している．

Memo-4
唾液の機能

唾液は3つの大唾液腺と口腔粘膜に多数開口している小唾液腺から分泌されます．唾液には表のようなさまざまな機能があります．唾液は口腔の健康維持，ひいては全身の健康維持に重要です．唾液分泌は咀嚼や会話などの顎の運動や，味による刺激で起こります．

唾液の成分と機能

摂食	食塊形成 味物質抽出 消化作用	水（99.5％） アミラーゼ
粘膜保護	保湿 表皮増殖 神経増殖	ムチン EGF NGF
歯牙保護	歯牙保護 歯牙再生	プロリンリッチプロテイン ハイドロキシアパタイト
抗菌作用		リゾチーム　ラクトフェリン 分泌型イムノグロブリンA　ペルオキシダーゼ ヒスタチン　スタセリン　シスタチン
緩衝作用		重炭酸イオン　リン酸イオン
排泄		ヨード　鉛

EGF：上皮成長因子 epidermal growth factor　NGF：神経成長因子 nerve growth factor

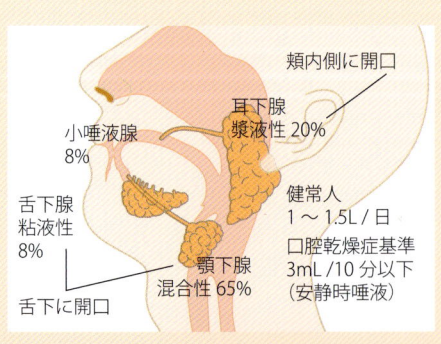

小唾液腺 8%
耳下腺 漿液性 20%
舌下腺 粘液性 8%
顎下腺 混合性 65%
舌下に開口
頬内側に開口
健常人 1〜1.5L/日
口腔乾燥症基準 3mL/10分以下（安静時唾液）

には障害が進行しており治りにくいケースが多いようです．そのような状態をいち早く発見するには日常の食事を注意深く観察し，味に関する質問を適切に行うなどして（Memo-5），早期に味覚異常を発見し対応することが重要です（落とし穴）．

3. 高齢者の食事の調味で気をつけたいこと

多くの高齢者は糖尿病における糖制限，高血圧症における食塩制限など，調味料摂取を抑えなければならない疾病を抱えています．調味料の摂取制限への対応と味覚障害，特に味覚減退への対応（強めの調味）とは相反することになります．

甘味については砂糖代替物として低カロリー甘味料が市販されており，砂糖を減らしても甘味を強めにすることが可能です（Memo-6）．一方，塩味については現在よい食塩代替物がないうえに和食の風味に大切な発酵調味料（味噌，醤油）は食塩を比較的多く含むため，塩味を強めることと減塩とを両立させるのは難しくなっています．したがって，味覚減退の起こっている高齢者の食事で，減塩で失われたおいしさを引き出すためには工夫が必要です．たとえば，①香りを生かす（カレー粉や醤油のおこげのように特徴のわかりやすいものを使う，香りを生かすものは加熱後に加えにおいが飛ばないようにする），②味覚以外の刺激を使う（辛味や酸（一部は痛み）で味にパンチをもたせる（口内炎がある場合不可）），③風味を強める（塩，味噌や醤油などを減らし，うま味調味料を使う）などです．

味覚は食事のおいしさに重要な感覚なので，味覚減退などが生じた場合は個別に対応しなければなりません．しかしおいしさには多くの感覚が関わるため（図1），味付けを強くする以外にも，特に香りやその他の感覚をうまく使い，低下した味覚を補完できる可能性もあります．また2.に述べた亜鉛以外にも，鉄やビタミンB_{12}の欠乏によって味覚障害が起こることが知られています．これらの栄養素も欠乏が起こらないよう配慮して，高齢者の方の食事の楽しみを通した生活の質の向上に努めましょう．

（河合美佐子）

文献

1) 加藤順吉郎：福祉施設および老人病院などにおける住民利用者の意識実態分析結果．愛知医報 1434：2-14, 1998

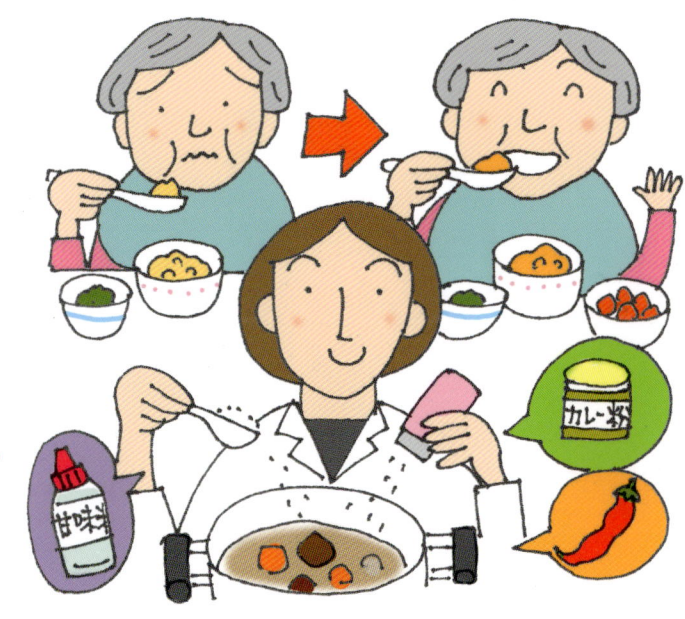

Memo-5

味覚異常を見つける質問
食事は楽しいですか／食事はおいしいですか／食べ物の好みが変わっていませんか／味がうすいと感じるようになっていませんか／だしの味を感じにくくなっていませんか／味がわかりにくくなっていませんか／変な味（金属味や苦味）を感じることはありませんか／口の中が粘ったり乾いたりしませんか，など．
食欲自体や消化管運動の低下などをきたす薬剤は，味覚障害を招く薬剤と同様に食事摂取量に影響を与えます．

Memo-6

低カロリー甘味料
各商品ブランドにはさまざまな個別商品が用意されています．

商品名	使用甘味料	その他成分	メーカー
パルスイート®	アスパルテーム		味の素KK
シュガーカット®	還元麦芽糖水飴	水溶性食物繊維	㈱浅田飴
マービー®	還元麦芽糖水飴		㈱H+Bライフサイエンス
ラカント®	羅漢果エキス，エリスリトール		サラヤ㈱

落とし穴

薬剤性味覚障害であることがわかっても，疾病治療のための投薬をやめるのはむずかしいものです．また，薬剤性味覚障害であることを本人に伝えると自己判断で服薬をやめてしまうことがあります．薬剤の変更で対応できる場合もあるので，薬剤性味覚障害が疑われる時は医師に相談するとよいでしょう．

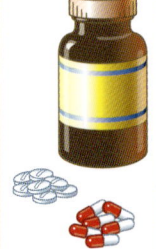

II 心身の特徴に応じた栄養サポートの実際

B 摂食・嚥下機能低下と栄養サポート

私たち人間は体内に食べ物を取り入れ，栄養を吸収して生きています．その食べ物を体内に取り入れる機能を「摂食・嚥下機能」といいます．この機能は加齢や疾患，服薬などにより低下するため，高齢者の多くは多少に関わらずこの機能が低下していると考えられます（Memo-1）．また，一口に「摂食・嚥下機能」といっても，実際はさらに細かい複数の機能が複雑に関与しており，そのため機能低下には様々なパターンがあります．これらのパターンや機能低下の程度によってそれぞれ異なった"食べ物の取り込みにくさ"が起こるため，向き・不向きな食べ物は個人の状態によってそれぞれ違ってきます．

食事の三大要素は栄養，安全，楽しみです．さらに高齢者の食事には，生活のリズムを整える役割や摂食機能・能力維持（Memo-2）のリハビリの役割もあります．栄養，安全，楽しみ，リハビリの点からも，高齢者の摂食・嚥下機能に合った食べ物を食べることは重要になってきます（図1）．

本項では，摂食・嚥下機能の成り立ちを理解し，機能に適切な食べ物について考えてみましょう．

図1 摂食・嚥下機能に適した食事の重要性

摂食・嚥下機能に対して難易度の高すぎる食事

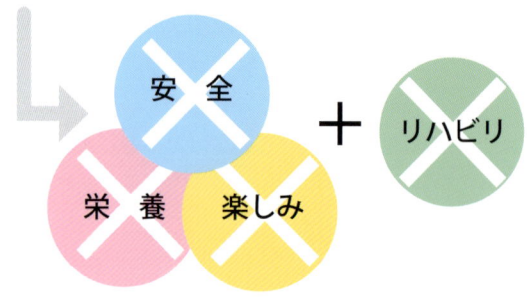

摂食・嚥下機能に対して難易度の低すぎる食事

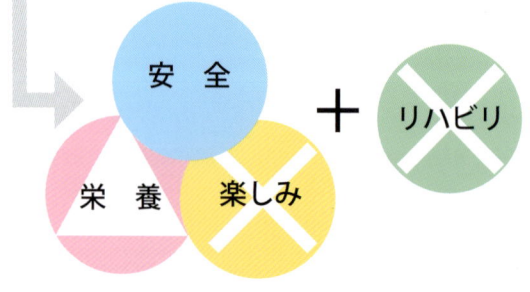

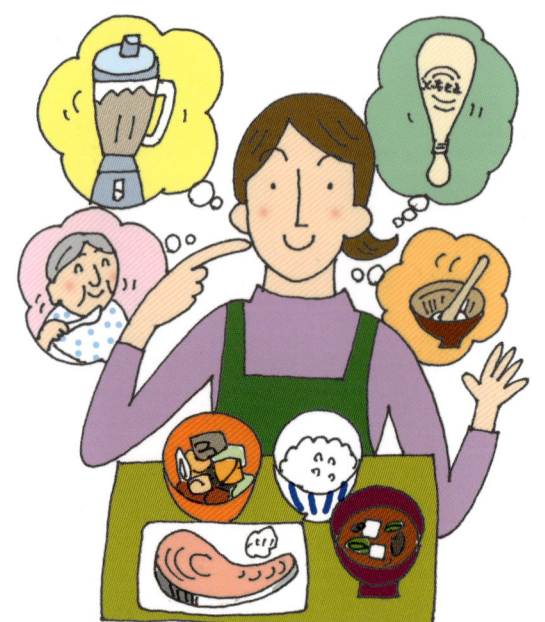

難易度の高すぎる食事は誤嚥・窒息の危険がある．また，摂取により疲労を招くため，リハビリ効果も期待できないだけでなく，食事が苦痛になる．疲労は誤嚥・窒息の危険性をさらに高める．最終的に十分量摂取できず，栄養を充足することができない場合が多い．

難易度の低すぎる食事は誤嚥・窒息の危険はないが，機能を十分に使って摂取することができないのでリハビリ効果は期待できない．一般的に難易度の低い食事は常食と見た目が異なり，食感も均一であるなど触覚情報が少なく，その分楽しみは減る．また，含まれている栄養量が少ないことが多いため，栄養を充足することができない場合が多い

Memo-1

高齢者の摂食・嚥下機能の特徴
(1) 加齢・疾患・服薬など様々な原因により低下する
　加齢：形態学的変化，筋力低下など
　疾患：脳血管障害やパーキンソン病，多発性硬化症などの中枢神経障害
　　　　神経・筋疾患，解剖学的異常など
　服薬：トランキライザー，抗コリン薬などの抗精神薬，抗うつ薬，抗不安薬
　　　　抗ヒスタミン薬，利尿薬，抗不整脈薬など
(2) 機能の低下している部分は個人により異なる
(3) 低下の程度は個人により異なる
(4) 日，時間，また服薬のタイミングなどによって状況が異なる場合がある

Memo-2

「機能障害＝能力障害」ではない
機能障害があっても十分な能力があれば良い
　摂食機能＝摂食に関与する器官のはたらき（食べ物を歯でかめる／舌でつぶせる）
　摂食能力＝摂食できる力（食べ物を歯でかめない／舌でつぶせないが，食べられる）
＊食べる行為そのものは，機能および能力の維持・改善に役立つ．食事の形態や食具の工夫は，能力の維持・改善に役立つ．

表1　摂食・嚥下の5期
Ⅰ	先行期：認知・食欲，口運び
Ⅱ	準備期：咀嚼・食塊形成
Ⅲ	口腔期：咽頭への食塊移送
Ⅳ	咽頭期：咽頭通過（嚥下反射）
Ⅴ	食道期：食道通過

1. 摂食・嚥下機能とは

一般に，摂食・嚥下は表1に示す5期に分けて考えられます．実際には一連の流れであるため，このようにきっちりと分けることはできませんが，本項では摂食・嚥下をこの5期に区分し，その成り立ちを解説します．機能が低下していない人にとっては，意識せずに日常行えているものなのでわかりづらいかもしれません．ご自身で実際に体を使って確認しながら読み進めることをおすすめします．なお，本項で出てくる部位の名称は図2を参照してください．

（1）先行期

先行期では，食べ物を食べ物として認識して食べる準備をし，準備が整ったら口に運びます．認知期ともいわれます．食べ物を認識するために十分な意識レベルや認知レベルと，食べ物の情報を得るところである五感（視・聴・触・味・嗅覚）が重要となります．また口に運ぶ段階では，全身がどの程度自由に動くのかということも関与します．例えば，食べ物に箸を出すだけで全身の重心は移動しますが，その移動の過程でバランスをとって姿勢を保持する必要があります．箸などの食具を使うためには上肢の動きや力も必要になります．そして，口に運ぶという段階では，口の開閉のタイミングや口の位置に合わせた上肢の動きの大きさなど，関係する全部分の協調運動が必要になります（図3）．

図2　口腔の解剖図

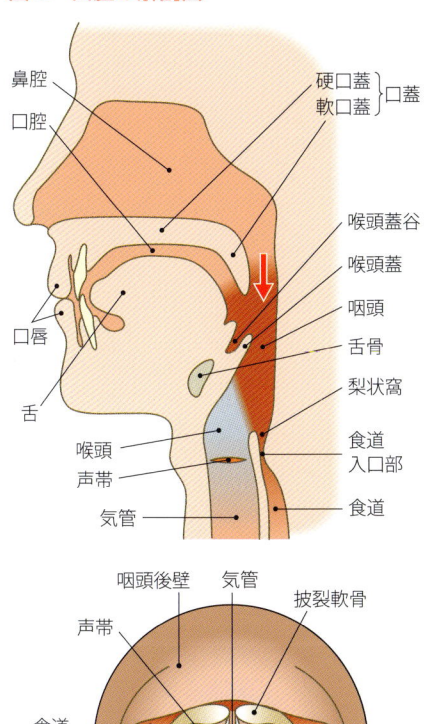

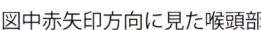

図中赤矢印方向に見た喉頭部

図3　先行期

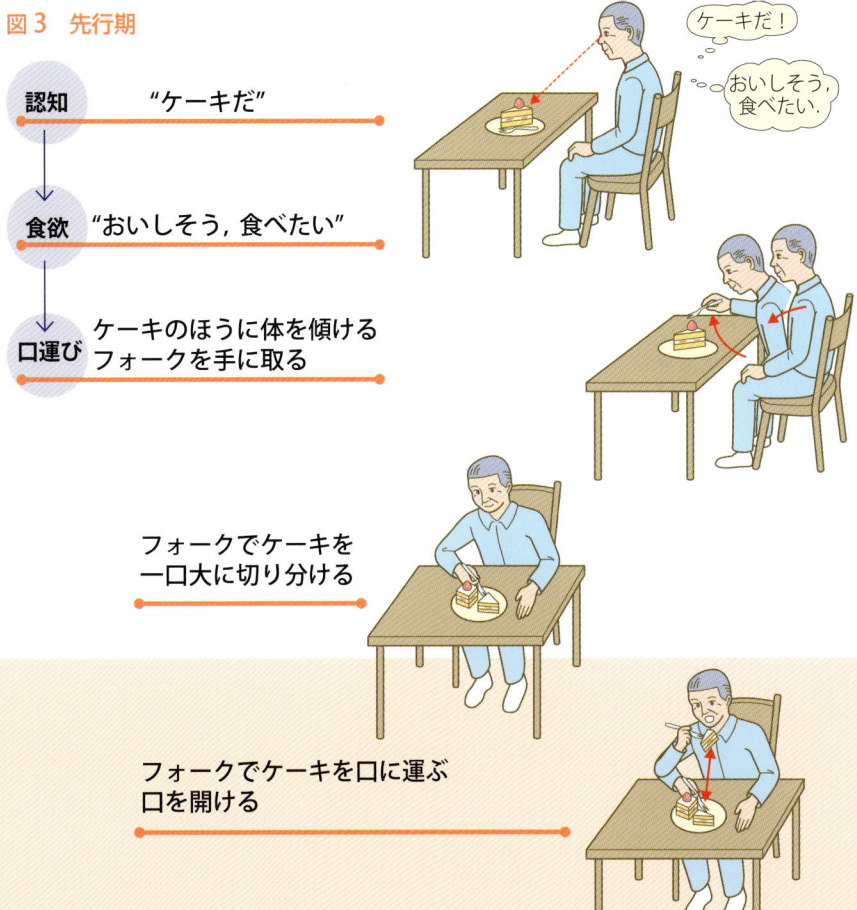

II 心身の特徴に応じた栄養サポートの実際

（2）準備期

準備期では，食べ物を飲み込める状態に準備しつつ，食べ物の味や食感などを楽しみます．飲み込める状態になったものを"食塊"といい，まとまりの良さ，なめらかさ，粒度の細かさが求められます．一般的な食べ物は，口の中で粉砕あるいはつぶし，唾液と混和することでまとまりをもたせて食塊を形成しています．そのため，準備期は咀嚼期ともいわれます．餅のような付着性の強い食べ物については，唾液と混和することで付着性を弱めてまとめています．液体については，食塊を形成する必要はないと思いがちですが，実際は舌の端を少し持ち上げて舌を皿状にし，そこに溜めて食塊様にしてから飲み込んでいます．この準備期では，歯，顎，口唇，頬，舌の協調運動と唾液分泌が重要な役割を果たしています（**落とし穴1**）．**表2**のような観察所見がある場合は，この準備期に問題がある可能性があります．

（3）口腔期

口腔期は咽頭への食塊の移送，つまりごっくんと飲み込む直前までを指します．まず唇を閉じ，舌を前方から後方へと口蓋に押しつけて食塊を咽頭へ運びます（**図4**）．残り少ないマヨネーズのチューブを横にして絞り出すようなイメージです．そして，軟口蓋を後上方に持ち上げ，鼻腔と口腔咽腔を分け（鼻咽腔閉鎖），絞り出した食塊が鼻のほうに行かないようにしています．この口腔期では，口唇，舌，軟口蓋が重要な働きをしています．**表3**のような観察所見がある場合は，この口腔期に問題がある可能性があります．

（4）咽頭期

咽頭期ではいよいよ飲み込み，すなわち食塊が咽頭を通過します（**図5**）．これは嚥下反射という反射運動によるものです．したがって，覚醒状態にないとこの咽頭通過は起こりにくくなります．咽頭期

表2　準備期障害の可能性がある観察所見　（色字は準備期の障害に特徴的な所見）

食事中の観察所見	日常の観察所見
・いつまでもかんでいる，食べるのに時間がかかる ・やわらかいもの，水気の多いものばかりを好む ・かむときに顎が上下には動くが，食物をすりつぶすような左右への動きがみられない ・食べ物や液体を口からこぼす ・頬と歯の間や舌の下に食べ物がたまる	・歯の欠損が多い，義歯が合っていない（*Memo-8*） ・口がきちんと閉じない ・マ・パなど唇を使う発音がしにくい ・ろれつがまわりにくい ・ラ・タ・カなど舌を使う発音がしにくい ・舌の片側が縮んでいる（舌に麻痺がある）

表3　口腔期障害の可能性がある観察所見　（色字は口腔期の障害に特徴的な所見）

食事中の観察所見	日常の観察所見
・いつまでもかんでいる，食べるのに時間がかかる ・咀嚼を要さない食べ物を飲み込むまでの時間が長い	・口がきちんと閉じない ・舌の片側が縮んでいる ・よだれがたまったり流れたりする ・ラ・タ・カなど舌を使う発音がしにくい

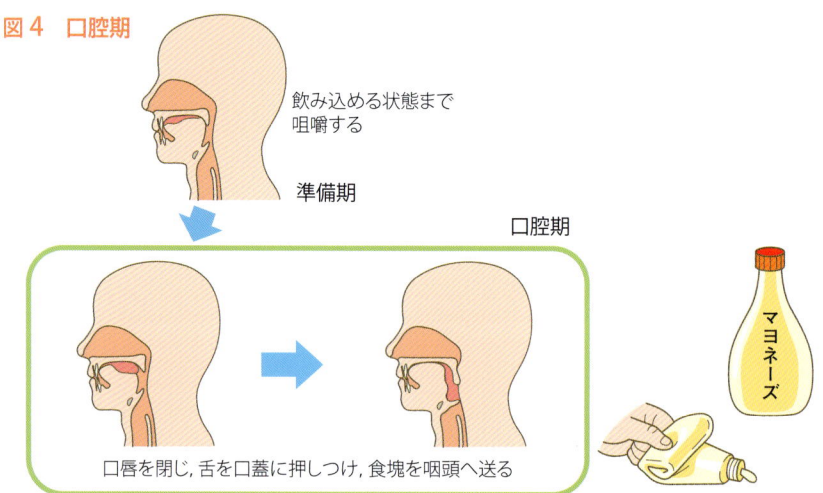

図4　口腔期

飲み込める状態まで咀嚼する　準備期

口腔期

口唇を閉じ，舌を口蓋に押しつけ，食塊を咽頭へ送る

落とし穴-1

"歯があるから粉砕できる"と判断しがちですが，歯があっても顎や舌が左右に動かなければ，食べ物を歯の上に載せることができず，十分にかむことができません．

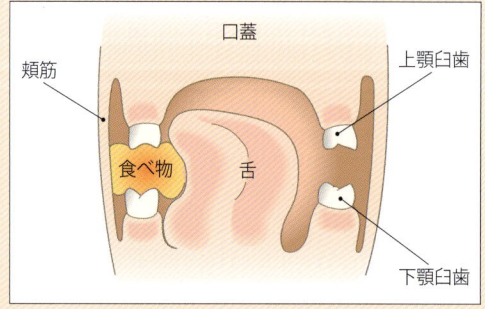

Memo-3

誤嚥と不顕性誤嚥と喉頭侵入

喉頭侵入＝食物や唾液が声門上に侵入すること．防御反応として咳払いが起こり，侵入物を喉頭から排出する．喉頭侵入自体は問題ないが，防御反応が起こらず食物や唾液がそのまま貯留すると，後に気管に流れ込む恐れがある．

誤嚥＝食物や唾液が声門下に侵入すること．防御反応としてムセや咳き込みが起こり，侵入したものを気管の外に排出する．ムセや咳き込みの力が弱いと，それらを喀出することができない．

不顕性誤嚥＝ムセや咳き込みなどの防御反応が起こらない誤嚥．

表4 咽頭期障害の可能性がある観察所見（色字は咽頭期の障害に特徴的な所見）

食事中の観察所見	日常の観察所見	
・いつまでもかんでいる，食べるのに時間がかかる ・のどぼとけの動きが少ない（気管閉鎖遅延） ・むせやすい，咳き込みやすい（気管閉鎖不全／遅延） ・食事の後半や食後に咳や痰が多い，ガラガラ声になる（誤嚥） ・汁物を敬遠する（気管閉鎖不良／遅延）	・口がきちんと閉じない ・よだれがたまったり流れたりする ・舌の片側が縮んでいる ・呼吸音に喘鳴が混ざっている（誤嚥） ・咳の音が乾いておらず，ガラガラする（誤嚥） ・痰が多い（誤嚥）	・発熱を繰り返す（誤嚥） ・咳をする力が弱い ・声が出にくい，弱い，声が長く続かない ・円背（喉頭低位，咽頭腔拡大になる） ・体幹姿勢の保持が困難である（頸部が過緊張になりやすい）

の開始は，口腔期とのはっきりとした境界はなく，①まず舌が持ち上がり，口腔と咽頭が分離されます．②次いで舌骨・喉頭が前上方に持ち上がり，披裂部や喉頭蓋により気管に蓋がされます．これを気管閉鎖といいます．③そして食道入口部が開き，食塊が通る準備は完了します．④そこで咽頭に圧力をかけて食塊を押し込みます．先ほどのマヨネーズチューブを今度は下向きにして絞り出すイメージです．①の口腔と咽頭の分離が不十分な場合は咽頭に圧力を十分にかけられません．試しに口を開けたまま唾液を飲み込んでみるとよくわかります．④の咽頭圧が弱い場合と同様，食道への送り込みが不十分となって咽頭への残留が増え，後の吸

気時にその残留物を誤嚥する危険が出てきます．また，③の食道入口部の開きが不十分な場合も咽頭への残留が増え，同様に残留物の誤嚥の危険があります．②の気管閉鎖ができないかあるいは閉鎖が遅れる場合は，食塊が気管へ入り込む確率が高くなります（図5の誤嚥図）．一般に，高齢者は舌骨の位置が低くなっている（喉頭低位）ため，②の気管閉鎖が遅れやすくなります．この他，嚥下反射は呼吸と絶妙なタイミングで行っており，息を吸い込み，息を軽く吐き，吐き切る前に息をこらえて嚥下し，続いて残りの息を吐いています．失調や認知症，または呼吸が浅い場合などによりこのタイミングが合わない場合は，誤嚥の危険が高くなります．

咽頭期の障害は内視鏡を使わないと見えないため，日常の観察からは判断が付きにくいですが，表4のような観察所見がある場合は要注意です（Memo-3）．

（5）食道期

食道期ではその名の通り，食塊が食道を通過して胃に運ばれます．下部食道括約筋や胃噴門部の胃液の逆流防止機能，食道・胃の蠕動運動により，嚥下した食塊が逆流することなく食道を通過していきます．この食道期が障害され，食道内へ胃内容物が逆流することを胃食道逆流症（gastro-esophageal reflux disease：GERD）といいます．食生活など様々な原因があるため，食道期の障害だけで摂食・嚥下障害と判断されることはまれですが，逆流物を誤嚥する可能性があるため留意は必要です．高齢者では，加齢による逆流防止機能の低下のほか，円背（Memo-4）や長時間の前かがみ姿勢による腹部圧迫が原因となっていることもあります．食後すぐに横になることもGERDを起こしやすくします．また，経鼻経管栄養チューブは胃噴門部を弛緩させるため，経口摂取していなくても流動食が逆流する可能性があります．

図5 咽頭期

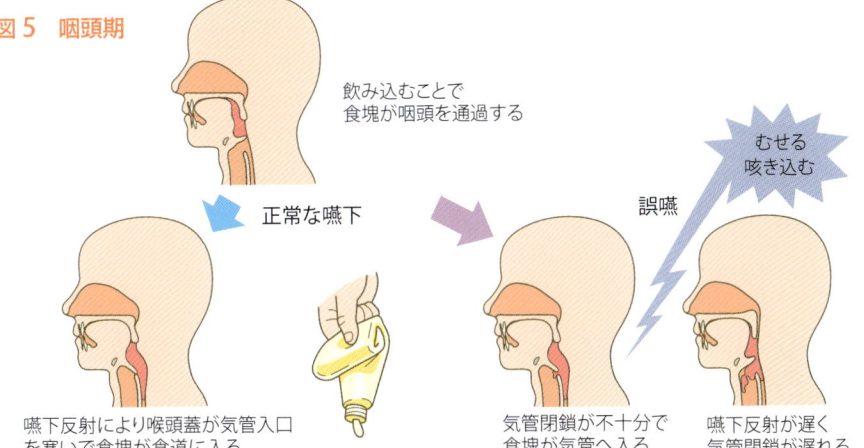

Memo-4

円背とは，脊椎が圧迫骨折を起こし，背中が曲がり丸くなった状態のことをいいます．腹部を圧迫するだけでなく，視野も狭くなります．

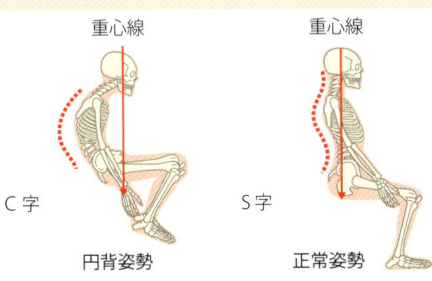

C字 円背姿勢　　S字 正常姿勢

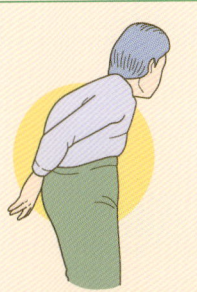
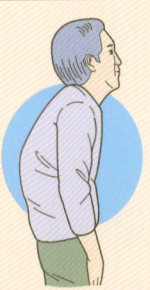
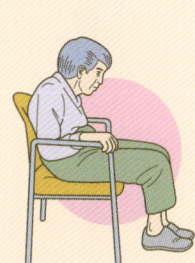

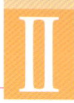
II 心身の特徴に応じた栄養サポートの実際

2. 摂食・嚥下機能が低下したときの食事の工夫

摂食・嚥下機能が低下したら，食材選択や調理方法の工夫により食物形態（形状・テクスチャー）を調整して対応します．このとき，低下した機能を，低下した分だけ補うことが基本です．前述した5期を簡単にまとめると，①食べ物の口運び，②咀嚼・食塊形成，③咽頭への移送・通過となります．このうち②および③の機能低下に重点をおいて適切な食べ物を判断し，その上で①の機能低下を補う方法を検討します．

図6 解剖学的に意味のある理想の食事姿勢（体位）

基本

90°座位
体幹と股関節，膝関節，肘関節の角度は90°
足の裏が床などについている姿勢
顎の下に拳が1個入る程度に頸部を前屈
＊麻痺などによる極端な左右への傾きがある場合や基本体位がとりづらい場合は，クッションなどを用いて調節する

摂食・嚥下機能低下が著しい高齢者
機能低下が軽度でも禁食後の経口摂取再開時

30°仰臥位・頸部前屈
リクライニングにより頸部が後屈しがちなので，必ず枕を入れて頸部の角度を調節する
＊嚥下がスムーズになるに従い，徐々に上体を起こしていく

（1）食べ物の口運びに関わる機能を補う

②および③の機能低下に対して適切と判断する食べ物（詳細は後述します）について，確実に口に運ぶことができるように形状や盛りつけに配慮すると同時に，食器や食具，机や椅子なども検討します．解剖学的に誤嚥しにくい体位・しやすい体位があるので（図6），好ましい体位を維持しながら摂取できるようにすることが重要です．また，一口量や摂取ペースも，適切でないと誤嚥につながるので，それらにも留意が必要です（Memo-5）．なお，食事介助も一つの選択肢ではありますが，まずはできるだけ本人が，できるだけ楽に行える方法を考えましょう（Memo-6）．

（2）咀嚼・食塊形成に関わる機能を補う

健常者の飲み込む直前の食塊により近づけることで対応します．一般的な食べ物は，やわらかく，小さ目に，しっとりとまとまりよく仕上げます．このとき気をつけたいのは，"硬いものは刻んでも硬い"ことです．例えば，1.5cm角のものを

Memo-5
誤嚥を防ぐ食べ方

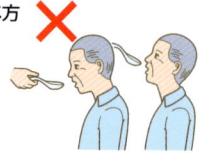

一口量
少なすぎると，口の中に食べ物が入ったと認識せず，嚥下反射が起きない場合がある．
多すぎると，梨状窩であふれて気管に流れ込む可能性がある．

食事介助の場合は利き手側の斜め下から！
（自己摂取に近い状況）

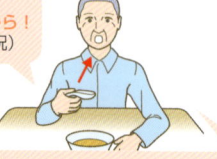

摂取ペース
適当なペースにより疲労を回避し，誤嚥のリスクを軽減する．飲み込みが完了する前に次の食べ物が入ると，嚥下のタイミングがずれて誤嚥したり，ムセによる排出ができなかったりする．

飲み込み方（代償的嚥下法） 意思疎通が不良であっても，習慣づけさせることは可能．
［咽頭残留がある場合（舌が動きにくい，嚥下後しばらくしてからのムセや湿ったガラガラ声）］→残留を減少させる
　複数回嚥下：食べ物を嚥下した後に，空嚥下（唾を飲み込むこと）を複数回行う．
　　　　　　　残留が減少しないようなら，首を回して横を向いて行ってみる．
　交互嚥下：食べ物を嚥下した後に，異なる物性のものを嚥下する．
　　　　　　　例：食事と液体（誤嚥の心配がある人はとろみをつけた液体やゼリー），きざみ食とお粥
［誤嚥の危険性が高く，不顕性誤嚥が疑われる場合］→喉頭侵入の有無を確認し，侵入物を除去する
　嚥下後の発声・咳払い：食べ物を嚥下した後に発声『あー』する．
　　　　　　　湿性嗄声（湿ったガラガラ声）の有無を確認し，嗄声のときは意識的に咳払いを行う．

Memo-6
おすすめの小道具
●ドレッシングボトル
ゆるいとろみのついた液状の食事にしたいが，スプーンやコップでうまく飲めなかったり，咽頭への送り込みがうまくいかなかったりする場合，市販のドレッシングボトルを利用するとよいでしょう．いろいろ種類がありますが，安価なもので十分です．手で握って楽に押し出せるような軟らかい素材のものを選び，ボトルの口先に栄養用や吸引用のチューブを付けます．チューブの長さは姿勢や挿入したい位置に合わせて微調整します．なお，挿入位置が咽頭近くになると，挿入から嚥下までの時間が短くなるので，気管閉鎖が遅れる場合は挿入位置に注意が必要です．また，顎が上がると誤嚥しやすい姿勢になりやすいので留意してください．ボトルの口が中央よりも端によっているもののほうが，顎が上がりにくく，最後まで押し出しやすいでしょう．市販の乳児用細口哺食器も同じように利用できます．

●ミニ泡立て器
一人分の飲み物などにとろみ調整食品でとろみをつける場合にお勧めです．早く混ざり，だまができにくい．ただし，あまり激しく混ぜると気泡ができ，食感が悪くなります．

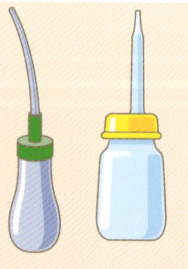

落とし穴-2
咀嚼に十分な歯がそろっていない場合でも，顎や舌が上下左右に動けば"つぶす"ことは可能です．歯による粉砕が必要ない状態，例えばフードプロセッサーなどで一度液状化してから固形化したものなどで対応します．

4mm角に切っても，咀嚼に要する力は85%程度にしかなりません．2mm角にしても65%程度です．したがって，小さくするだけでなく，必ずやわらかくする必要があります．その際，隠し包丁を入れたり，たたいたり，あるいは小さく切ったりおろしたりして繊維を切ると効果的です．繊維方向に対して垂直あるいは斜めに，繊維を短くするように切りましょう．手で割きやすい，包丁で切りやすい方向が繊維方向です．

小さく刻んだものにあんをかけても，それが食材にしっかりと絡まず口に入れるまでの間あるいはかんでいる間に食材とあんが分離してしまえば，しっとりとまとまりよく仕上げたことにはなりません．"やわらかく，小さめに，しっとりとまとまりよく"，この3点がそろっていることがポイントです（落とし穴2）．

付着性の強い食べ物は，付着性を弱める調理工夫をします．付着性の強い食べ物の代表である餅は，小さくして大根おろしで和えたり，餅にふかした芋を練り込んで芋餅にしたりして，付着性を抑えます．なお，本来付着性が強くなくても，咀嚼により付着性が増すものや水分が少ないものなど歯や口蓋，舌などに付着しやすいものについても同様に考え，水分や油分を付与するなどの工夫をします（Memo-7）．配慮が必要な食べ物の例を表5に示します．

表5 配慮が必要な食べ物

かみ切りづらい・かみづらいもの
- 薄い繊維質のもの（葉野菜，わかめ，焼きのり）
- 表面が硬いもの（野菜の皮，揚げ衣，りんご）
- スポンジ状のもの（パン，高野豆腐）
- 硬い繊維質のもの（肉，加熱した魚介，パイナップル）
- 弾力のあるもの（かまぼこ）
- 表面が滑るもの（なめこ）

付着しやすいもの
- 付着性のあるもの（餅）
- 咀嚼により付着性が増すもの（パン）
- 水分が少ないもの（ウエハース，焼きのり）
- その他（ゆで卵の黄身，ふかし芋，かぼちゃ）

まとめづらいもの
- パラパラしているもの（ごま）
- ボロボロしているもの（そぼろ，ブロッコリー）
- 粉っぽいもの（きなこ，でんぶ）
- 咀嚼により水分が分離するもの（高野豆腐煮）

その他
- 咀嚼により水分が勢いよく流出するもの（柑橘類，プチトマト）
- 流れが速いもの（ゼリー，茶碗蒸し，絹ごし豆腐）

（3）咽頭への移送・通過に関わる機能を補う

図4，5に示したような，残りの少ないマヨネーズをチューブから絞り出す様子をイメージしてください．このときチューブ本体にできるだけ残さないように，そしてできるだけ小さな力で絞り出すことを目指した調整を行います．よりまとまりを持たせ，よりべたつきを抑えたものが，残りにくく絞り出しやすくなります．また，表面に滑りやすさを与えて流れやすくすると，小さな力で絞り出せるようになります．一方で，通過の際に気管閉鎖が遅れる場合は，十分に閉鎖されるまでの時間を稼ぐためにゆっくりと流れる性状が求められます．このよう

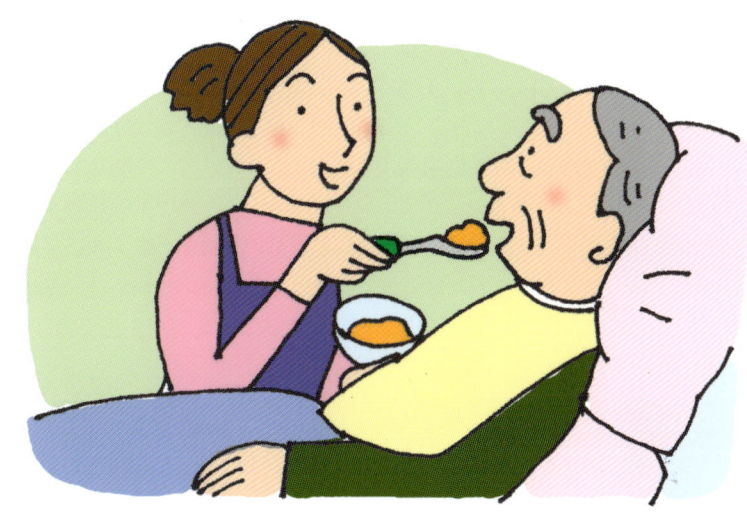

Memo-7

食べやすくするための調理工夫例

●やわらかく仕上げる
- 隠し包丁を入れる（例：蛇腹きゅうり）
- たたく（肉類は包丁の背で両面を縦横によくたたく）

●しっとりと，なめらかに仕上げる
- 水分の蒸発を防ぐ
  - 表面をおおって調理する（例：ピカタ，ムニエル）
  - 煮込んでやわらかくなる食品以外は，必要以上に加熱しない

- 水分を補う
  - 煮物・蒸し物・揚げ煮
  - 水分の多い食品をかける・和える（例：大根おろし和え，白和え）
  - 水分の多い食品をつなぎとして加える（例：おろしたまねぎ，豆腐，卵白）
  - たれ，ソースをかける（量を多く用いる場合はだしなどで薄める）
- 油分を補う
  - 油分の多い食材・調味料と和える（例：生クリーム，マヨネーズ，バター，練りごま）

●まとめる
- 粘性のある食品をかける・和える（例：とろろ，でんぷんあん（片栗粉），ホワイトソース）
- 加熱により凝集する食品をつなぎとして利用する（例：じゃがいも，さといも，とろろ，れんこん，卵）

II 心身の特徴に応じた栄養サポートの実際

に，移送・通過に関しては，両機能を見極め，適度な流れやすさを決定する必要があります．適度な範囲の広さは個人差があり，とても狭い場合もあります．また，前述でも説明しましたが，食具や一口量，食べる姿勢によっても違ってくることがあります（図7）．適度な範囲が広い場合は，基準となる食事に近いほうとしますが，口運びに関わる機能への対応が難しい場合はその範囲内で調整します．

流れやすさの調整は，食品や調味料の特性を利用した調理工夫（Memo-7）のほか，市販介護食用のとろみ調整食品やゲル化剤により行います．市販品は製品数が多く選択に迷いますが，主原料の違いによる特性や管理温度に着目し，目指す"流れやすさ"や提供温度に合うものを選びましょう（表6）．そして，市販品は常に開発・改良が進められています．使い慣れたものだけでなく，年に1度は改良品や新製品の評価も行うとよいでしょう（落とし穴3）．

なお，移送・通過に関し，鼻咽腔閉鎖ができずに食べ物が鼻に抜ける場合や気管閉鎖が不十分な場合，食道入口部が開かない場合などは，食べ物の工夫だけでは対応できません．そのような場合は間接訓練（食べ物を使わない訓練）や代償的嚥下法で対応しますが，詳細は成書に譲ります．

例えば，図7のBさんの場合の食事について考えてみます．嚥下造影（videofluoroscopic examination of swallowing: VF）による検査結果から，液状の食事は可能ですが，一口量が多くなるコップや大きなスプーンを利用することはできません．しかし，小さなスプーンから液体をこぼさないように口に運ぶことはかなり難易度が高い作業で，1食分の食事を食べきるには労力が要ります．Bさんの場合は，スプーンからこぼれにくいようにしっか

図7 "適度な流れやすさの範囲"の個人差

嚥下造影（videofluoroscopic examination of swallowing:VF）による検査結果例

テスト食品：
　とろみ濃度3％（はちみつ状），2％（ヨーグルト状）
　1.5％（コンデンスミルク状），0％（液体）
使用食具：
　小スプーン（約2mL），大スプーン（約8mL），コップ

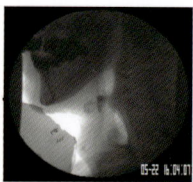
VF検査　静止画像

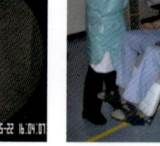
VF検査風景

（写真提供：東京医科歯科大学歯学部附属病院摂食リハビリテーション外来）

～範囲が狭い例～　Aさん　VF検査の結果推奨されたとろみ濃度＝2％

① とろみ濃度3％を小スプーンで摂取
　→ 咽頭残留多い　　　　　　　→ △もう少し流れやすいものがよい
② とろみ濃度1.5％を小スプーンで摂取
　→ 誤嚥あり　　　　　　　　　→ ×もう少しゆっくり流れるものがよい
③ とろみ濃度2％を小スプーンで摂取
　→ 咽頭残留少ない，誤嚥なし　→ ○適用可能

～範囲が広い例～　Bさん　VF検査の結果推奨されたとろみ濃度＝0％（液体）～3％
（小スプーンによる摂取のみ）

① とろみ3％を小スプーンで摂取　→ 咽頭残留少ない，誤嚥なし　→ ○適用可能
② とろみ1.5％を小スプーンで摂取　→ 咽頭残留なし，誤嚥なし　→ ○適用可能
③ 液体を小スプーンで摂取　→ 咽頭残留なし，誤嚥なし　→ ○適用可能
④ 液体をコップから摂取　→ 咽頭残留なし，誤嚥あり　→ ×コップ飲みの姿勢か一口量かに誤嚥の原因がある
⑤ 液体を大スプーンで摂取　→ 咽頭残留なし，誤嚥あり　→ ○一口量が増えると誤嚥する

表6　とろみ調整食品とゲル化剤の特性

提供温度	主原料	分類	特性	使用例
冷食	ゼラチン	ゲル化剤	なめらか，まとまりがよい	固形化，寄せ物
冷食～常温食	寒天	ゲル化剤	離水しやすい	固形化，寄せ物
	カラギーナン製剤	ゲル化剤	無色・透明・無臭　まとまりがよい，離水しにくい	固形化，寄せ物
冷食～温食	キサンタンガム系	とろみ調整食品	無色・透明・無臭，まとまりがよい　べたつきが少ない，表面の滑りがよい	とろみ付け（飲料）あんかけ
	グアーガム系	とろみ調整食品	なめらか，ややべたつきがある，安定したとろみ，安価	とろみ付け（液状食）
	デンプン系	とろみ調整食品	ざらっとした舌触り，高濃度で保形性がある	固形化（液状食）
	その他	ゲル化剤（温食用）	べたつきが少ない，まとまりがよい，離水しない，冷凍保存可能な製品もある	濃いとろみ付け～固形化

落とし穴-3
「とろみの濃度は濃ければ濃いほどよい」という認識は改めましょう．

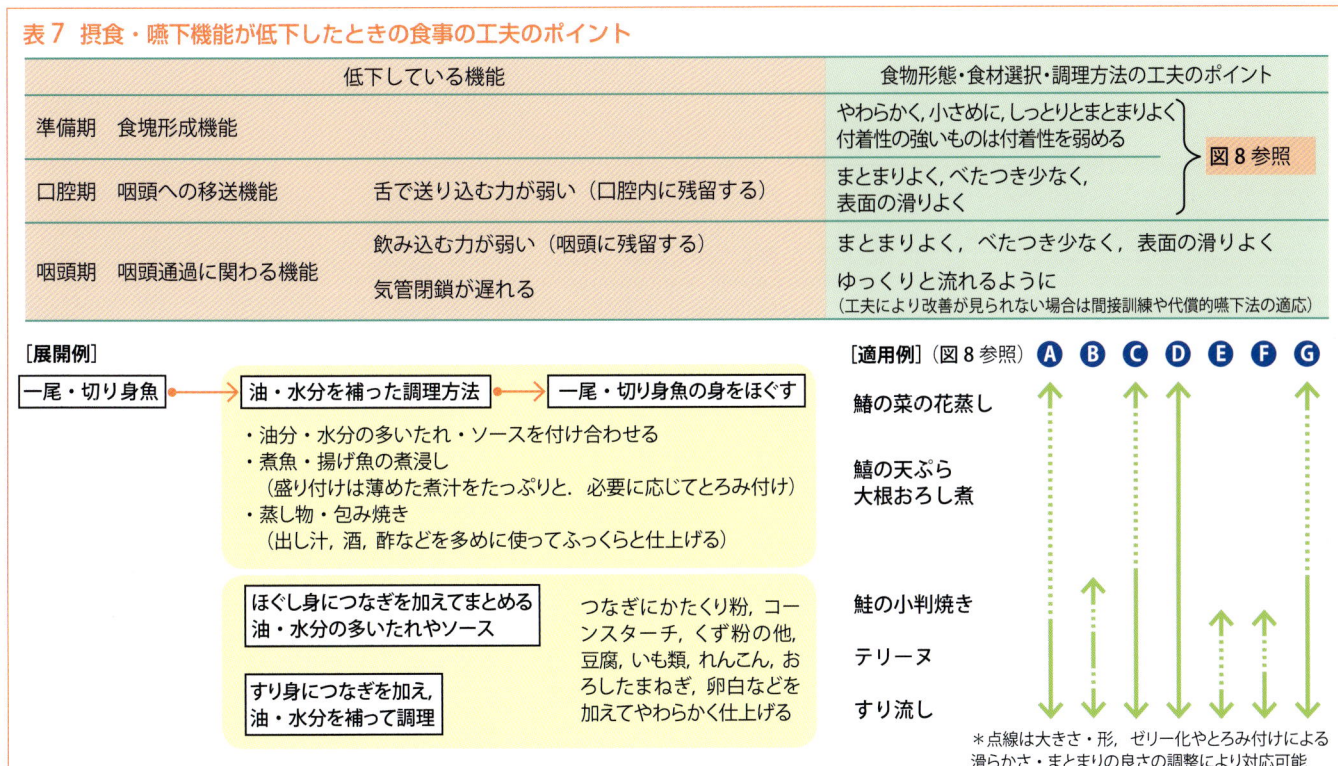

表7 摂食・嚥下機能が低下したときの食事の工夫のポイント

りととろみを付けた食事にするとよいでしょう.

これらのポイントを表7にまとめます.低下している機能の見極めは非常に難しいものです.日常の食事中の様子をよく観察すると同時に,看護・介護職をはじめとする他のスタッフとの情報交換を密にすることが大切です.また,スクリーニングテスト(反復唾液嚥下テストや改訂水飲みテスト,食物テストなど)を利用するのもよいでしょう.その他,摂食・嚥下機能評価が可能な医療機関の往診や外来などを利用する方法もあります(コラム「経口維持加算・経口移行加算」参照).

3. 摂食・嚥下機能の低下を考慮した食事の栄養上の留意点

一般に,摂食・嚥下機能の低下を考慮した食事は水分の添加により栄養密度が低くなりがちで,十分量の栄養を摂取するためには普通の食事よりも多く摂取しなくてはなりません.しかし実際にはより多く摂取することは難しい場合が多く,エネルギーやたんぱく質,ビタミン類,亜鉛,鉄分,食物繊維などの慢性的な不足が起こってきます.展開食に対しても給与量をしっかりと把握し,補食に頼らず,まずは食材の選択や調理の工夫で食事による充足を考えます.(小城明子)

文献

1) 戸原玄 編:訪問で行う摂食・嚥下リハビリテーションのチームアプローチ,全日本病院出版会,2007
2) 植松宏 監:訪問歯科診療ではじめる摂食・嚥下障害へのアプローチ,医歯薬出版,2007
3) 柳沢幸江:咀しゃくから見た食事計画.新版 食事計画論―QOLを高める食を求めて―,教育社,2002

II 心身の特徴に応じた栄養サポートの実際

図8 準備期・口腔期の摂食・嚥下機能と食物形態の選択フローチャート

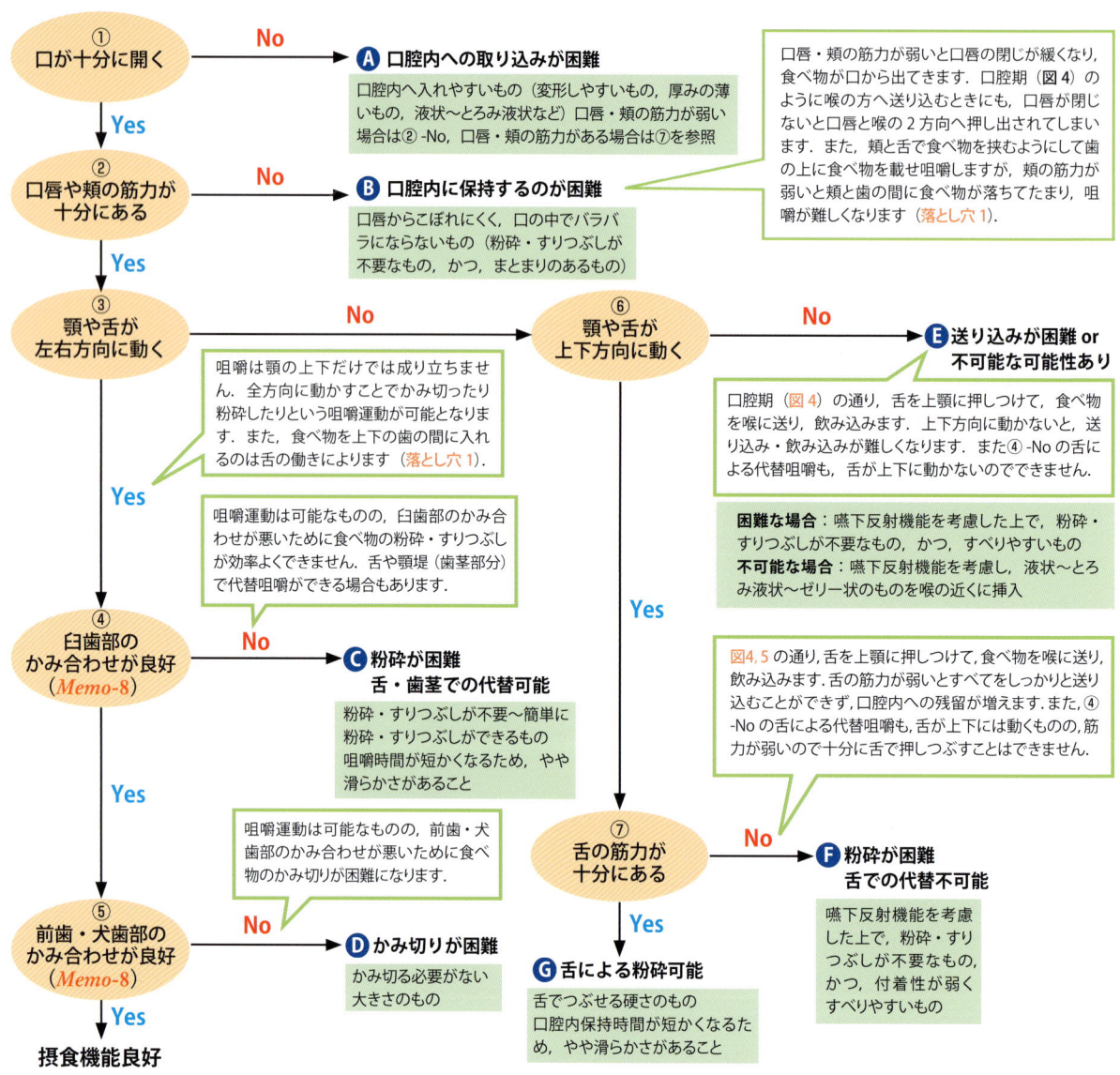

この他，認知や各部位の協調運動の可否，咽頭期障害（嚥下反射機能）も考慮する必要がある

Memo-8

義歯が合っているかどうかのチェックポイント
① 口を開けたとき
　・開けるときの下顎の動きが自然か
　・義歯の離脱がないか
　・義歯の一部を指で押したときに他のか所が浮かばないか
② 口を閉じたとき
　・閉じてから後に下顎の位置を調整していないか
　・痛みがないか
③ カチカチ噛んだとき
　・動きが安定しているか
　・痛みがないか

memo

COLUMN

経口維持加算・経口移行加算とは

「少しでも長く口から食事を味わいたい」と誰もが思うことでしょう．加齢や何らかの疾患の後遺症などによって咀嚼・送り込み・嚥下がうまく機能しなくなり，誤嚥や窒息を引き起こすことは高齢者にとって珍しいことではありません．また摂食・嚥下障害が重症であれば誤嚥性肺炎を繰り返し致命的な転帰を迎えることもありますし，飲み込み自体には大きな問題がなくても重度の認知症により食事を摂取しないため経管栄養を選択せざるを得ない場面を迎えることもあります．しかし本人や家族の願い「口から食べたい」は筆者らスタッフも同じです．では，どうすればそれを実現することができるのでしょうか．

筆者が栄養士として特別養護老人ホームに就職し，現場を目の当たりにして心揺さぶられる思いがありました．利用者の要介護状態の重度化，食事形態と摂食・嚥下機能の不一致，職員不足の中での食事介助，ケアスタッフの摂食・嚥下に対する誤解，入退院を繰り返すうちに胃瘻となる利用者の増加．このような様々な問題と向き合い，利用者の願いを実現するためには，多職種が摂食・嚥下機能を正しく理解して取り組むことが必要不可欠だと感じました．

これまで現場では"どうして食べられないのか"を経験や推測でしか判断することができなかったため，的確に問題を解決できていたかについては疑問が残ります．食べている最中は口腔内や咽頭内を覗けないからです．そこで専門医療機関協力のもと，摂食・嚥下障害が疑わしい所見がみられる方を対象に経口維持の取り組みを始め経口維持加算を算定するようになりました．筆者らの施設ではより具体的な臨床的評価を得るために，訪問診療による嚥下内視鏡検査（図1）というスタイルで行っています．嚥下造影検査は専門医療機関に受診しなければなりませんが，嚥下内視鏡検査の大きな利点は普段の食事（図2）をいつもの部屋で検査することができるということにあります．つまり，日常的な食事場面をそのまま評価して，検査後の対応に生かすことができるのです．

図1　内視鏡検査の様子

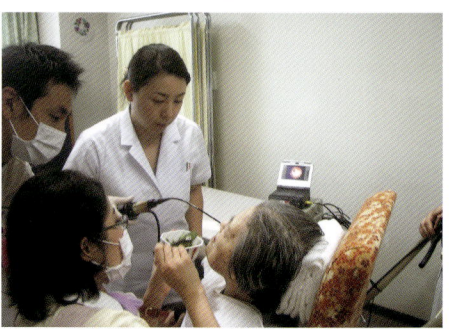

（協力：東京医科歯科大学歯学部附属病院）

図2　検査食（普段の食事）

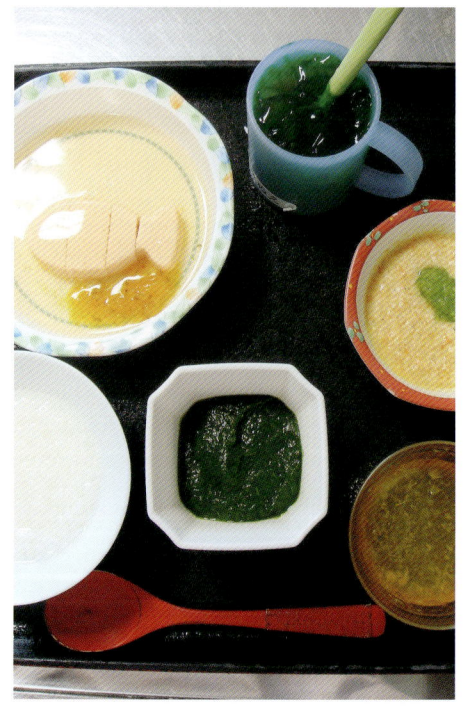

具体的な取り組みの流れ（図3）と書式（図4）にそってスクリーニング・計画・実施・評価を行います．

図3　経口維持加算　取り組みの流れ

① スクリーニング　〜対象者の抽出〜
- 食べこぼしが多い，食事時間が長くなった，体重が減った，むせる
- 痰がからむ，微熱が続く，肺炎の既往がある　など

▶▶ 医師への依頼書作成（A）

⬇

② 初　診
- 口腔内チェック，発声と呼吸状態の確認，改訂水飲みテストによるむせの有無　など
- 簡易的な診察を行い状態を確認したうえで嚥下内視鏡を鼻の穴から気管と食道の分かれ目（喉頭蓋）付近まで挿入し実際に咽頭内部の状態や嚥下反射，水分の流れ，残留などを確認する（Ⅱ-B 図2参照）

▶▶ 医師の指示書（B）

⬇

③ 経口維持計画
- 医師の指示書をもとに本人の摂食・嚥下機能に合った水分や食事形態を検討し，安全な姿勢や一口量が調整できるように物品の見直しなどを行う．また機能を維持できるように日常生活の中で行える筋力運動などを検討する

▶▶ 経口維持計画書作成（C）

⬇

④ 本人・家族への説明と同意
- 検査結果と経口維持計画の説明をし取り組みの同意を得る
  ⇒ 同意日から算定開始（180日間）

⬇

⑤ モニタリング・途中評価
- 計画通りに実施できているかどうか　▶▶ 評価表（D）
  問題がみられる場合 ⇒ 再診（②へ）

⬇

⑥ 最終評価
- 再び専門医の検査を受け，摂食行動の改善がみられるか，水分や食物が安全に食べられているかを確認
  特に問題がない場合⇒加算終了　引き続き観察を行う
  問題あり⇒算定継続　計画を見直す（180日後，継続する場合には医師の所見が必要）

図4 書式例

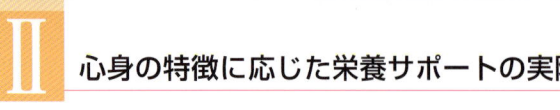

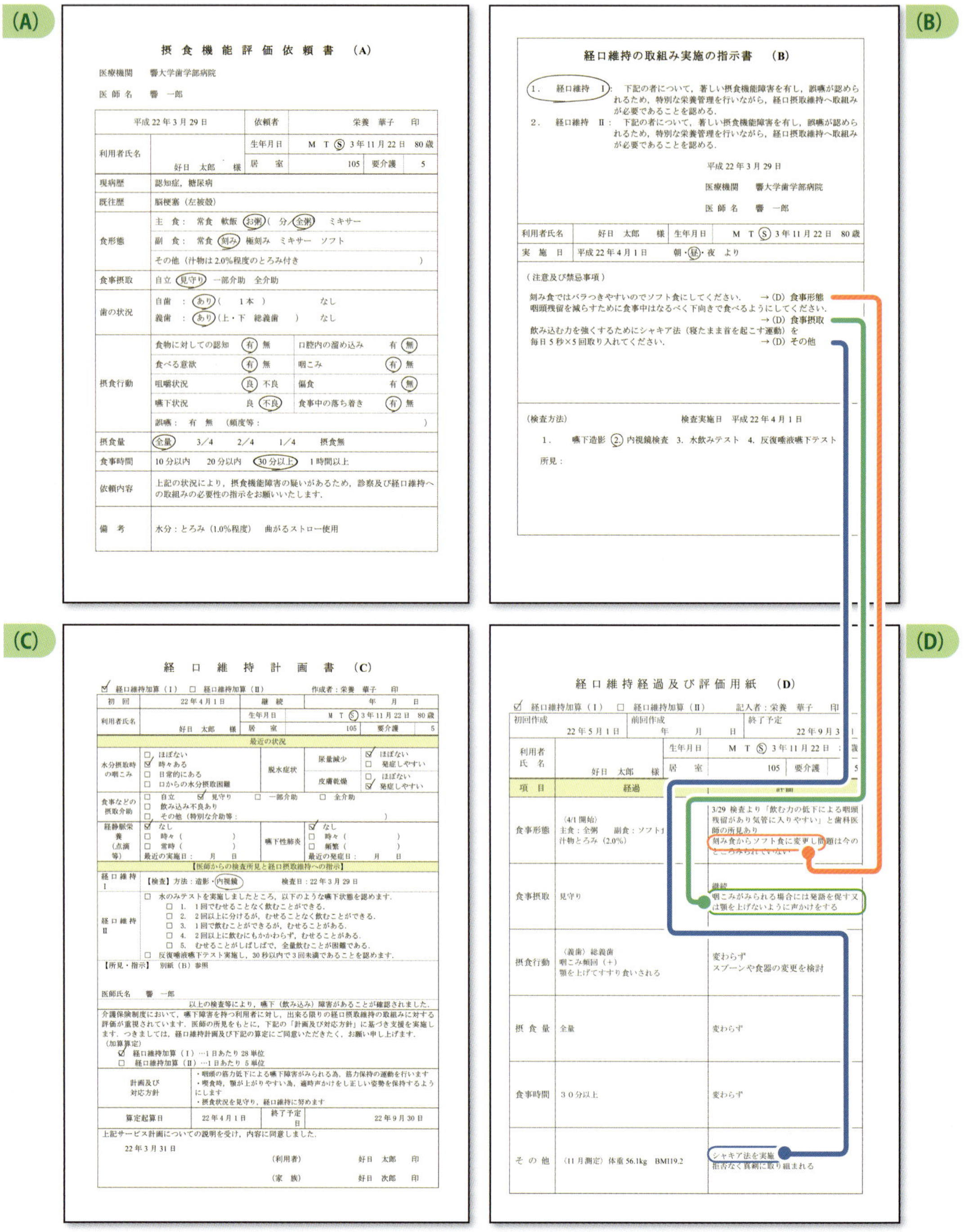

(東京都社会福祉協議会 編:特別養護老人ホーム(介護老人福祉施設)新加算項目に関する書式例集,東京都社会福祉協議会,2007 より引用一部改変)

また，同じように多職種協働で臨床的評価をふまえ取り組んでいく経口移行加算もあります(算定期間：180日)．

　一時的に鼻腔からの栄養や胃瘻となったような人が再度，口から食べられるように訓練する取り組みです．その際の留意点として，①全身状態が安定していること，②刺激をしなくても覚醒を保っていること，③嚥下反射がみられること，④咽頭内容物を吸引した後は唾液を嚥下してもむせないこと，⑤口腔衛生が保たれていることなどが挙げられます．

　経口移行は慎重かつ根気よく実施していくことが大切です．ワンスプーンから少しずつ目標を高めていきます．訓練開始時は経口摂取だけでは到底1日に必要な栄養は補いきれませんので栄養剤と合わせて摂取していきます．

　経口移行の取り組みは本人の「食べたい」という意欲と家族の理解，各専門職種の協力なくしては達成できません．

　栄養士の仕事はただ栄養素が揃った食事を用意することではありません．食べる喜びを一緒に分かち合える，そんな栄養士でありたいと願います．（福原奈美子）

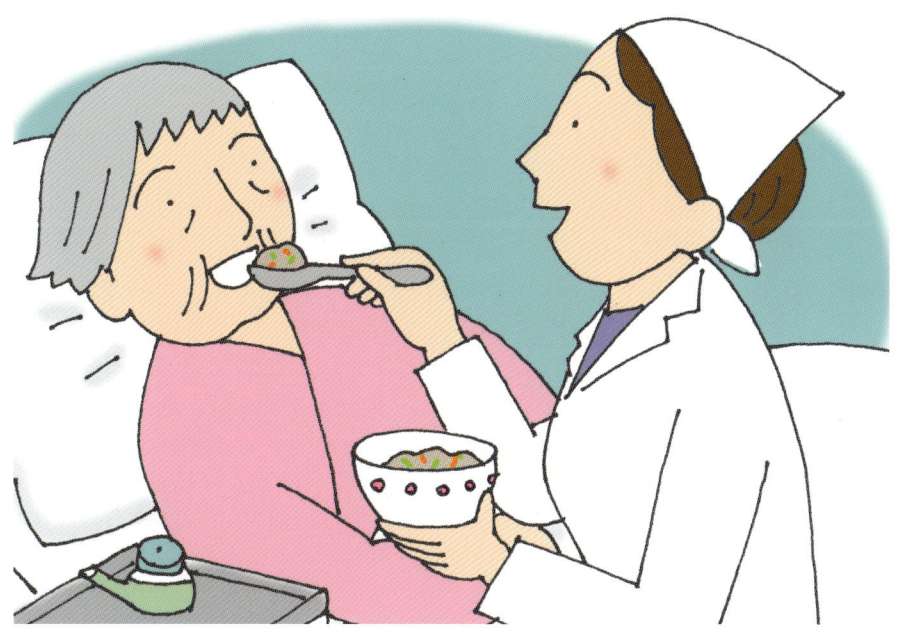

C 脱水予防のための水分管理

栄養士が栄養価計算を行って食事を提供しても，実際に食べている量を把握しなければ，摂取栄養素量に基づいた栄養アセスメントはできず，真の栄養改善は望めません．それ以上に水分摂取はヒトが生きるうえでもっとも重要です．通常，食事やお茶や水などの飲料水や代謝水を合わせて1,500mL程度の水分を摂取しています．喪失量は肺や皮膚からの不感蒸泄が900mL，尿から1,500mL，計2,400mLが失われ，水分出納バランスがとれています．年齢の違いによって体内の水分量は異なります（図1）．

高齢者は嚥下障害，脳血管障害などからくる麻痺などでおのずと水分摂取は低下し，

図1　年代別の体内水分量の違い

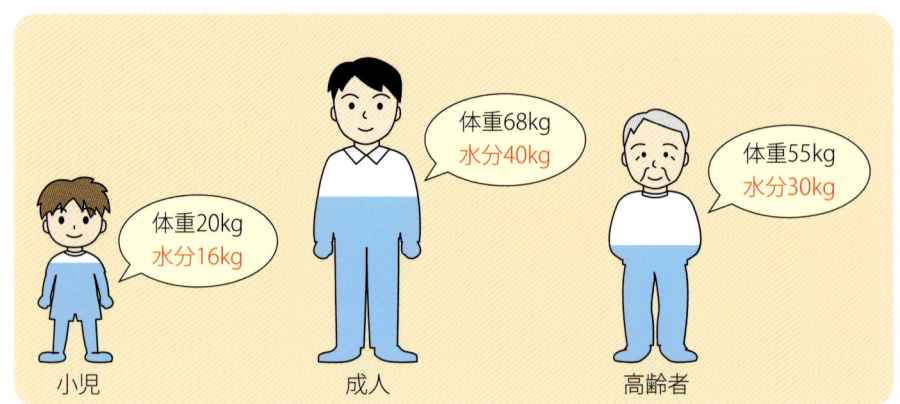

喫食量の低下は水分摂取量の不足につながります．このように高齢者は水分摂取が少なくなると，脱水に陥りやすく，栄養アセスメントを行う場合は栄養素だけではなく水分摂取も重要な項目のひとつです．

1．体内の水分（図2）

体重の約60％が体液で占められ，体液の$\frac{2}{3}$は細胞内にあり（細胞内液），残り$\frac{1}{3}$は細胞外にあります（細胞外液）．通常，細胞の中はオーバーフロー（溢水）や脱水にならないように水分調節され，体温調整や栄養素の運搬など生命の維持に働いています．しかし，後期高齢者は筋肉量，総体液量，骨量が低下し，水を多く含む除脂肪量が低下し，また浸透圧の変化に対する渇中枢の感度も低下し，口渇の訴えもなく脱水に陥

りやすい状態です．脱水の症状は初期の段階では出現せずに，重症度が増して気がつくことが多いので，日々の観察および予防が必要となります．

2．電解質とは

細胞内液はカリウム（potassium：K）が多く含まれ，細胞外液はナトリウム（sodium：Na）が主な成分です（Memo-1）．Naは細胞外液の浸透圧を維持するのに重要な成分です．また，食塩の量は細胞外液量を一定に保つために必要な物質であり，正常な細胞外液量を維持するために，尿細管などでNaの再吸収や分泌が行われています（Memo-2）．

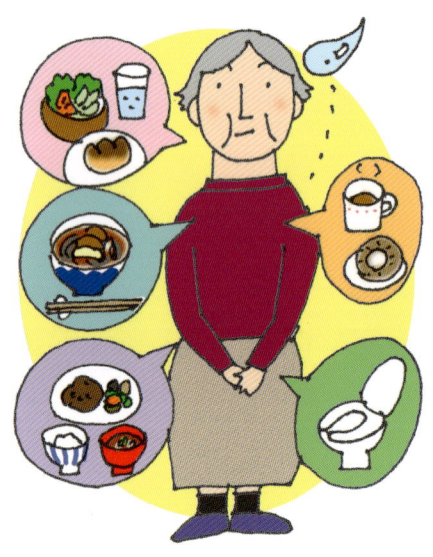

Memo-1
基準値
血清Na：137〜150mEq/L
血清K：3.5〜5.0mEq/L

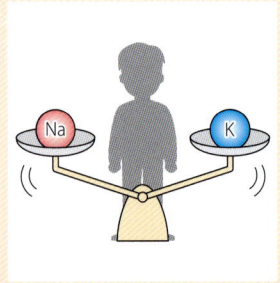

Memo-2
Naは糖共輸送担体により，ブドウ糖などと小腸で細胞内に水分とともに吸収される．脱水の時にはNa，ブドウ糖を混ぜた飲み物が良い．

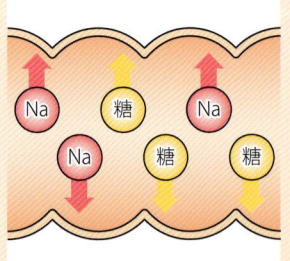

図2　水分を中心とした体組成の総括模式図

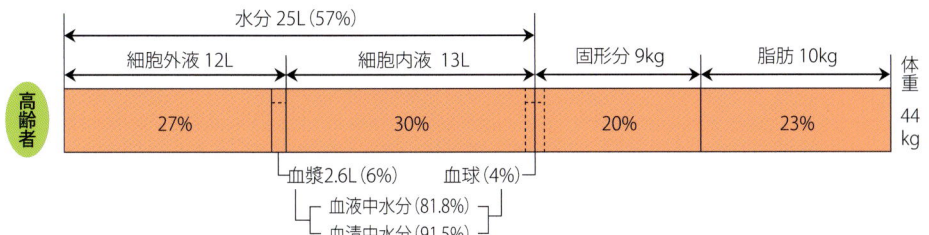

(篠原恒樹：新病態栄養学双書（第9巻）－老年者－, 第一出版, 1994, p46-47)

表1　脱水の種類

高張性脱水症	細胞内液から細胞外液へ水分が移動 水分喪失量＞ナトリウム喪失量
低張性脱水症	細胞外液から細胞内液へ水分が移動 水分喪失量＜ナトリウム喪失量
等張性脱水症	細胞内液と細胞外液の移動はない 水分喪失量＝ナトリウム喪失量

表2　脱水状態高齢者の水分・電気的乱れの臨床的および生化学的徴候

脱水のタイプ*	臨床的徴候	生化学的徴候
細胞内	口渇感の変化 神経精神症状（特に混濁） 動脈虚血, 静脈炎 粘膜乾燥（特にある種の治療による低唾液症） 発熱（ときに）	浸透圧＞300mosm/L 高Na血症＞145～150mmol/L
細胞外	心血管徴候, 動脈性低血圧 （特に起立性低血圧）頻脈 体重減少 眼（球）圧低下（眼がへこむ） 尿濃縮	浸透圧＜280mosm/L Na濃度＜135mmol/L 血清蛋白上昇 ヘマトクリット上昇 血中尿素窒素/クレアチニン比＞10/L

*：広範囲の脱水状態は細胞内, 細胞外脱水状態の臨床, 生化学的徴候の全てに関係している. 血液濃度と細胞脱水状態は持続し, 変化するが比率は原因により異なってくる. 血清Na濃度は上昇するが, 正常または低いときもある. (Ferry M：高齢者の良好な水分補給を確実にする戦略. 水分補給－代謝と調節－, 栄養学レビュー編集委員会編, 建帛社, 2006, P27-35)

脱水の種類は3種類に分けられます（表1）.

＜低張性脱水＞
副腎皮質不全, 利尿薬服用時などに起こる. 相対的に水よりNaが失われる. 細胞外液が減少, 細胞内液は増加, 頻脈や意識障害, めまい・立ちくらみ. 食欲不振. 悪心.

＜高張性脱水＞
相対的に水分の喪失が大きい. 細胞内液が減少. 口渇, 尿量の減少がある嘔吐・下痢・尿崩症. Na血症.

＜等張性脱水＞
大量の体液が急速に失われる場合. 水とNaが同じくらい失われる. 唾液分泌量の減少により口腔粘膜や舌の乾燥, 発語困難, 嚥下困難.

なお, 「低張」や「高張」とは, 浸透圧のことをいいます.

3. 脱水になりやすい理由

高齢者の脱水の原因は, 体液量の低下, 腎機能の低下, 食事摂取機能の低下など, さまざまな要因が重なっています. 特に高齢者はのどの渇きを感じにくくなっているため, 水分を自分から摂ろうとしないので周りの介護者などの日々の注意が必要です. 脱水は高Na血症を呈しますが, その大部分は体内のNa過剰の現れではなく, 相対的水分欠乏が根本的原因であるという点です. 著しい水分欠乏になると, 皮膚表面での血流が減少し, 皮膚水分も減少するために不感蒸泄が減少し体温の上昇もみられます. 脱水の原因を表2に示します.

4. 脱水の見分け方と対応

(1) 水分量の低下

高齢者は喫食量や日々のお茶や飲みものが減れば水分摂取は少なくなります. 検査ではアルブミンとヘマトクリットの急激な上昇やBUN/Cr比（＞25）, 急激な体重減少（＞3%）, 意識障害になれば脱水を疑います.

摂食・嚥下障害の場合も水分補給が困難になります．そのような場合は，増粘剤を使いお茶や水に適度なとろみをつけて，こまめな水分補給が必要です．1日の必要な水分量を決めておくほうが良いでしょう．

（2）食事量の低下

食事の喫食量が減れば食事中の水分量も減る．そのため食事量が減った場合は，気をつけて水分摂取を心掛けます．また飲む回数を分け，1回量を無理なく飲める量にします．食品中の水分量を**表3**に示します．

（3）体温の上昇

外気温が上昇している場合や発熱時には，よりこまめに水分管理を行う．特に体温が38℃以上になった場合は1℃の上昇につき水分摂取量を500mL増量することが必要とされています．

（4）運動後（リハビリや散歩）

適切な水分補給を行うことも必要です．

（5）栄養剤投与の場合

栄養剤は水分が含まれていますが，通常の食事から摂取する水分量と考えるべきでしょう．栄養剤とは別に水分補給が必要です．またNa含有量が少ない栄養剤も多く低Na血症をきたしやすいので注意が必要です．

表2　高齢者の脱水の原因と評価の留意点

脱水の原因	評価の留意点
①食事量の低下や飲料不足	毎日の食事量と飲み物の水分量の確認 便中の水分含有量が減少することで便粘性が高まり，便秘の要因となる
②発熱による脱水<br＜メモ＞インフルエンザ肺炎などによる発熱に伴う発汗，下痢，嘔吐により脱水が起こる	皮膚のかさつき，唇の乾き，体温の確認
③下痢・嘔吐による脱水	下痢，嘔吐の回数や量を確認する 下痢はアシドーシスをきたしやすい
④薬剤による脱水 <メモ>認知症により夜に奇声を発する不穏行為のある高齢者や夜に転倒のある高齢者に睡眠薬を投与する場合があるが，睡眠時間が長くなり，水分摂取できない時間が長くなると脱水傾向となる	高齢者の疾患に対する理解や薬剤の確認（利尿薬，緩下剤，睡眠薬等） 利尿薬は尿と一緒にNaとKが排泄．下剤の場合は急激な水分が失われる 糖尿病で高血糖により起こる多尿，腎機能低下や抗利尿ホルモン分泌の低下によって多量の尿が失われ，脱水が起こる 利尿薬による水分喪失，口渇感の低下，夜間の頻尿など
⑤認知症による脱水	毎日の食事量と飲み物の水分量の確認 喉の渇きや水分を摂る行為を忘れる
⑥麻痺や機能低下によって自由に水分補給をできない状態に陥っての脱水	毎日の食事量と飲み物の水分量の確認
⑦慢性疾患による脱水 <メモ>加齢に伴って腎尿濃縮能力の低下，レニン活性，アルドステロン分泌低下，バソプレシンに対する腎の耐性低下，水分代謝等を含む生理学的変化が生じる	高齢者の疾患に対する理解や薬剤の確認（糖尿病，腎疾患，心疾患，パーキンソン病等） 糖尿は尿量が多くなる 血清グルコースの上昇により細胞から水分が引き出される．腎臓病食は極端な水分制限や食事制限のために水分摂取が少ない．心疾患が心肥大等から水分制限を必要とする．パーキンソン病では振戦から自力で摂取できないこともある
⑧施設・病院・在宅でも身近な方のコミュニケーション <メモ>後期高齢者は夜の排尿や介護者の負担を考えオムツ交換やトイレ介助を極力少なくしようとするため，水分摂取を意図的に控える．その結果，水分量が不足する傾向にある	施設や病院ではスタッフが個人の水分の必要を算出する．毎日個人に合った水分補給を行い，飲水量を確認する．在宅では家族に水分の大切さを説明し，一度に大量の水分補給は苦痛を招くので，数回に分けて飲んでもらう

（井上修二他：高齢者の栄養評価．JJPEN 20(9)：723，1998）
（小越章平：栄養改善学会，p108，1998）

（6）末梢静脈からの水分補給

嘔吐，下痢が続く場合は早急な水分補給が必要です（**Memo-3**）．皮膚，舌，唇の乾燥，体重の減少がみられる急激な脱水の場合や，経口から水分摂取ができない場合は末梢静脈から水分補給を行います．また，胃瘻造設には胃食道逆流性肺炎などの場合も要注意です．水分の補給はできるだけ生理的経路を通じて行うことが望まれますが，適切な水分が確保できない場合は末梢静脈

Memo-3

嘔吐と下痢による電解質の喪失

嘔吐によって，胃液に含まれる，水分（体液），電解質（Na^+，K^+，Cl^-およびH^+）が喪失します．

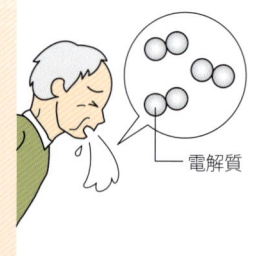

Memo-4

NaCl　1g = 17mEq/L
KCl　　1g = 13mEq/L
　　　　3g = 40mEq/L

gをmEq/Lに換算するとこのようになります．

表3 食品中の水分量例（100g当たり）

食品名	水分量	食品名		水分量
ご飯	60.0	卵		76.1
栄養剤（メディエフ®）	83.8	豆腐	木綿	86.8
			絹	88.9
牛乳	87.4	魚	白身	78.9
りんご	84.9		さば	65.7
みかん	86.9	肉	鶏	68.0
キャベツ	92.7		ブタ	65.7
きゅうり	95.4		ウシ	56.4

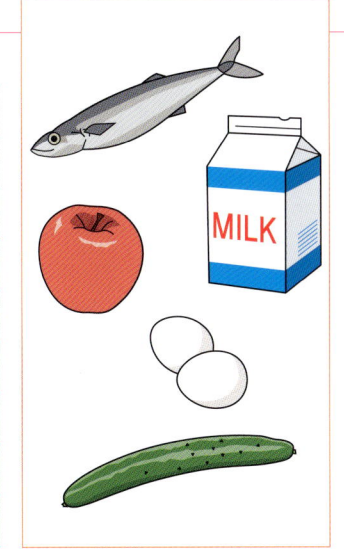

5．脱水予防のチェック

高齢者の脱水は命に係わることもあります．また，施設などの職員が水分管理の重要性を理解することが必要です．介護に携わるスタッフの日々の観察で予防できます．水分も重要な栄養管理の一つです．アセスメントを行う時は，水分摂取量も忘れずにチェックを入れるようにしましょう．

脱水予防の注意点として，①毎日の尿量の確認，②1日の食事の量の確認，③1日の飲み物の量の確認，④皮膚がカサカサしていないか，⑤唇が乾いていないか，⑥気力があるか，⑦体重が激減していないか，⑧下痢・嘔吐はないか，⑨体温上昇はないか，⑩急にアルブミン・ヘマトクリットが高くなってないか，などに注目します．
（巴　美樹）

ルートを用い，体内水分量の補正を行います．ちなみに，細胞外液の濃度は大体0.9％なので，「0.9％食塩水」（生理的食塩水）を用います．経腸栄養剤と輸液のNa, K, Clは表示されている栄養素量の単位が異なり，栄養剤はmgで表示，輸液は（mili equivalent：ミリ イクイバレント），mg当量：mEqで表示されているので注意しましょう．

生理食塩水1L中のNa$^+$, Cl$^-$の量は以下の計算式で求めることができます（*Memo-4*）．
（原子量および分子量）
Na＝23, Cl＝35.5, NaCl＝58.5
（NaClの解離式）NaCl ⟶ Na$^+$ ＋ Cl$^-$

＜輸液での表示＞
Na$^+$：$9{,}000\text{mg} \times \frac{23}{58.5} \times \frac{1}{23} \fallingdotseq 154\text{mEq/L}$

Cl$^-$：$9{,}000\text{mg} \times \frac{35.5}{58.5} \times \frac{1}{35.5} \fallingdotseq 154\text{mEq/L}$

＜栄養剤での表示＞
Na$^+$：$9{,}000\text{mg} \times \frac{23}{58.5} \fallingdotseq 3{,}540\text{mg}$

Cl$^-$：$9{,}000\text{mg} \times \frac{35.5}{58.5} \fallingdotseq 5{,}460\text{mg}$

（7）経口補水飲料

最近，アイソトニックタイプ（等浸透圧）とハイポトニックタイプ（低浸透圧）の経口補水飲料が市販され，状態に合わせ選択できるようになりました（*Memo-5*）．経口補水飲料の効果に与える重要因子は浸透圧であり，低浸透圧の補水飲料は等張または高張性の補水飲料より，優れた水分吸収能・Na保持能を示すことが近年報告されており[1-3]，水分不足を呈する高齢者に対してハイポトニックタイプを提供したり（*Memo-6*），また，嚥下状態の悪い高齢者には増粘剤を使用した製品を利用するとよいでしょう．また，在宅や介護の現場では梅干しなどと一緒に水分を摂らせるとよいでしょう．

文献
1) 大山敏郎：老年者の感染症と免疫機能．老化と疾患 4（12）：60-65, 1991
2) 島田敦子，島村道子 編：調理とおいしさの科学．朝倉出版，1993, 53-161
3) 藤島一郎，清水一男：口から食べる嚥下障害Q＆A, 中央法規出版，1995, 34-35

Memo-5
経口補水飲料

	アイソトニック飲料	ハイポトニック飲料
糖分	8％	2.5％
浸透圧	体液と同等	体液より低い
吸収速度	遅い	速い
ナトリウム		多い

Memo-6
脱水の時に多量に水を飲むと体液が薄まってしまいます．体液の濃度が薄まるとイオン不足を招きます．脱水の時は体液に近い経口補水液（oral rehydration solution：ORS）（*Memo-7* 参照）を飲む方が適しています．

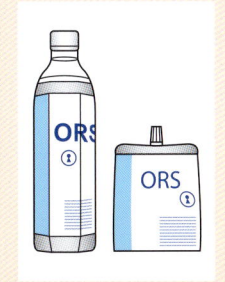

Memo-7
ORSとは
脱水時にはブドウ糖，塩分，水分の補給が必要です．水分を補給するためには，飲ませる液には，Naとブドウ糖（グルコース）が入っていた方が，効率良く，水分を腸から吸収させることができます．

D 排泄と栄養サポート

II 心身の特徴に応じた栄養サポートの実際

人間は19〜20歳をピークに，加齢に伴う退行現象が起こり始めます．筋力低下や運動機能の低下，内臓機能の低下などがみられ，ひとつが狂うとあちこちが上手くいかなくなります．高齢者にとって健康を維持するのは並大抵ではありません．

"口から入ったものは消化吸収され栄養となり，不要なものや余分なものは体外から排泄される"．その排泄される代表的なものが尿と便です．食事量が減少したり，トイレが億劫になったり，尿便失禁の恐怖などから飲食を制限してしまい，栄養効率を考えている余裕がなくなります．

摂食・嚥下された飲食物が尿や便になって排泄されるまで，身体の中では健康を維持するために重要な事が起きています．

本項では，年齢に関係なく，より良く出すというしくみと意味について考えてみます．

図1 便ができるまで

口：食べ物をよく噛んで唾液と混ぜ，消化されやすい形にして飲み込む

食道：5〜10秒後（液体は1〜10秒後）
飲み込んだ食べ物は，食道を通過して胃へ送られる

小腸：1〜5時間後
小腸は全長6〜7mにもなる細い管．膵液や胆汁と混ぜられた食べ物は，さらに消化が進んで液状になり，栄養素が吸収される

上行結腸：3〜10時間後
ここまでで消化されなかった食べ物は，ゆっくりと移動する間に腸内細菌群によって分解され，さらに水分が吸収されて泥状になる

肛門：12〜72時間後
直腸が収縮して肛門括約筋が弛み，便が排出される

胃：0.5〜4時間後
胃に食べ物が入ってくると，大脳に信号が送られ，胃壁の蠕動運動が起こる．食べ物は胃液と胃の蠕動運動で消化され，小腸へ送られる

横行結腸：5〜15時間後
さらに食べ物の分解が進み，水分が吸収されて軟らかい状態の便になる

下行結腸：8〜21時間後
さらに水分が吸収される

S状結腸：10〜24時間後
消化されずに残ったものが便となって徐々にかたまり，一定量たまると一気に直腸へ送られる

直腸：12〜72時間後
便が送られてくると，直腸の壁が刺激されて便意が起こる

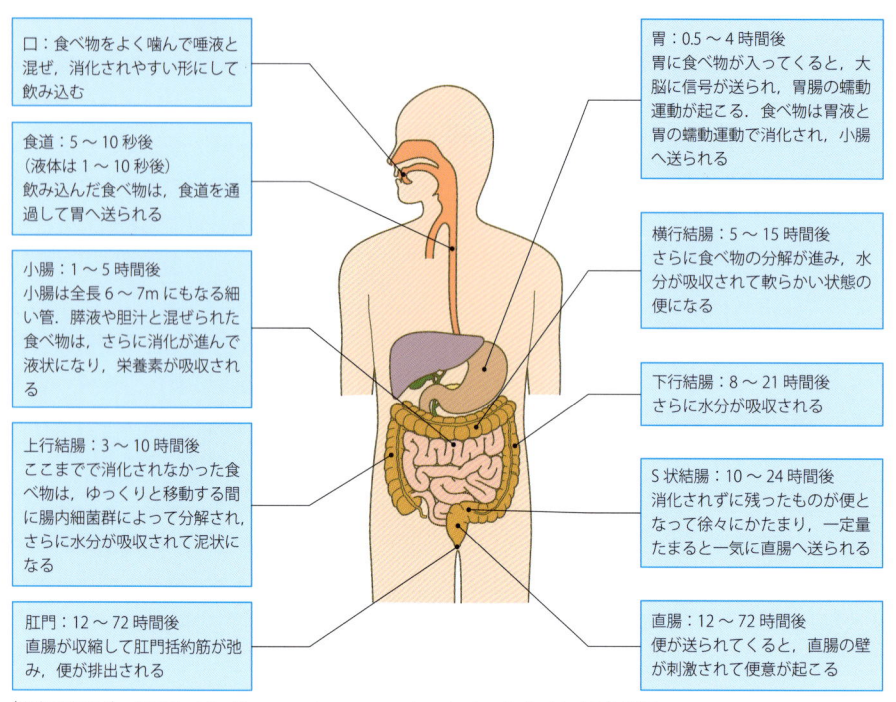

(おなかケアどっとこむ，http://www.onaka-care.com/mechanism/index.html より引用)

図2 大腸内容物の腸内移送と便の生成

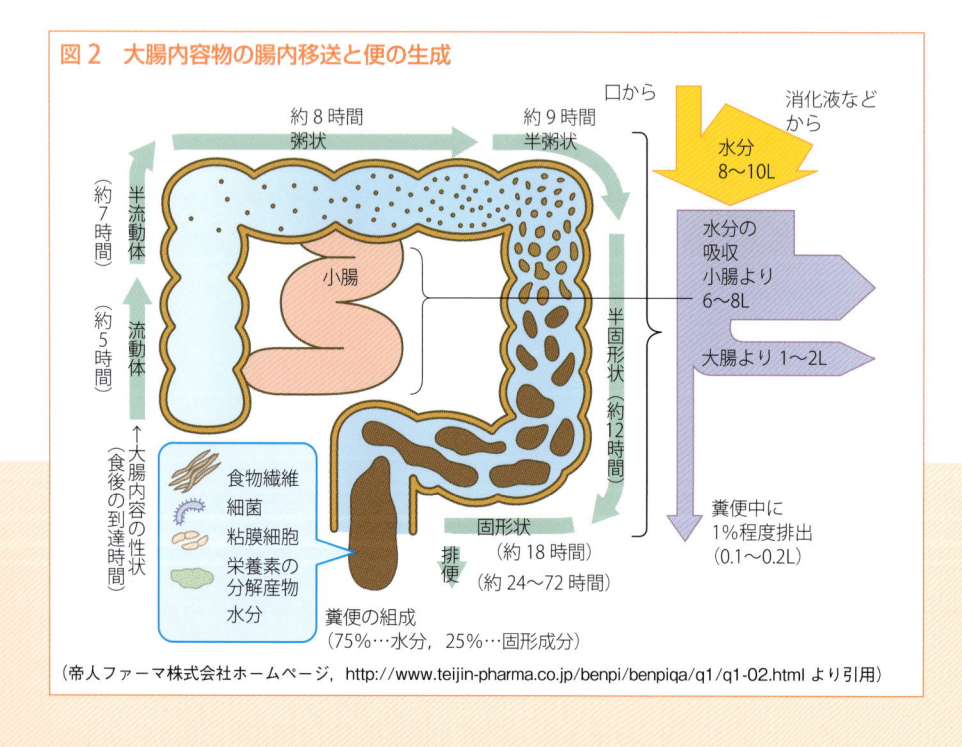

約8時間 粥状
約9時間 半粥状
(約7時間) 半流動体
(約5時間) 流動体
← 大腸内容の性状
(食後の到達時間)

口から
消化液などから
水分 8〜10L

水分の吸収
小腸より 6〜8L
大腸より 1〜2L

半固形状（約12時間）
固形状（約18時間）
排便（約24〜72時間）

糞便中に1%程度排出（0.1〜0.2L）

糞便の組成（75%…水分，25%…固形成分）

食物繊維／細菌／粘膜細胞／栄養素の分解産物／水分

(帝人ファーマ株式会社ホームページ，http://www.teijin-pharma.co.jp/benpi/benpiqa/q1/q1-02.html より引用)

Memo-1

便排泄に関わる筋肉群

内肛門括約筋：自律神経でコントロールされ，自分の意志では動かせない（不随意筋）．

外肛門括約筋：自分の意思で緩めたり締めたりできる筋肉（随意筋）．内肛門括約筋を取り囲んでいる．

肛門挙筋：肛門括約筋と周辺の筋肉を補佐し排便に重要な役割を果たす．便のカットなどに活躍する．

図3 便の分類

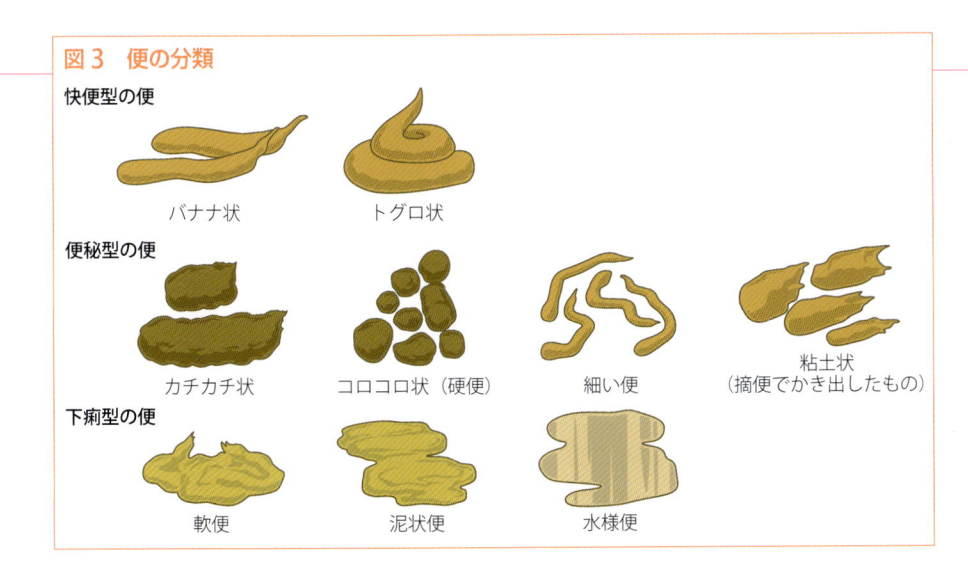

快便型の便
- バナナ状
- トグロ状

便秘型の便
- カチカチ状
- コロコロ状（硬便）
- 細い便
- 粘土状（摘便でかき出したもの）

下痢型の便
- 軟便
- 泥状便
- 水様便

1. 便ができるまで（図1）

　食物は口，食道，胃を通って小腸に運ばれます．小腸は効率的に吸収が行われるように輪状ヒダが多数あり，輪状ヒダは多数の絨毛で被われています．それらを広げれば200m²もあるといわれています．小腸では7〜8割の水分とともに栄養素はほぼ吸収され，吸収できない残渣物は大腸に送られます．

　この残渣物はドロドロの水様の状態で大腸に流れ，分節運動・蠕動運動・逆蠕動運動を繰り返し，水分が吸収されて，下行結腸の中盤には便の形がほぼできあがります．腸内を時速10cm位で進みますが，この速さがゆっくりとなり，滞在時間が延びるほど水分が吸収されて硬便に近づきます（図2）．

　食事量や飲水量が十分な便は，ヘビの様な長い便になり，下行結腸で排便の機会を待ちます．胃に次の食物が入ってくると，胃大腸反射が起き，大蠕動（または総蠕動といい横行結腸と下行結腸の角から起こる）でS状結腸から直腸に一気に便が送り込まれ，便意が起き肛門から排泄されます．

　肛門には内肛門括約筋と外肛門括約筋，肛門挙筋（Memo-1）があり，しっかりときれいに排便が終了するように神経や筋肉が協力し合います．

　ここまでに要する時間は，体調や食物によって差がありますが，早いものだと12時間足らず，遅くても72時間位です．

　ほど良くこねられた便は，こま切れ，バナナ状，とぐろ状になって出ますが，自力で出せなかったり，腸や肛門に何らかの問題などがあると，直腸で便が滞留し排便困難になります．

　小腸で7〜8割程度，大腸で2〜3割程度吸収された水分は血管に流入し門脈に集まり，肝臓で解毒された後，腎臓で濾過され，吸収をくり返し，不要な成分や余分な水分は，尿となって排出されます．

2. 便の形や色・におい

　「便は健康のバロメーター」といわれるのは，食事の量や水分量・食物がバランス良く摂れているかどうか，腸内細菌（Memo-2）がバランスよく共生しあっているかの健康状態を反映するからです．

　便は食事量や水分量で決まりますから，しっかり飲食ができていれば必ず押し出されます．正常な便の場合，水分含有70〜80％で繋がって出てくる形状です．それ以上の水分含有量だと軟便になり，60％以下だとコロコロの硬便になります（図3）．

　便の色は胆汁の色で，食事内容によって変化します（Memo-3）．健康のバロメーターになるので，日常の観察も大切です．

　においには，"臭い"と"匂い"という字がありますが，便やおならの場合には，くさくなくてもくさい方の"臭い"の字を使います．便やおならの臭いは，腸内細菌や腐敗状態を反映します（Memo-4）．

　生肉やレバーなどの多量摂取，腸内での出血，粘液や膿が出ていると臭いにも変化が現れ，鉄分のにおいのまどいや膿臭がします．

3. 正常な便とは

　正常な便は直腸や肛門を傷つけずに，残らずにスルリと何の苦労もなく出てくる状

Memo-2

腸内細菌

健康に悪い働きをする悪玉菌（有害菌）:
ウエルシュ菌，クロストリジウム菌などの腐敗菌で便秘や下痢の原因となる．

健康によい働きをする善玉菌（有益菌）:
ビフィズス菌などの乳酸菌を指し，乳酸や酢酸を作って悪玉菌の増殖を抑える．乳酸菌飲料で増加する．ビタミンやミネラルなどを合成し，人の健康を支えている．

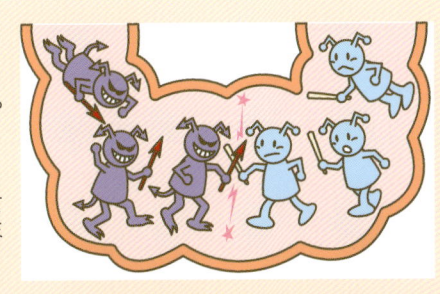

態のものです．そのためには弾力性のある軟らかさが必要です．色や臭いも問題なくスッキリ感がある状態，すなわち，量・質ともに問題なく，加えて快便感を味わえることです．

そのための条件として，良い便をつくるのに必要なだけの食事量・軟らかさを作る水分量・腸内環境を整備するための野菜中心の食物を摂っていること，スルリと出やすい出口（肛門）の状態が良いことなどが挙げられます．

4．高齢者に多い排便異常

排便異常には便秘と下痢がありますが，3～4日出なくても普通の硬さで快便感が得られれば便秘とはいいません．逆に毎日出ても硬くスッキリしないのは便秘といえます．通常，下痢は心配しても便は数日出なくても意外と当たり前のように受け止めていることが多いようです．

しかし，高齢者は腸の蠕動運動の低下や運動反射の低下，飲食量の低下があり便秘になりやすい状態にあります．75歳以上になると4人に1人が便秘状態になり，**病気の悪化や不定愁訴といわれる身体の不調を訴える場合も少なくありません．**
① 便秘で腹痛や膨満感，食欲低下，倦怠感，頭痛，肩こりなどを訴えます．
② 高齢者に多い糖尿病，甲状腺機能低下症，低カリウム血症などでも便秘になりやすいです．

図4 溢流性便失禁
・便が溜まって少しずつ押し出される状態
・滞留便の上部では腸細菌の増殖で軟便になる
・上記の状態のところに上部腸管に詰まってきた軟らかい便が腸管と硬便の間をつたって出る状態で，下痢と間違えることがある

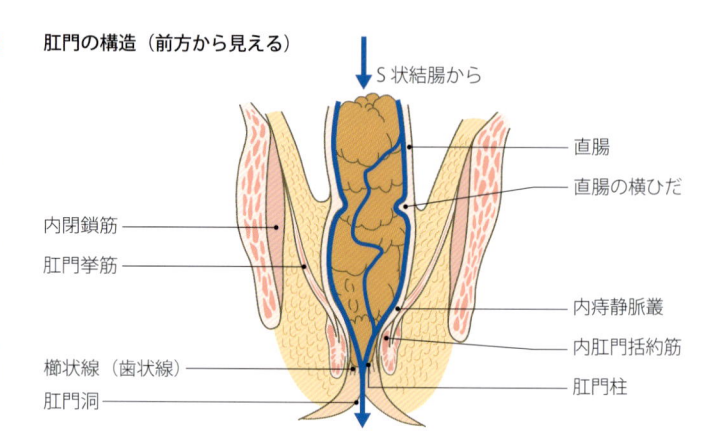

③ 習慣性便秘により，腸内圧が高まった結果，腸の壁に憩室（腸の壁が薄くなり外へ突出する）を作りやすい．大腸憩室炎を起こすと，腹痛，発熱，下血をきたし，まれに大出血からショック状態になることもあります．
④ 硬便の滞留でイレウス（腸捻転や腸閉塞）を起こすと外科的対処が必要となります．とくに**麻痺がある場合には内臓神経にも麻痺がありイレウスのリスクは高くなるために食事にも注意が必要**です．
⑤ 便秘やきばって力を入れ過ぎることで，脳出血や心筋梗塞などの発作の原因となります．
⑥ 痔疾（イボ痔・切痔・脱肛）になり易く，出血や痛み，不快感があります．
⑦ 高齢者の便失禁はQOLを著しく損ないます．便意を感じても我慢できずに便が漏れてしまう切迫性便失禁と，便が溜ま

肛門の構造（前方から見える）
S状結腸から／直腸／直腸の横ひだ／内閉鎖筋／肛門挙筋／内痔静脈叢／内肛門括約筋／櫛状線（歯状線）／肛門洞／肛門柱

り過ぎて溢れ出てくる溢流性便失禁があり（図4），神経障害を伴うことがあります．その結果，外出や人と会うことを控えたり，会陰部の不衛生のため尿路感染や褥瘡の原因となったり，食事を控えて栄養摂取量の不足が起こったりします．それを予防するには排便ケアが必要になりますが，便秘がある場合はイモ，豆類，海藻を毎日摂取し，便意がなくても排便を試みる習慣を身につけることが必要になってきます．
⑧ 抗生物質などで下痢を起こす場合もあるので，医師との連携が必要です．

5．便秘薬・浣腸・摘便

高齢者は便秘になると種々の症状で不安になることが多く，薬などに頼ってしまいがちです．身体はいつも同じ条件ではないのでコントロールが難しく，下剤などによ

Memo-3

便の色と食事の関係
黒っぽい茶褐色：アルカリ性（肉類や脂肪類が多い食事）．
黄色っぽいオレンジ色：酸性（野菜類が多い食事）．
黄色っぽい黄土色：弱酸性（バランスよい食事）．
黒色：上部消化管出血，または鉄剤，イカ墨料理．

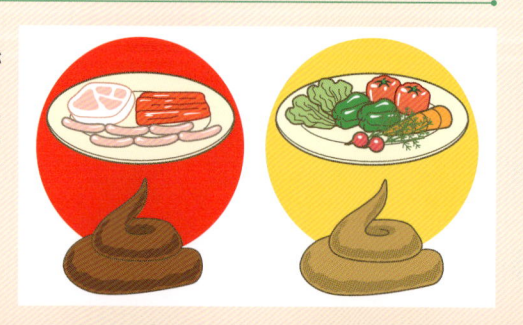

Memo-4

便やおならの臭いと腸内環境
くさい：肉類や脂肪の蛋白質分解によってインドール・スカトール・アンモニアや硫化水素などが発生すると悪臭が強くなる．有害菌や腐敗菌が増加すると，腸内腐敗が進む．
くさくない：糖の分解で出てくる酢酸や乳酸などのにおいは気にならない．野菜や食物繊維の多い食品を摂ると有益菌が増加し腐敗菌を抑えられる．

る下痢と便秘をくりかえす場合も多くみられます．

浣腸・摘便は強制的な不自然な排出方法です．習慣づけると腸や神経反射・大脳の反応が鈍くなり，便意が起きなくなり，ますます頑固な便秘を引き起こしかねません．正常に飲食し処理されていれば必然的に出てくる物体なので，個々の食生活，とりわけ飲食量や排便リズムを整備する必要があります．

何らかの方法が必要なら，始める前に個々の飲食や排便パターン，全身状態を把握（Memo-5）したうえで適切な利用ができるように助言が必要です．

高齢者はいろいろな疾患に罹患していることも多いので，薬や浣腸などに頼らず，食事で腸内環境を整備し，身体が無理をせずに安定して免疫力が高まる方が，排泄の面だけでなく全身管理としても有益となります．

6．高齢者の快便の工夫

健康管理は「快食快便から」といいます．出したら入れる，入れたら出すのが基本ですが，出るものがないと出しようもありません．

①快便の第一条件は，食事量をしっかり摂り，便の嵩（かさ）を増やすことです．高齢者は食事量が少なく，歯や嚥下の問題などを抱えていることが多いので，食材選びや形態を工夫して献立を検討します．同時に口腔環境も見直しましょう．

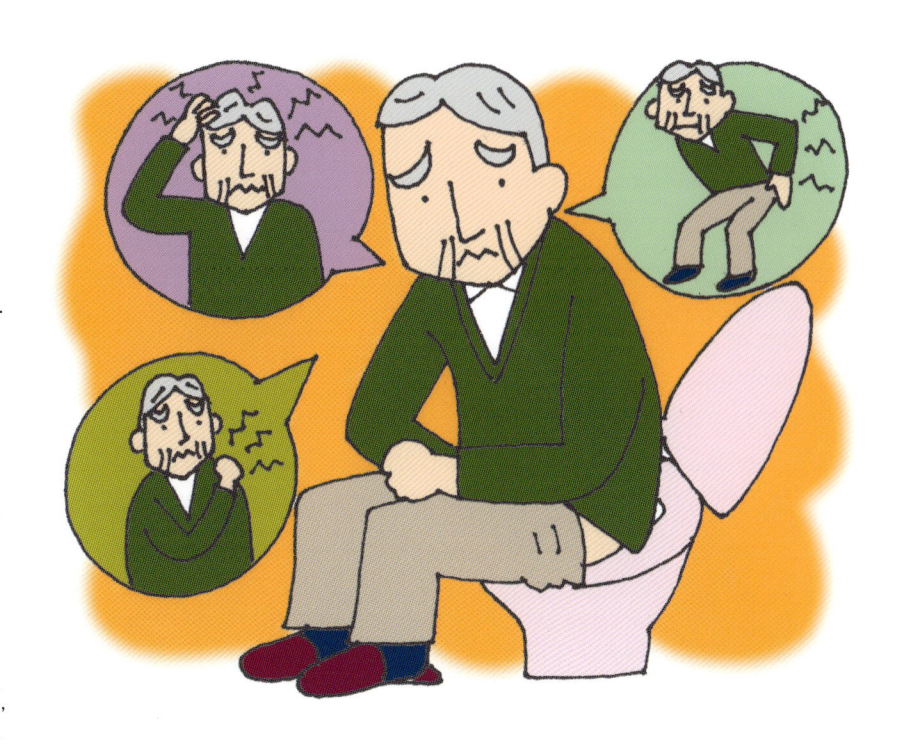

②二番目の条件は，水分です．食事以外に1Lの飲水努力が必要です．アイスクリームやヨーグルト・プリン・杏仁豆腐・ごま豆腐・ピーナツ豆腐・果物ジュースなど栄養と水分が同時に摂れるものも合わせます．高齢者はトイレ回数を制限する傾向にあるので，排尿ケアも同時に検討します．

③口から入って一番目の消化酵素を含んでいる唾液の力を引き出しましょう．咀嚼により顎関節を動かすと唾液腺から消化酵素が出るので，咀嚼力や嚥下力を低下させないようにします．

④食物繊維を多く摂り（1日20〜25gが適当とされています），善玉菌を増やす食品をたくさん使います（Memo-6）．また，オリゴ糖は，悪玉菌の増殖を抑え善玉菌を増やします．

⑤食物の香りや実際の食事をみるなど感覚器の刺激は胃腸の運動を活発にします．食欲をそそる色合いや盛りつけ方，器の工夫，季節感，郷土料理なども献立に取り入れてみましょう．昔懐かしい食べ物やおやつ，飲み物は喜ばれます．嚥下障害がある人がちらし寿しやおはぎは食べられるということもあります．現代では

Memo-5
排泄記録
飲食の量や内容・薬・生活のリズムなどと排泄の関係を調べることで，個々の詳細な情報が明らかになり，いろいろな工夫が可能になります．

何時でも食べられる物が，昔は特別な日のご馳走でした．

⑥食事時間が楽しい，待ち遠しいと思われるような雰囲気づくりも大切です．バイキング式・当て物付き・お笑い付きなど趣向を凝らしてみてはどうでしょう．

⑦下痢の時には，お腹を冷やさず脂肪や繊維の少ない食品を用い，消化しやすいように調理します．しかし，唾液が十分出るように良く噛むよう指導します．下痢を引き起こしやすいストレスを避け，身体や神経をリラックスさせます．高齢者は下剤を服用している場合が多いので治療薬もチェックします．

⑧高齢者の下痢は，電解質異常や脱水をきたし易いので（Ⅱ-C「脱水予防のための水分管理」の項参照）注意します．

高齢者の多くは，食事量が少なく，口腔内環境にも問題を抱えている場合が多いので，栄養素を効率良く摂る必要があります．

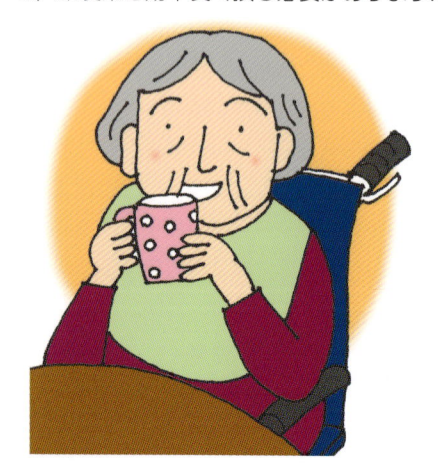

短く・やわらかく・叩いて・潰してなど過度にならない調理方法を工夫します．

7．排便方法

快便のためには，食事とは少しかけ離れたもう一つの問題もあります．排便方法です．

①しっかり覚醒し身体を起こす（起立胃腸反射）．

②食事を意識し脳や胃腸が準備をはじめる（唾液反射・胃大腸反射）．

③しっかり噛み砕き唾液の3つの消化酵素を混ぜて胃の負担を減らす（咀嚼機能）．

④食後に十分な水分を摂取（消化機能を助ける）．

⑤食物繊維を多く摂る（胃腸内の清掃）．

⑥便器に座る・しゃがむ（上から下に落ちる構造と恥骨直腸筋の開放）（図5）．

立位では恥骨直腸筋が引っ張られ，便が落ちないように角度をつけている．これは，敵から逃げるときに尿便の臭いを嗅ぎつけられないようにするための生き抜く動物の部分である．お尻を突き出した形は，いかにも脱糞するという構えで，恥骨直腸筋を緩め，肛門挙筋や肛門括約筋の協力のもと，できるだけお尻に残らずに済むように一気に排出します．臥位での排尿や排便は，腸や膀胱の形が変わるために残尿や残便がみられます．これがあると，気持ちが落ち着かず，精神的にも不安定になり，徘徊や漏便・摺便行為につながるので，スッキリと出してあげること，排便のサインを見つけてトイレ誘導につなげることです．

また，高齢者は利尿をつける薬（例えば，利尿薬や血圧降下薬，心臓の薬など）を服用している場合が多いので水分コントロールが難しく，トイレが頻回になることを恐れます．尿も便も，個々の日常の習慣を把握することが何よりも大切で，聞き取りだけでなく観察と事実の確認をする必要があります．

"出るより出ない方が心配"と，"食べることと水分を摂ることは薬よりも体力維持効果がある"ことを理解してもらわなければなりません．（吉田容子）

文献
1）河井敬三，大沼敏夫：よくわかる排便・便秘のケア，中央法規出版，1999
2）細谷憲政，監，杉山みち子，五味郁子：高齢者の栄養管理，寝たきり解消の栄養学，日本医療企画，11，2005

Memo-6

善玉菌を増やす
食物繊維を多く含む食品：雑穀米・ごぼう・レンコン・玉ねぎ・こんにゃく・菜っ葉類・海藻類・豆類（おから含む）・きのこ類・果物・いも類など
悪玉菌を抑制し善玉菌を増やす：ビフィズス菌飲料・乳酸菌飲料・オリゴ糖

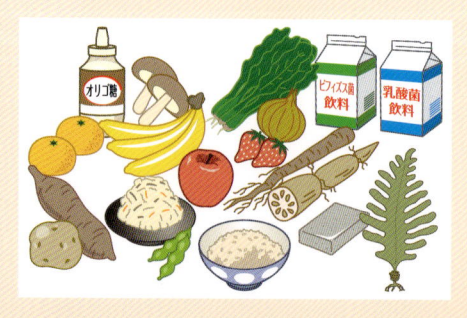

図5 排便体位と直腸角

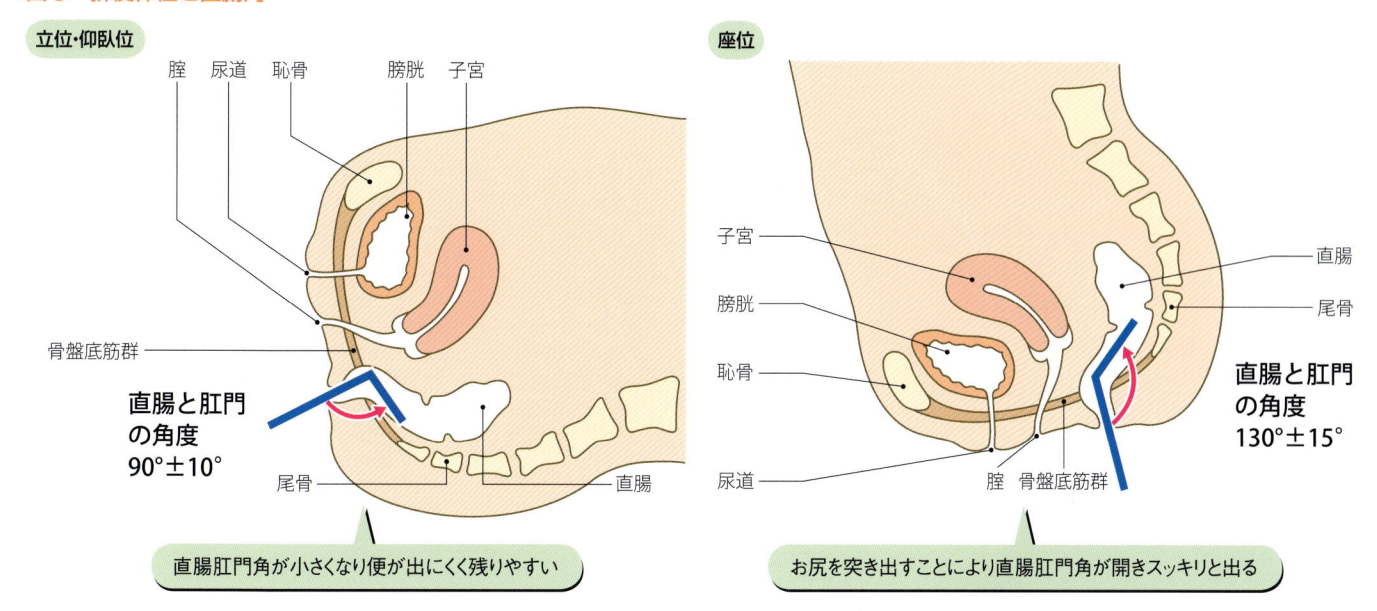

立位・仰臥位

腟　尿道　恥骨　膀胱　子宮

骨盤底筋群

直腸と肛門の角度
90°±10°

尾骨　　　直腸

直腸肛門角が小さくなり便が出にくく残りやすい

座位

子宮
膀胱
恥骨
尿道　腟　骨盤底筋群

直腸
尾骨

直腸と肛門の角度
130°±15°

お尻を突き出すことにより直腸肛門角が開きスッキリと出る

（リブドゥコーポレーション―排便の基礎知識, http://www.livedo.jp/excretion/ex03_03.shtml より引用）

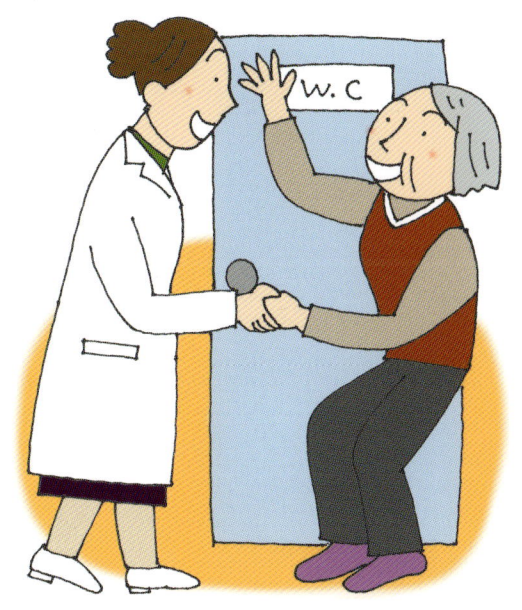

E うつと栄養サポート

1. うつ状態とうつ病

死別や解雇，失恋など人生上で経験する不運な出来事やストレスにさらされるといやな気分になり，ふさぎ込みます．何事にも意欲や関心がなくなり，思考力や集中力が低下します．気分の変調から自律神経の失調にまで及ぶことが多く，不眠や食欲不振，全身倦怠感を伴います．特に思い当たる原因がなくても同様の症状が起き得ます．こうした気分の全般的な落ち込みを「**うつ状態**」と呼んでいます．

「**うつ病**」は「うつ状態」が何日も何日も続き，苦悶感と厭世観念に苛まれる精神疾患です．ストレスやショックで一時的に

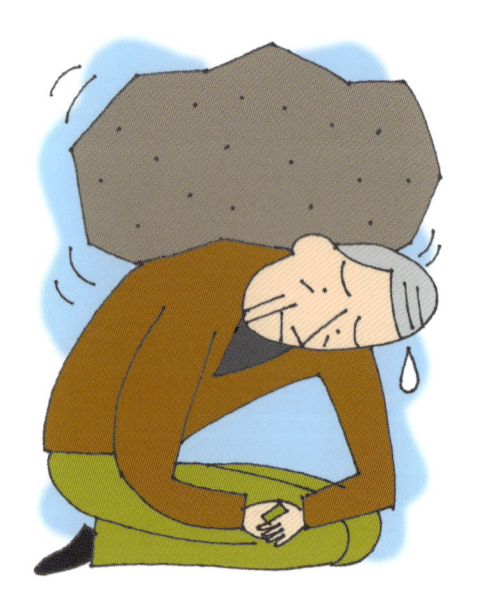

図1 大うつ病と気分変調症

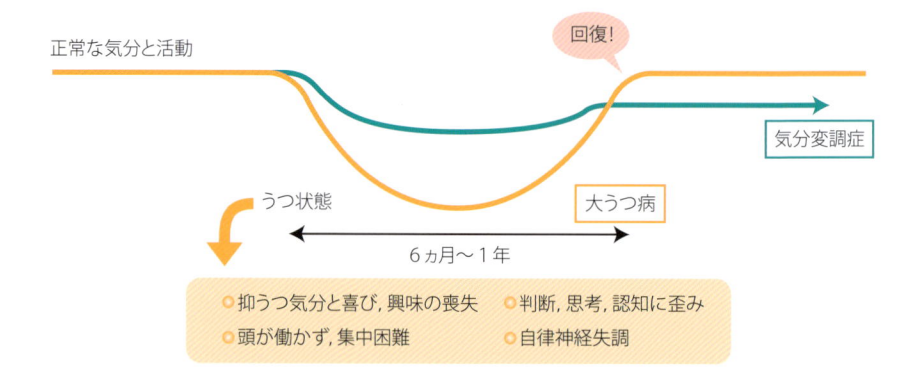

正常な気分と活動／回復！／気分変調症／うつ状態／大うつ病／6ヵ月〜1年
- 抑うつ気分と喜び，興味の喪失
- 頭が働かず，集中困難
- 判断，思考，認知に歪み
- 自律神経失調

図2 抑うつ状態を示す基礎疾患

憂鬱で何もやる気がしない（意欲と感情の障害）

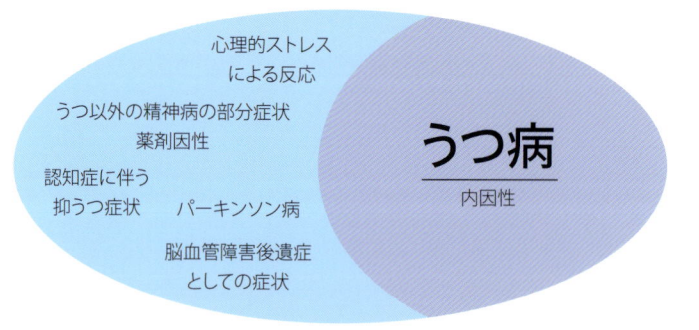

心理的ストレスによる反応／うつ以外の精神病の部分症状／薬剤因性／認知症に伴う抑うつ症状／パーキンソン病／脳血管障害後遺症としての症状／**うつ病** 内因性

抑うつ状態になることは誰にでもありますが，ほとんどの人は数日から1，2週のうちに回復します．その場合は一時的な抑うつ状態であってうつ病とは言えません．医学的診断基準からみると抑うつ状態が2週間以上にわたり毎日続き，生活に障害が出ている場合にうつ病と診断されます．米国精神医学会で発行している診断マニュアル（DSM Ⅳ-TR）では従来のうつ病を「**大うつ病**」という呼び方をするようになっていて，この用語が専門家の間では一般化しています．「大」という意味は典型的な，主要なという意味合いです（*Memo-1*）．

Memo-1

うつ病の有病率は米国でよく調べられていて全年齢を通して1.0〜4.9％，平均して2.8％といわれています．日本では2002年に1,600人の一般人で面接調査が行われ，その結果，調査時点での推定有病率は全人口の約2％という結果でした．年齢別にみると加齢とともに女性の有病率が増えていくのが特徴です（図参照）．一生の間，いずれかの時期にうつ病に罹ることを示す生涯有病率は6.5％に達すると推定されています．15人に一人が一生のうちに一度はうつ病を発症していることになります．図にあるようにうつ病患者は年々増えていく傾向がみられます．2008年の厚生労働省調査によると約104万人にのぼったということです．うつ病は精神疾患の中でもよく罹りやすい病気といえるでしょう．

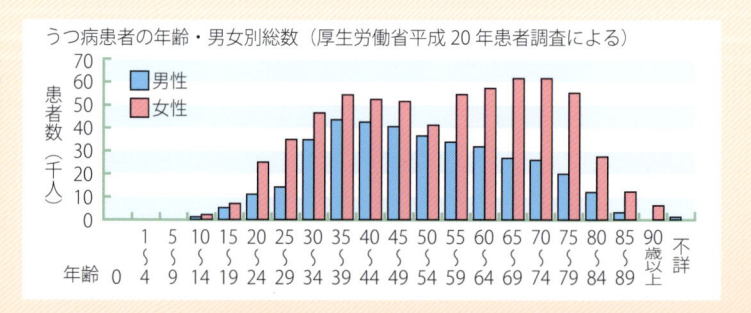

うつ病患者の年齢・男女別総数（厚生労働省平成20年患者調査による）

図3 うつ病のモノアミン不足仮説

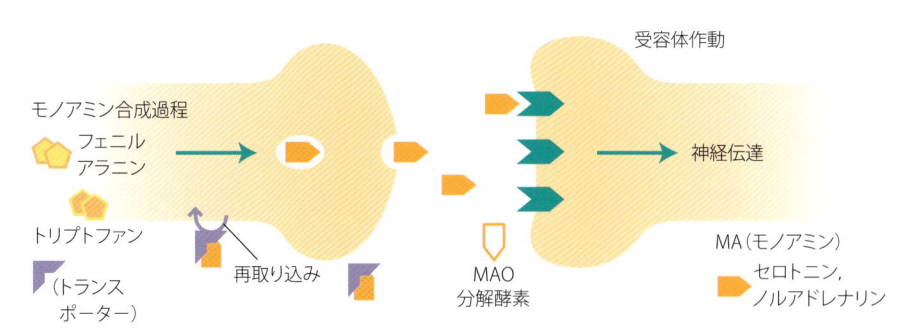

モノアミン合成過程
フェニルアラニン
トリプトファン
（トランスポーター）
再取り込み
MAO分解酵素
受容体作動
神経伝達
MA（モノアミン）
セロトニン，ノルアドレナリン

シナプスに放出されるモノアミン（セロトニン，ノルアドレナリン）の合成にはビタミンB_6，ナイアシン，マグネシウムが必要．

2．うつ病の診断基準

うつ病（大うつ病）の診断には二つの基本症状が基準となります．①**抑うつ気分**，②**興味と喜び感情の喪失**です．うつ病にはいずれかが必ず伴います．このほかに③食欲の低下と体重減少，④不眠または寝過ぎて起きられない，⑤焦燥感，⑥疲れやすく無気力，⑦無価値な自分・自分を責める，⑧思考力の減退，⑨死にたい・自殺念慮の症状のうち4つ以上があり，生活に支障が出ていればうつ病（大うつ病）です．この症状の特徴は若年・高齢者のうつ病ともに共通します．前述の症状にあてはまり，気分は抑うつ的で興味も関心も薄れているが，生活に支障が出ているほどでなければうつ病（大うつ病）とはしないで，軽症のうつ状態とみなします．DSM Ⅳ-TRでは軽いうつ状態の続いている人を「気分変調症」（図1）といいます．日本では重い，軽いのいずれも概括して「うつ」と扱っている場合が多いです（Memo-2）．

3．うつ病の原因

ところでうつ病（大うつ病）を引き起こす原因は様々です（図2）．高齢者の場合，**脳の老化**や**脳血管障害後遺症**，**認知症**がうつ状態の原因になることも多く，症状はうつ病の形をとりやすいです．しかし，一般にうつ病（大うつ病）と診断される場合は，脳には明らかな器質的障害がなく，気分と感情の障害のみが主要な症状の人が当てはまります．

うつ病（大うつ病）はなぜ起こるのか，については古くからいろいろな説が唱えられてきました．心理学的な仮説として1960年代にドイツの精神科医テレンバッハの提唱した**メランコリー型性格**の破綻が臨床的な経験とよく一致します．これは几帳面，生真面目，小心，責任感のある人が，生活場面ですべてをきちんとやろうとして疲弊し，うつ病が発症するというものです．科学的に証明された説とは言い難いですが，軽快した患者の生活改善，指導に今でも役立っています．脳科学の側面からうつ病を解明しようとする研究は1950年代から始まり，この60年間で大きく進歩しました．きっかけは抗結核薬のイソニアジド（isoniazid：INH）が抗うつ効果を持っているという偶然の発見でした．INHがモノアミン酸化酵素を阻害し，モノアミンを増やす薬理作用を持つ薬剤であったことからモノアミン類（ノルアドレナリン，セロトニン）の不足がうつ病と関連するのではないかという仮説がこの頃浮かび上がったのです．脳内の情報伝達は**神経細胞末端（シナプス）**での神経細胞同士の神経伝達物質の交換によって行われています．感情や意欲面の情報伝達に関与するセロトニンとノルアドレナリンの分泌量が極端に少なくなるとうつ病が発症するという仮説です．

ちょうどその頃と期を一にして**イミプラミン**というベンゼン核を三つ持った化合物の抗ヒスタミン薬が開発されました．当初は統合失調症の鎮静治療を目標としましたが，まったく効果はありませんでした．ところが，この薬を飲むと気分が高揚するところから抗うつ効果があることがわかり，抗うつ薬として使われ出したのです．イミプラミンには神経細胞の末端で放出された**モノアミン（セロトニン，ノルアドレナリン）**の細胞内再吸収を妨げる薬理作用があることから，うつ病のモノアミン不足仮説はよ

Memo-2

高齢者の場合，脳に病変がなくても体の病気が脳の働きを落とし，さまざまな精神変調や行動異常を起こします．手術を必要とするような疾患，たとえば骨折の治療や白内障の手術などで入院すると，その夜中に起き出して帰り支度を始めたり，部屋を間違えて院内をうろうろしたりすることがよくあります．一見すれば認知症にみえますが，こうした症状が入院直後や麻酔から覚め始めた直後だけにみられる一時的なものは「せん妄」といいます．夢と現実の境にある意識状態で出る認知症類似の症状です．適切な治療と元の病気が軽快することで自然に治ります．
せん妄を起こす原因に抗うつ薬の副作用が関係することもよくあります．極度の貧血や肝障害があると副作用が出やすくなります．疑わしい薬をやめれば数日から1週間程度で回復することが多いので治療中は注意が必要です．

図4 神経間隙での三環系抗うつ薬の作用

だ形の**選択的セロトニン再取り込み阻害薬**（selective serotonin reuptake inhibitor：SSRI）や**選択的ノルアドレナリン再吸収阻害薬**（serotonin noradrenaline reuptake inhibitor：SNRI）が開発され，薬物治療の主流になっています（図6）（**落とし穴1**）．

うつ病のモノアミン仮説は紆余曲折を経て今日に至っています．矛盾点や不明な点も多いですが，なお有力な仮説として支持されています．最近はこうした情報伝達系の異常に加えてうつ病患者の脳では神経細胞の新生が乏しい，という知見も出始めました．様々なアプローチで解明は進んでいるもののまだ確定的なことはわかっていません（**Memo-3**）．

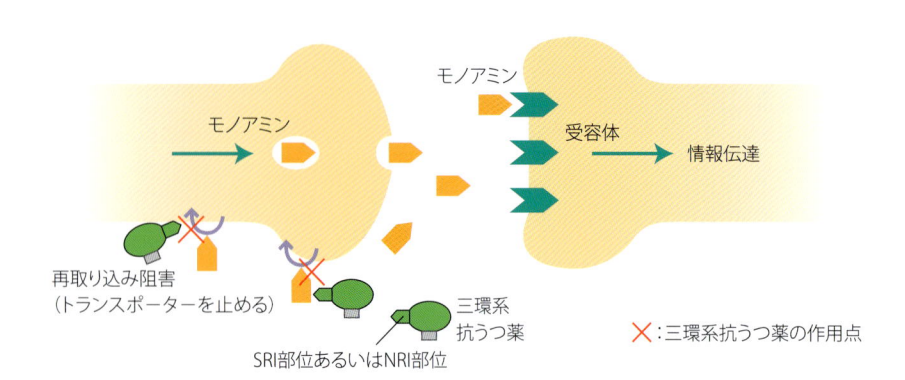

り確からしいものとして信じられるようになりました（図3）．

その後，モノアミン類を脳内で増やす作用のある薬剤が次々と登場しました．その代表が**三環系抗うつ薬**と呼ばれる一群です．これらは神経細胞同士の間隙（シナプス）で放出されたノルアドレナリンやセロトニンが再び元の神経細胞に再吸収されるのを阻害して結果的にノルアドレナリンやセロトニンの濃度を上げておこうとする薬剤です（図4）．ただ，三環系と呼ばれる薬剤には口の渇き，便秘，眠気といった不快な副作用がつきまといました（図5）．最近は，三環系抗うつ薬の不快な副作用を削い

図5 三環系抗うつ薬の作用部位と副作用部位

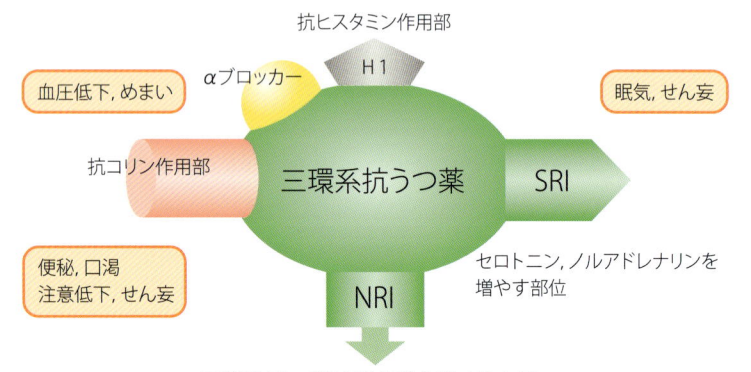

三環系抗うつ薬の副作用部分をしめした図．

図6 SSRIとSNRI

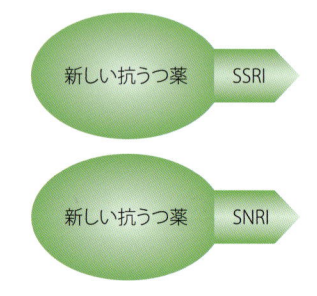

SSRIやSNRIは従来の三環系抗うつ薬の副作用部分をそぎ落とし選択的にセロトニン，ノルアドレナリン作用を強めたものです．

落とし穴-1

高齢者はたくさんの薬を服用していることが多いです．それぞれの薬の副作用はわかっていても，多種類の薬を飲み合わせたときの副作用はよくわかりません．個人によって出方も違うのです．多種類の薬の飲み合わせが問題なのは肝臓で薬が処理される時です．一度に体に入ってきた薬を酵素で分解代謝することができなくなるのです．酵素の拮抗阻害といいます．結果として未変化の薬が体に残ったままになります．血圧が下がりすぎたり，意識がもうろうとなることもしばしば起きるので多剤併用は注意が必要です．図に薬物を肝臓で分解するチトクロームP450という酵素が特殊な飲み合わせで作用しなくなる仕組みを掲げました．

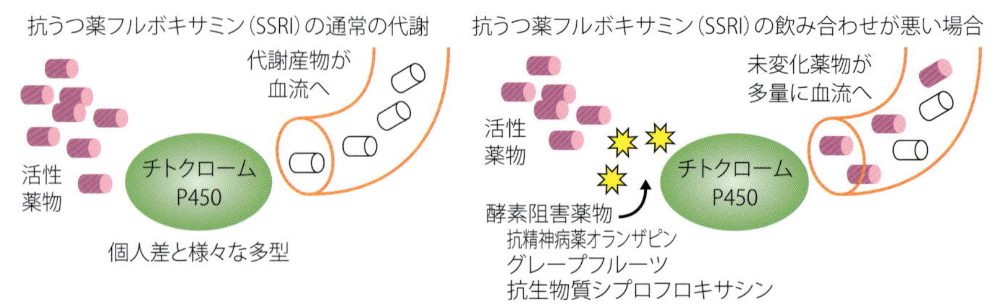

抗うつ薬フルボキサミン（SSRI）の通常の代謝／抗うつ薬フルボキサミン（SSRI）の飲み合わせが悪い場合

個人差と様々な多型

酵素阻害薬物
抗精神病薬オランザピン
グレープフルーツ
抗生物質シプロフロキサシン

図7 高齢者うつ病の症状

正常な気分と活動 → うつ状態 → 回復！ → 思考停止状態 認知停止状態

6ヵ月～1年

- 抑うつ気分と喜び、興味の喪失 → 無表情、感情がわかない
- 頭が働かず、集中困難 → わからない、反応鈍く緩慢
- 判断、思考、認知に歪み → とり越し苦労、罪業、貧困妄想
- 自律神経失調 → 不眠、焦燥、不食

高齢者の抑うつ状態

図8 うつ病にみえる認知症の経過 (pseudodepression)

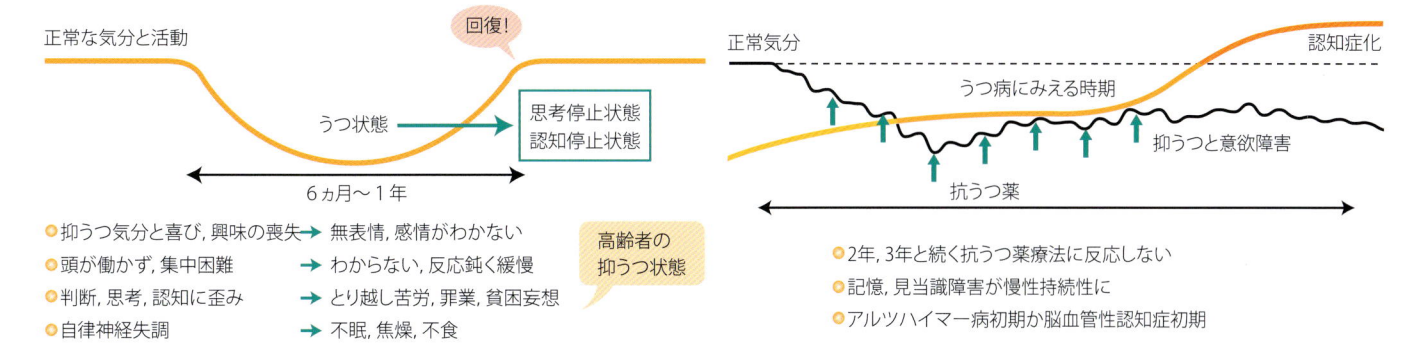

正常気分 ～ うつ病にみえる時期 ～ 認知症化

抗うつ薬 ／ 抑うつと意欲障害

- 2年、3年と続く抗うつ薬療法に反応しない
- 記憶、見当識障害が慢性持続性に
- アルツハイマー病初期か脳血管性認知症初期

4. 高齢者のうつ病

　高齢者のうつ状態・うつ病も基本症状では成人のうつ状態・うつ病と変わるところはありません．すなわち，気分が沈み，何事にも興味が感じられなくなります．食欲が落ち，体のだるさと不眠にさいなまれます．ひどい時には自殺さえ考えてしまいます．どの年代にも発病しますが，高齢者では特に頻度が高いです．有病率は約13％程度といわれます．認知症のほぼ倍近い有病率です．高齢者では社会からの引退や近親者との死別，体の不調など**喪失体験**の多い環境がうつ病の引き金になりやすいです．それでも時がたてば自然に回復しますが，それには3ヵ月から6ヵ月かかります．若い人なら抗うつ薬を飲みながら克服できる期間です．

　しかし，高齢者のうつ病は長引く傾向があります．背景に脳の動脈硬化や神経細胞の老化，脱落があるからです．高齢者では不足している神経伝達物質の体内補充にも時間がかかります．うつ状態の間は何事も億劫になり，寝てばかりいることになります．長い臥床の結果，日時の見当も曖昧になり，判断力も鈍ります．見た目には認知症のような状態に陥ります．これを**「仮性認知症」**といいます（図7）．それでも脳が生理的老化程度で体が丈夫なら結局は回復します．

　問題は1年も2年も続く高齢者の抑うつ状態です．回復がないかあっても一時的なケースです．その多くはいつの間にか本物の認知症に移行します（図8）．ほとんどが**アルツハイマー病**です．アルツハイマー病の初期症状はひどい物忘れだと言われています．その通りなのですが，実はアルツハイマー病の初期にうつ状態やうつ病を示す割合は約20％もあります．症状はうつ病（大うつ病）と変わらないことが多いです．「高齢者のうつ病をみたら認知症を疑え」というのが専門医の常識になりつつあります．

　高齢者のうつ病でもう一つ問題となるのは**妄想**を伴いやすいことと長い臥床傾向が体全体の廃用を促進させてしまうことです．妄想は「悪いことをしたから警察に捕まってしまう」「お金も財産もなくなって生きていけない」と言った心気的で自責，罪の意識の強い内容が特徴です．こうしたケースには抗うつ薬のほかに少量の抗精神病薬の併用が必要になります．

　長い臥床は手足の筋肉を萎縮させ，手足の関節の拘縮を誘発します．歩けなくなり，排尿，排便，食事など生活範囲はベッド周りのみとなります．こうなっては認知症と変わりません．高齢者のうつ状態では，うつ病か認知症かの鑑別を進めながら早期にうつ状態を軽快させることが大切です．

5. 高齢者うつ病の人の食事

　うつ状態・うつ病の基本症状は長く続く抑うつ気分と興味・関心の喪失ですが，これに伴って食欲がまったくなくなります．高齢者では不食状態が続くと容易に脱水や栄養不良状態に陥りやすくなります．脱水と栄養不良で臥床が長引き，廃用も進むという悪循環に陥ります．このため高齢者のうつ病治療では早い時期から食事の確保と栄養状態の維持が何よりも重要です．

　重症うつ状態では何をみても食べたがら

Memo-3

高齢者ではうつ病が長引くと認知症化しやすくなります．このことを説明する新事実がごく最近みつかっています．脳の中の記憶中枢である海馬付近に神経細胞の元になる神経幹細胞という神経細胞になる一歩手前の細胞が点在していることがわかったからです．この神経幹細胞は頭をよく使うような活発な刺激があると分裂し，新しい神経細胞に生まれ変わるのです．頭を使っていないと神経幹細胞は静止したまま死滅します．うつ病になると思考が静止し，頭を使うことが少なくなります．残された神経細胞の働きを鈍らせ，新しく神経細胞が補充されずに老化が進むことになります．これが認知症化を早めると思われるのです．大人にはないと思われていた神経幹細胞の発見は脳科学の分野に様々なインパクトを与えつつあります．

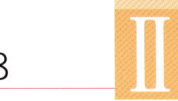

ず，何も口にしようとしない時期があります．こうした状態を数日間放置しておくとすぐに**脱水状態**になり，治療を難しくします．抗うつ薬の効果が期待できるのは服用開始から早くても1，2週はかかります．その間の不食状態には点滴による水分とエネルギー源の確保でしのがなければなりません．

抗うつ薬の開始で少しは食事が摂れる状態になったケースや食欲はないが，無理すれば少しは食べられるケースなどには甘口の**液体経口・経腸栄養剤**を栄養補助食品（例：ラコール®，エンシュア・リキッド®など）として使うとよいです．少量の食事では十分なミネラルやビタミン類の摂取が難しい点を補助食品が補ってくれます．

この時期には何を食べても砂を嚙むようで味がしないと訴える患者が多いです．それでも甘い，塩辛いという基本的な味覚は保たれていることが多く，味噌，醤油などの味付けは普段より濃いめにしておくとよい場合があります．人によってあんぱんだけは食べる，うどんだけは食べる，というように食べられるものが限定されることもあります．不食が続いている時期ならば栄養バランスには目をつぶり，食べられるものだけで援助します．その場合は，エネルギーや栄養素の不足分を経口栄養剤や適時の点滴で補うことは必要です．

食欲の回復はうつ病状態寛解のバロメーターでもあります．重症うつ状態から回復し，睡眠がとれるようになるにつれて食欲も回復し出します．お腹がすき，食事が美味しく感じられるようになります．興味や関心が薄れ，何事にも意欲がわかないという症状が残っていても食欲だけは回復していることも多いです．体重増加はこの頃から始まります．食事量も多くなり，場合によっては過食傾向を示すこともあります．

食欲が回復しだした時期にはどうしても炭水化物中心の食事に傾きやすいですが，この時期はむしろうつ状態の間に不足していた野菜や果物の摂取を増やしていくべきです．過剰な**高カロリー食**は体重増加ばかりでなく体内に過剰な過酸化物，フリーラジカルを増加させ，認知症化のリスクを高めます．先々のうつ状態の再発にもつながりかねないので過食には注意が必要です．

食欲が回復し，気分がよくなると甘味飲料や菓子類もどんどん摂れるようになります．砂糖類は血糖値を急上昇させ，短時間に脳に糖分を送り込み，一時的に脳内のセロトニンやアドレナリン量を増やす効果はありますが，一時的です．糖分の過剰摂取はかえって膵臓からの**インスリン分泌**の疲弊を誘発して低血糖と脳活動の停滞を招きやすいので甘味類の過剰摂取は控えるようにしたいです．

うつ状態の間は脂っこいものをほとんど口にしない人が多いですが，脂肪摂取の不足は抑うつ状態と不眠の症状を悪化させるといわれています．食欲が回復していれば魚を中心とした**不飽和脂肪酸**摂取を意識した献立を考えるとよいです．特に青魚に含まれる**ドコサヘキサエン酸**

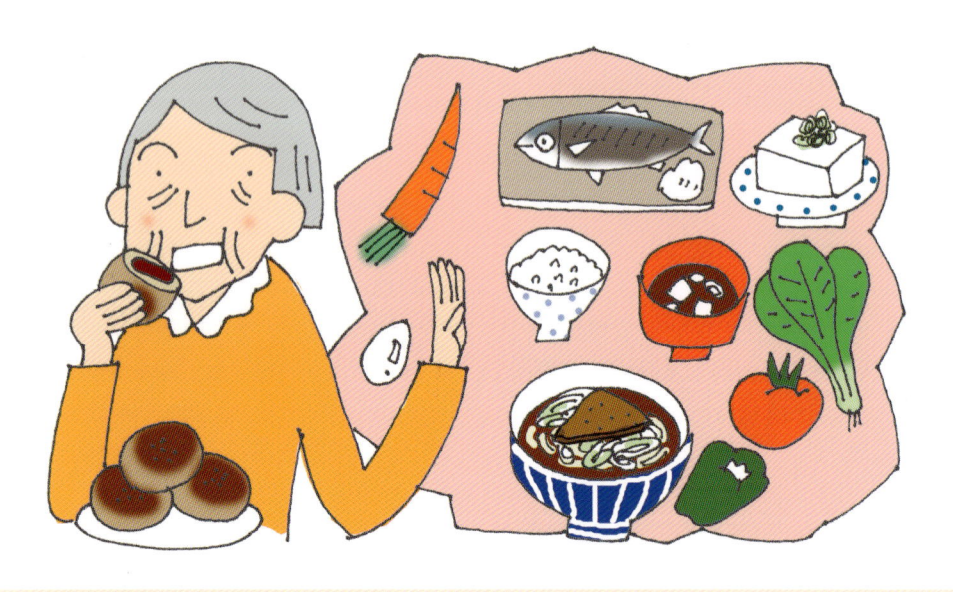

Memo-4

アラキドン酸（ARA）

リノール酸と同じn-6系の不飽和脂肪酸の一種ですが，DHAとともに細胞膜の構成成分になります．アラキドン酸は体の組織のいたるところに存在しますが，特に脳では記憶との関係が深い海馬を中心に多く含まれています．これが脳の機能そのものに大きく関わっていることが，最近の研究結果から明らかになりつつあります．食事からの摂取が必要な「必須脂肪酸」のひとつに数えられています．乳幼児期での不足は脳の発達に悪影響を及ぼしますし，高齢期での摂取不足はうつ病や認知症のリスクを高めるとされています．

（docosahexaenoic acid：DHA）や**エイコサペンタエン酸**（eicosapentaenoic acid：EPA）は人の神経細胞の細胞膜形成には欠かせない栄養素で，DHA，EPA の不足はうつ状態・うつ病の誘因となることがわかっています（*Memo-4*）．

6．うつ病と食事療法

うつ病（大うつ病）の治療の基本はとにかく義務から離れて休むことが一番です．これに適切な抗うつ薬の服用が必要です．三環系抗うつ薬や SSRI，SNRI などが処方されます．軽症うつではこれに加えて食生活の改善がうつ病を軽快させる効果があるとされています．

うつ病の成因についてはなお不明な点は多いですが，脳内のモノアミン（セロトニン，ノルアドレナリン）の不足，機能異常は確かにうつ病発症となんらかの形で関係しています．三環系抗うつ薬や SSRI などの抗うつ薬が有効であるという見地からみるとモノアミン類の合成や働きを促進させるような食品の摂取も抑うつ状態を防ぎ，うつ病に負けない体作りに役立つことが期待されます．実際に多数の健常人を追跡してうつ病の発症を調査した結果では，DHA の不足や葉酸の不足，ビタミン B 群の不足はうつ病発症のリスクになっているとの報告が多いです．

セロトニンは神経細胞内でアミノ酸のトリプトファンから水酸化酵素によって合成されます．その際に補酵素としてビタミン B_6，ナイアシン，マグネシウムを必要とします．いずれの成分が不足しても抑うつ状態を促進させることが推測されます．一方，ノルアドレナリンはフェニルアラニンから水酸化酵素で代謝されながらチロシンを経て脱炭酸化，最終的にノルアドレナリンに変化します．この代謝が円滑に進むために補酵素としてビタミン B_6 が必要なのです（図3）．

葉酸はビタミン B_9 とも呼ばれます．アミノ酸や DNA 合成の代謝に関与しています．特に必須アミノ酸であるメチオニンの代謝に重要です．葉酸が不足するとメチオニンが最終的にアルファケト酸として代謝される前に途中の産物である**ホモシステイン**が貯まってしまいます．この結果，血中のホモシステイン濃度が上昇します．ホモシステインは血管壁に作用して動脈硬化を促進させるほか，活性酸素を増加させ，アルツハイマー病のリスクを高めるとされています．理由は判然としませんが，葉酸不足はうつ病の促進因子でもあります．

こうしてみるとうつ病に関しても食事療法が成り立ちます．すなわち，摂取不足がうつ病促進因子となる栄養素を積極的に取り入れることです．軽症うつ，およびうつ病予防に適切な食材，食品を表1に掲げました．これらの食品を意識して摂取するとともに全体として規則正しく，バランスのとれた食生活を維持していくことが何よりも大切です．（須貝佑一）

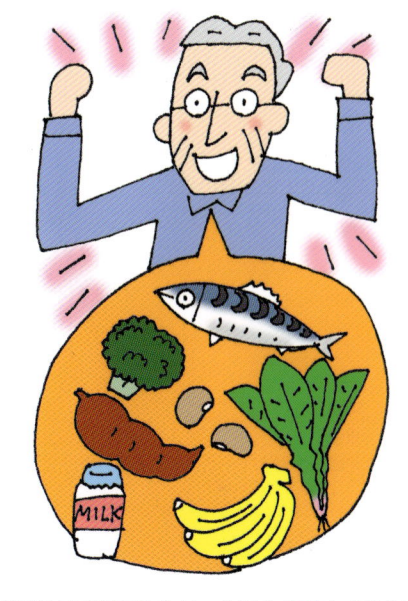

文献
1）小山　司，石金朋人：精神科治療の奏効機序．三環系抗うつ薬，その他．精神医学 36：17-21，1994
2）仙波純一 訳：精神薬理学エセンシャルズ．メディカル・サイエンス・インターナショナル，1999

表1　うつ病の予防と治療促進に役立つ栄養素と食品

栄養素	各栄養素の多い食品
DHA など n-3 系不飽和脂肪酸	さば，あじ，いわしなど青魚類，亜麻仁油
葉酸	芽キャベツ，ブロッコリー，アスパラガス，ホウレン草，豚・牛レバー
ビタミン B_3（ナイアシン）	かつお，まぐろ，豚レバー，落花生
ビタミン B_6	まぐろ，さんま，さけ，さば，バナナ，サツマイモ，豆類，そば，豚・牛レバー，卵
トリプトファン	オートミール，ナッツ類，大豆，納豆，あずき　シラス干し，たらこ，わかめなど海藻類　バナナ，チーズ類
フェニルアラニン	鶏肉，魚介類一般，牛乳，乳製品一般
マグネシウム	ごぼう，小豆，そば，ほうれん草，エンドウ豆　バナナ，リンゴ

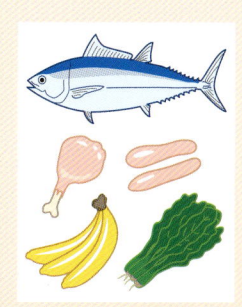

II 心身の特徴に応じた栄養サポートの実際

F 認知症患者の食行動と栄養サポート

図1 アルツハイマー病（AD）患者の栄養状態

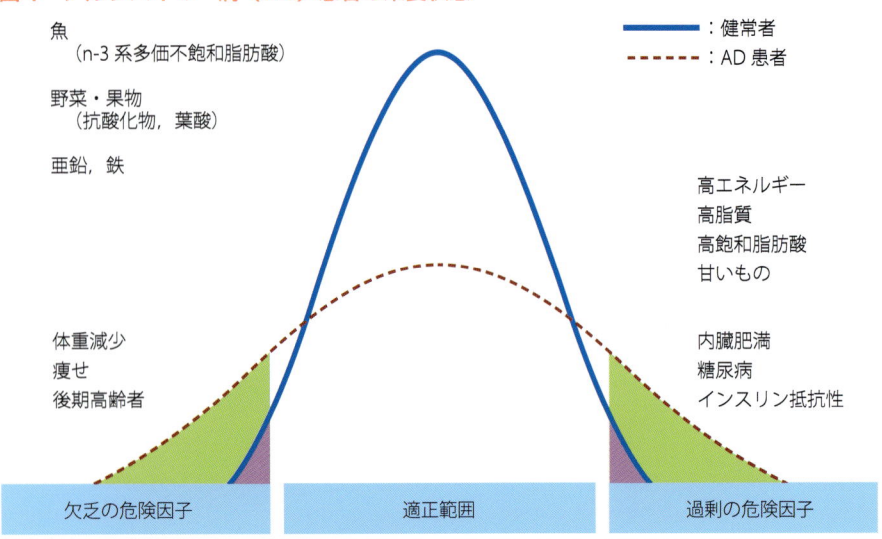

- 魚（n-3系多価不飽和脂肪酸）
- 野菜・果物（抗酸化物，葉酸）
- 亜鉛，鉄

——：健常者
-----：AD患者

- 高エネルギー
- 高脂質
- 高飽和脂肪酸
- 甘いもの

- 体重減少
- 痩せ
- 後期高齢者

- 内臓肥満
- 糖尿病
- インスリン抵抗性

欠乏の危険因子　　適正範囲　　過剰の危険因子

（植木彰：アルツハイマー病と栄養．ファルマシア 42（9）：P890, 2006 より引用）

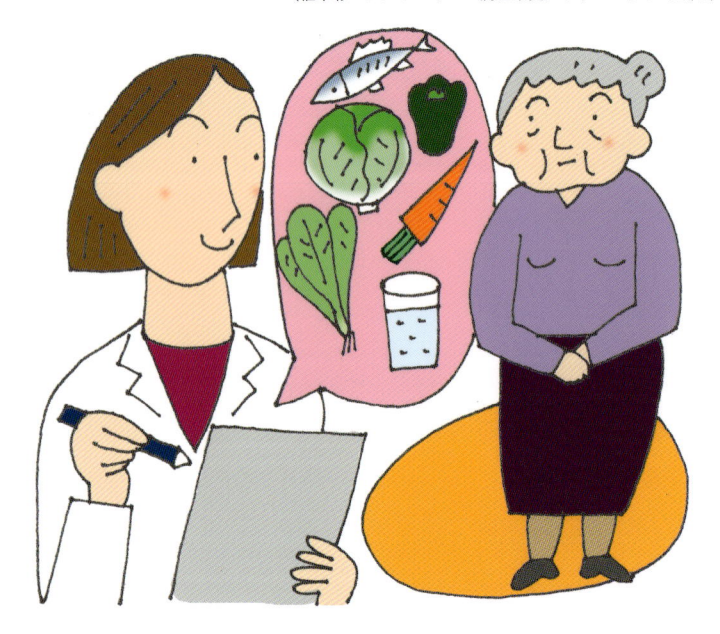

　脳血管性の認知症のみならず，アルツハイマー病（Alzheimer disease：AD）においても生活習慣病がリスクファクターとなることは近年の研究で明らかとなりつつあります．よって，生活習慣の改善，特に食習慣の改善は重要です．すなわち，抗酸化物質（野菜と果物）の認知症予防効果，n-3系不飽和脂肪酸を多く含む魚は，脳血管疾患性認知症のリスクを低下させることが期待されています．

　そして，エネルギーや脂質の過剰によるフリーラジカル増加による酸化ストレスは神経細胞障害の一因となることが報告されています．

　植木らは，認知症高齢者に対する食事栄養管理のポイントとして「魚は週6回以上摂取，適正エネルギー，緑黄色野菜は不足なく十分に，菓子類の過剰防止，水分を十分に摂る」，以上5つの食行動目標（食行動パターン）を推奨しています．管理栄養士が個々の患者に栄養評価を行い，栄養学的な問題点の抽出とその問題点の改善に向けての具体的な食事指導を行うことにより，食行動目標に対する遵守率は高くなります．

落とし穴

認知症患者に対する食事栄養管理のポイントにおいて魚が強調される食事をしめしますと，肉類の摂取は問題であるように思われますが，肉には良質のたんぱく質やビタミン群も豊富にふくまれており，摂取すべき食品です．フードガイド（図3）を参考に脂質の多い部位や揚げ物など油脂類の多い調理法が多くならないようにします．

図2 認知症患者の食事管理

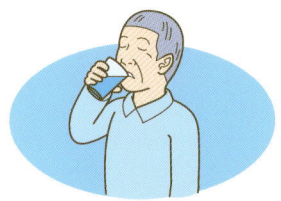

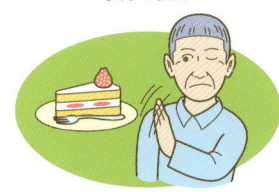

水分を摂る
甘いものを控える
総カロリーを抑える 腹八分目
－5つのポイント－
野菜を多く摂る
魚を多く摂る

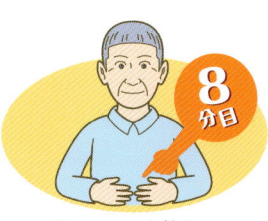

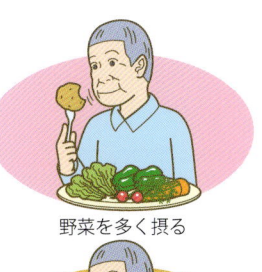

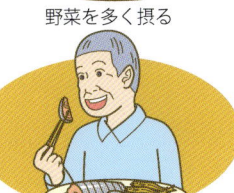

1. アルツハイマー病と栄養学的な関連

ADと栄養学的な関連は，次の3点があげられています．第一は野菜・果物摂取によるADの予防効果で，ビタミンC，ビタミンE，β-カロテン，フィトケミカルなどの抗酸化物によるフリーラジカルの除去，および葉酸による血清ホモシステイン濃度の低下作用が関連しています．第二は魚の摂取によるAD予防で，魚油に含まれるエイコサペンタエン酸（eicosapentaenoic acid：EPA）やドコサヘキサエン酸（docosahexaenoic acid：DHA）などのn-3系多価不飽和脂肪酸が関連しているとされています．魚中心の食生活は飽和脂肪酸，n-6系多価不飽和脂肪酸に富む動物性脂質の摂取を減らすことになり，脳血管障害のリスクを低下させます．第三はADの危険因子として注目されている糖尿病，高インスリン血症，メタボリックシンドロームの発症で，その発症予防として総エネルギーや脂質の過剰摂取に注意が必要です．

以上，食事の面では図1のように「欠乏の危険因子」と「過剰の危険因子」があるとされています．75歳以上の後期高齢者の場合は欠乏が，また，40～55歳の中年では過剰の危険因子が重要な意味をもつと報告されております[1]．

2. 認知症患者に対する食事栄養管理のポイント

筆者らは食事栄養管理のポイントとして，図2の「5つの食行動目標（食事パターン）」に添って栄養介入を行っております．

（1）摂取エネルギー量を抑える

過剰エネルギー摂取は，糖尿病や肥満など動脈硬化を促進する生活習慣病を招き，フリーラジカルを増やし，老化を促進します．高脂肪食はフリーラジカルを増大，サイトカインによる炎症反応の促進，コレステロールによるアミロイドβ蛋白の貯蓄をも促進するとされています．

（2）野菜を多く摂る

食事中のビタミンC，ビタミンE，β-カロテンの十分な補給はAD発症リスクを低減させる調査結果が報告されています．

野菜や果物にはビタミンC，ビタミンEなどの抗酸化物質が含まれ，酸化ストレスを抑制する作用があります．ただし，サプリメントによるビタミン摂取ではAD予防に効果がないとの研究報告もあります．

（3）魚を多く摂る

肉類，魚類とも良質な蛋白源ですが，脂質を構成する脂肪酸に大きな特徴があります．肉類は飽和脂肪酸が多く，多価不飽和脂肪酸の多くがn-6系であり，血液を凝固させたり血管の炎症を促進します．

一方，魚類ではn-3系多価不飽和脂肪酸のEPA，DHAが豊富であり，血管の炎症を抑え，血液の凝固を防ぎ動脈硬化の進展を防ぐ．また，DHAは脳内において神経細胞の維持機能に関与しています．

魚のAD予防に関する疫学調査は複数報告されており，1日1回摂取する群と比較し，摂取頻度が低下するほど発症のリスクが高まると報告されています（落とし穴）．

（4）甘い物を控える

認知症患者の食生活調査では菓子類の過剰摂取や間食に依存し，食事がおろそかになるケースが目立ちます．単純糖質の過剰

摂取は糖尿病や高トリグリセリド血症の誘因となっています.

(5) 水分を摂る

脱水状態では血液の凝固作用を促進します. 食事を含め1日1～1.5L程度の水分補給が必要です. 高齢者では口渇を感じにくくなり, 食後および食間の水分補給の習慣づけが望ましいとされています[2].

3. 栄養指導の実際

栄養介入にあたり, コンプライアンス（遵守率）を上げるポイントは栄養素の指導ではなく「食事パターン」を推奨することです. いわゆる, エネルギー, 蛋白質などの栄養素レベルの指導ではなく, 食事のパターン化である食行動目標に対し食事評価を行い, 食行動上の問題点について対応策を指導する方法は認知症高齢者およびその介護者においては受け入れられ易い傾向にあります. そこで当院の外来栄養指導方法について述べます.

Step1 栄養・食事評価

栄養療法の介入にあたり, 患者個々の情報（合併症の有無, 身体測定値, 検査データ, 服薬状況）の収集とともに, 生活背景, 食事摂取状況（食品頻度調査, 食事記録法など）について確認します.

肥満であるか, 糖代謝や脂質代謝に問題がないか, 低栄養でないかなど栄養評価を行います. 次に, 聞き取り調査あるいは食事記録法（4日間）により食事摂取状況調査を行い, 食行動目標に対して食事評価をいたします.

併せて, 調理や買い物担当者および食事観察者（日常, 食事を共にしているか残食状況を確認可能な家族）の確認, 孤食の習慣があるか, デイサービスなど福祉サービスの利用があるかなど, 生活背景を十分考慮する必要があります.

Step2 食行動目標について

1) 栄養素の過不足のない食事（バランスのよい食事）について

食事摂取状況調査を実施した上で, 習慣的に「主食＋副食（主菜, 副菜）」の組み合わせの習慣がないケースでは, 「バランスのよい摂り方」から指導を行います. 毎食「主食＋蛋白質源（魚類, 肉類, 卵, 大豆製品）＋野菜」の習慣化を推奨します. これは, 栄養素を過不足なく摂取する簡便な方法です.

2) 食行動目標実施のポイント

a. 魚を多く摂る（週6回以上）

魚類摂取の必要性は先に述べましたように, n-6/n-3の比率を2～3に保つことです. そのためには, 表1に示すような脂質を多く含む魚の選択が必要となります.

また, 肉類は飽和脂肪酸やn-6系多価不飽和脂肪酸を多く含むため, 脂肪の少ない部位を選択します. しかし, 肉類はプロテインスコアの高い食品であり, 脂質は抑えても肉類を避ける必要はありません. 調理方法としては, 揚げ物のように植物油（n-6系多価不飽和脂肪酸）の過剰摂取の習慣化は避け, 焼き物など油脂類が過剰とならないようにします.

b. 野菜を多く摂る（緑黄色野菜を中心に）

緑黄色野菜とはブロッコリー, 小松菜, ほうれん草などβ-カロテンを多く含む野菜である. 「健康日本21（厚生労働省）」において野菜の摂取推奨量を1日350gとしており, その$\frac{1}{3}$程度を緑黄色野菜で補給することが望ましいとされています. 季節的に緑黄色野菜の購入が困難であったり, 量的に摂取できない場合は野菜ジュースで補うとよいでしょう.

c. 甘い物を控える（菓子, 飴ばかり食べない）

糖代謝および脂質代謝に影響を及ぼす過剰摂取レベルは「菓子の過剰摂取の習慣化」が要因となります. 「毎日必ず和菓子（またはケーキ, あるいはアイスクリーム）を食べることにしている」,「1日中飴をなめ

表1 魚類のn-6系多価不飽和脂肪酸, n-3系多価不飽和脂肪酸

種 類		重 量 (g)	エネルギー (kcal)	n-6 (g)	n-3 (g)
あじ	1尾	60	73	0.04	0.41
いわし	1尾	40	87	0.16	1.34
さけ	1切れ	80	159	0.15	1.93
さば	1切れ	80	162	0.24	2.18
さわら	1切れ	80	142	0.15	1.58
さんま	1尾	80	248	0.43	3.99
ぶり	1切れ	60	154	0.22	2.02

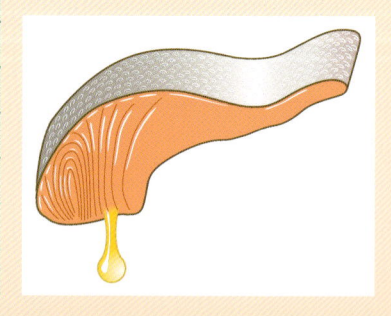

表2 食品構成例（1,600kcal/日）

食　品	重　量（g）
ご　飯	150 × 3
じゃがいも	100
みかん	200
さ　ば	40
豚もも肉（脂身なし）	60
鶏　卵	50
木綿豆腐	100
普通牛乳	200
油	10
ほうれん草	100
はくさい	100
キャベツ	100
きゅうり	50
味　噌	12
砂　糖	4

総エネルギー 1,570kcal
蛋白質 61g（16%）
脂　質 39g（22%）
n-6/n-3 比　3.2

ている」,「気がつくと菓子をつまんでいる」などの習慣的な食行動に注意します．この対策は, 比較的低エネルギーのデザート, 飲料などに代替をするなど, 実践可能な範囲の対応策を家族と話し合ってみましょう．

一方, 食事を減らして間食を摂ったり, 昼食が習慣的に菓子パンであったりと総摂取エネルギーは過剰でないものの単純糖質に偏る傾向もみられます．

d．総カロリー（エネルギー）を抑える

対象が肥満傾向である場合, 過剰摂取を抑えることが必要であり, 過剰摂取要因は油脂類や菓子類の過剰摂取であることが多いです．

一方, 食事摂取量の減少や, 食欲の低下がみられた場合は, 必要栄養量を確保することを目標に指導をいたします．このような場合, 1 日 3 食の食事摂取量では十分な栄養補給が期待できない場合は 3 食以外に補食で不足の栄養素を補います．基本は先に述べた「バランスのよい食事」であり, 主食量が不足している場合は補食としてお握りやサンドイッチなど, また, 野菜不足の場合は食間に野菜ジュースで補うようにいたします．食事量が極端に低下したケースでは, 栄養補助食品の使用も考慮しましょう．

e．水分を摂る（1 日 1.5L 目標に）

腎臓および心臓疾患などで水分の制限をされている場合を除き, 水分の十分な補給が必要です．食後のお茶や食事の間のこまめな水分補給を心がけるよう指導します．

以上, 5 つのポイントをもとに 1 日の食品摂取目安を表2に示しますが,「和食」は比較的油脂類の使用が少なく魚の主菜が多いこと, また, お浸しや煮物など野菜を取り入れやすいなどの利点があります．「青背の魚と野菜を中心とした和食型食生活」が, この食行動目標の実践に適しています．

患者向けには図3のフードガイドを作成したほうが, 理解しやすいようです．

Step3　個々の患者に応じた栄養ケアプラン

Step 1における栄養評価と生活背景を考慮し, 食行動目標に添った食事評価を基に個々のケースにおける食事改善にむけた栄養ケアプランに添って指導を行います．

図3　Food Guide（フードガイド）

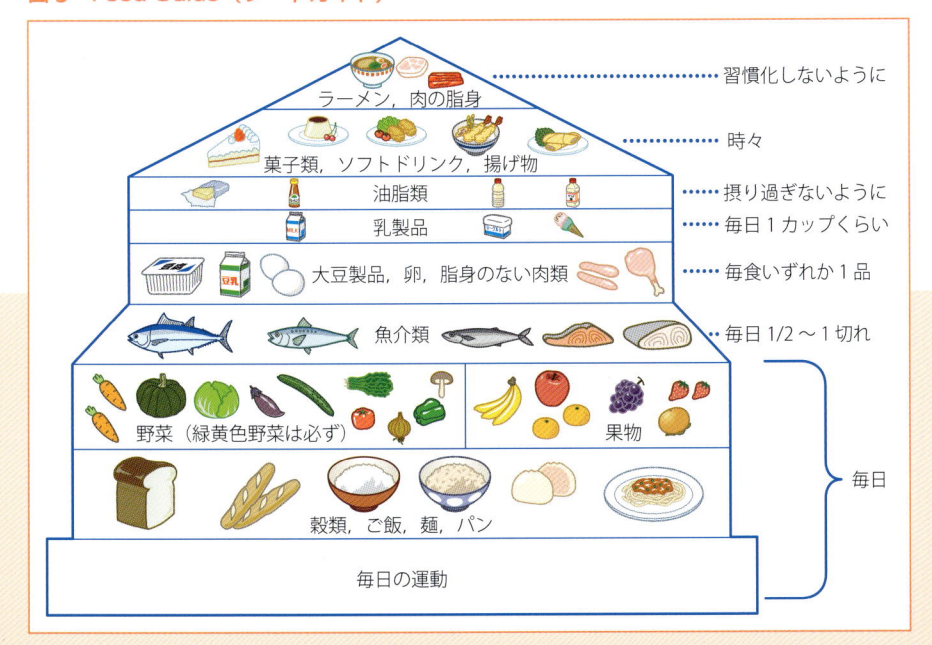

- ラーメン, 肉の脂身 …… 習慣化しないように
- 菓子類, ソフトドリンク, 揚げ物 …… 時々
- 油脂類 …… 摂り過ぎないように
- 乳製品 …… 毎日1カップくらい
- 大豆製品, 卵, 脂身のない肉類 …… 毎食いずれか1品
- 魚介類 …… 毎日1/2〜1切れ
- 野菜（緑黄色野菜は必ず）／果物 …… 毎日
- 穀類, ご飯, 麺, パン …… 毎日
- 毎日の運動

4. 症例

栄養指導の経過，食事療法の遵守度，認知機能の変化について具体的に示します．
- 70歳代女性，アルツハイマー病，糖尿病
- 身長140cm，体重44kg，BMI 22.4kg/m²

① 初回栄養指導（200X年3月）

食事の準備は本人が行える状況であるが，食事の摂取状況については夫が把握されていました．夫に聞き取り調査を行い，患者の食事摂取状況を確認したところ，「2年前より食べ過ぎを気にしてご飯を減らし，野菜を増やした」とのこと．ただし，間食では煎餅やカステラなどを摂る習慣があり，1日の推定摂取エネルギーは平均1,000kcal程度でありました．

食事上の問題点
- 蛋白質不足傾向（夕食時に魚中心に少量摂取するのみ）
- 菓子摂取の習慣あり

栄養指導内容
「5つの食行動目標」に添う，上記の問題点について改善策を指導した．
- 毎食「主食+蛋白質源+野菜」とバランスよくその内の1食は可能なかぎり青魚中心に
- 菓子の代替として，比較的低エネルギーの食品をすすめる

② 第2回栄養指導（200X年5月）

指導2ヵ月後，野菜については緑黄色野菜の摂取量も増え安定し，また，蛋白質源を毎食摂取するよう意識したりと食事内容に改善がみられてきました．ただし，血中トリグリセリド値は高く，間食対策に課題がありました．

食事摂取状況と問題点
- 蛋白質源増加（週の半分は魚摂取）
- 菓子習慣化は改善するも，時に過剰摂取あり
- 推定1日エネルギー摂取量1,200kcal（28kcal/kg/日）

栄養指導内容
- 魚の摂取量を増やすには
- 間食を減らす工夫

③ 第3回 栄養指導（200X年4月）

栄養介入後，約1年経過．魚類の摂取は青魚中心に週に5回以上摂取，野菜はお浸しや野菜ジュースを取り入れながら緑黄色野菜摂取を毎日心がけている様子でした．「菓子の食べ過ぎもなくなった」とご主人から報告がありました．血糖コントロールは良好（HbA$_{1c}$ 5.8％），トリグリセリド値174mg/dLであり，菓子や飲料などの単純糖質の過剰摂取のみ注意されるよう指導した．

認知機能検査（Mini-Mental State Examination：MMSE）（*Memo-1*），血液検査データとの推移と食事評価については表3に示す通りです．糖尿病の血糖コントロールと「食行動目標」の遵守に伴いMMSEが改善されたケースでした．

④ 今後の課題

対象は多種の合併症をかかえており，また，低栄養状態のリスクも高く，これは栄養食事管理において重要な課題です．あわせて，介護者の交代，また，デイサービスなど福祉サービスの利用による環境の変化に伴い，継続した栄養管理が困難になるケースもみられます．同居者，あるいは，訪問可能な家族をキーパーソンとして連携をとりながら，栄養サポートを継続する必要があります．（佐藤敏子）

文献

1) 植木 彰：認知症の予防．医学のあゆみ 227：169-170，2008
2) 植木彰：健康食―脳の働きを活発にする食事法―，講談社，東京，2002

表3 70歳代女性（BMI 21.9）

	介入前 200X年3月	加入後 200X年4月
摂取エネルギー（kcal）	1,000	1,320
青魚（g）	20	70
緑黄色野菜（g）	100	195
菓子（g）	100	0
TC（mg/dL）	263	235
TG（mg/dL）	241	174
MMSE	19	26

TC：総コレステロール total cholesterol
TG：トリグリセリド triglyceride

Memo-1

MMSE

MMSEは長谷川式簡易知能評価スケール（Hasegawa Dementia Scale-Revised：HDS-R）とならび臨床の場で使用されている質問式の知的機能評価スケールで，範囲の広い質問は11問，時間，場所の見当識，記銘，計算，遅延再生による想起など，HDS-Rと同様の質問項目が含まれ，さらに，文章の復唱，口頭での命令による動作の実行，文章の作成，図形の模写の課題がある．評価は1問ごとの得点を合計し，満点は30点で，20点以下であれば認知症を疑います．

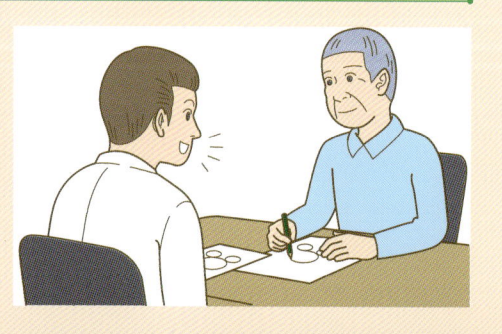

COLUMN: 昼夜逆転の生体リズム

人間の生命現象の大部分は，約24時間の周期で変動しています．心拍数，血圧，深部体温，ホルモン分泌，血中のナトリウム・カリウムイオン濃度，睡眠・覚醒，細胞分裂，消化管運動，消化酵素分泌，エネルギー代謝など，多くの生理現象は**生体時計**の支配下で周期的変動を繰り返し，様々なリズム現象が一定の歩調をとり心身の機能を正常な状態に維持しています．例えば，食欲を増進させるグレリンは，食事を摂らなくても毎日の食事の時間の前に分泌量が高まります．また，インスリンの活性は午前中に高く，一日の活動に必要なエネルギーを作り出そうとします．睡眠中に分泌がさかんになるホルモンには，成長ホルモン，乳汁分泌を促進するプロラクチン，強い抗酸化作用と睡眠の安定性を保つメラトニン，抗炎症作用を持ちストレス負荷時にも分泌されるコルチゾール，抗利尿ホルモンのバソプレシンなどがあります．しかし，メラトニン，コルチゾール，バソプレシンは後述する**生体時計**のマスタークロックの強い支配下にあり，睡眠をとらなくても生体内の一定の時間帯になると分泌が多くなります．一方で，成長ホルモンやプロラクチンは睡眠が始まらないと分泌が盛んになりません．このように様々な生体内のリズム現象は，異なった生体時計による支配を受けています．

人間の**生体時計**のマスタークロックは，脳の視床下部の**視交叉上核**に局在することが明らかにされています．**図1**は存在が明らかな幾つかの生体時計と睡眠のメカニズムと覚醒との関係をモデルで示したものです．睡眠にはノンレム（nonrapid eye movements：NREM）睡眠とレム（rapid eye movements：REM）睡眠が存在し，その脳内メカニズムは異なっています．また，睡眠の発現機構は複雑な覚醒機構と相互に抑制的に，かつ補完的に働いています．さらに，**睡眠の発現傾向**（sleep propensity）には**概日リズム**が強く影響しています．視交叉上核のマスタークロックは，明暗サイクルや運動サイクル**同調因子**（**注1**）として深部体温やメラトニン分泌リズムなどを支配する**生体時計**です．局在部位は同定されていませんが脳内にあると推定される社会的規制などによる覚醒時間帯の制限を**同調因子**とし NREM 睡眠の発現傾向を支配する**生体時計**，肝や小腸などの臓器に存在し食事サイクルを**同調因子**とし脂質などの代謝リズムを支配する**生体時計**が知られています．数多くの**生体時計**や覚醒機構が協同し働いて睡眠が発現し，その持続や質も左右されます．

認知症高齢者でも，脳内の視交叉上核のマスタークロックはほぼ正常に発振していることが，死後脳の研究で示されています．**認知症高齢者**で昼夜が逆転したり，不規則な睡眠・覚醒パターンを示すのは，多くは概日リズムの**同調因子**が十分には働いていないことが多いのです．このような状況の時には，**認知症高齢者**では覚醒に睡眠が混入したり，睡眠と覚醒が混在する状態になりやすいのです．**生体リズム**に障害が生じた**認知症高齢者**では，薄明期に行動異常や徘徊，せん妄など（**sundown syndrome**）が発症しやすいことが知られています．前頭葉からの情動系や運動系への抑制系のコントロールが低下した認知機能に障害のある高齢者の覚醒に睡眠が混入すると，前頭葉や他の大脳皮質からの下位脳への抑制が消失あるいは一層減弱するために，より発症しやすくなると考えられています．さらに，生体時計間の正常な同調も失われ，各々の生体時計により支配されているリズム現象（**表現型リズム**）が，バラバラに動いてしまっている可能性も高いのです．このような現象を，**内的脱同調**（**注2**）と呼んでいます．

内的脱同調を示す**認知症高齢者**では，体温が下がらない時間帯に眠ってしまったり，内分泌機能や自律神経機能にも失調が生じやすいのです．さらに，幾つかの体内の表現型リズムは，約24時間の周期変動を示さず，外的環境や一般的な生活リズムとも脱同調（**外的脱同調**）してしまうことも多く，介護者の負担となったり，**認知症高齢者**の日常生活動作や生活の質を低下させることにもなるのです．

（注1）**同調因子**（synchronizer, zeitgeber, time cue, entraining agent, entrainer）
生体リズムを強制的に同調させる振動で，人間の概日リズムでは明暗サイクル，活動サイクル，運動サイクル，食事サイクルが知られています．同調因子の人間の概日リズムに対する作用は，周期を変化させるのではなく，位相（ピークやボトムの出現する生活時間で示すことが多い）の前進あるいは後退により見かけ上のサイクルを調整しています．

（注2）**内的脱同調**（internal desynchronization）
原則的に体内のリズム現象は一定の規則のもとに同調して動作していますが，外環境サイクルの変化や体内の何らかの変化で，複数の体内リズム間の同調関係が崩れることがあります．体内リズム間の同調が崩れる場合を**内的脱同調**と呼び，体内リズムと外環境のサイクルとの脱同調を**外的脱同調**と呼んでいます．時差ボケのような心身の不全は，内的脱同調の場合に生じることが多いのです．（白川修一郎）

Memo
認知症高齢者の生体リズム異常には午前中の高照度光照射（2,500ルクス以上で2時間）が有効であることが報告されています．

図1　睡眠発現のメカニズムとサーカディアンリズム機構との関係

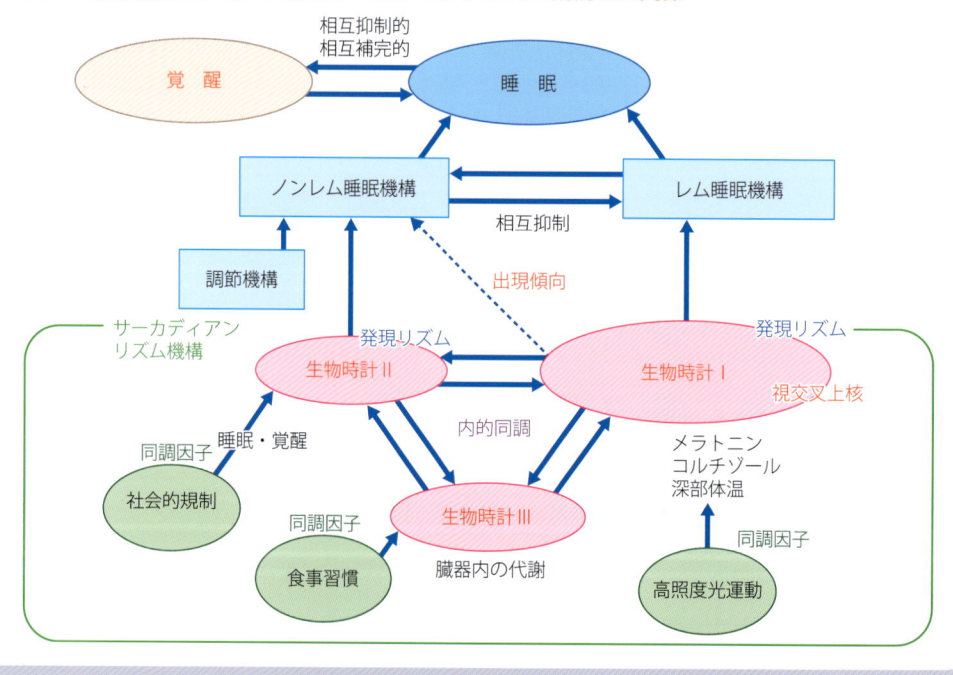

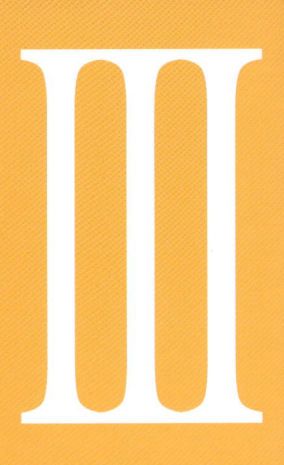

III 高齢者の栄養管理の実際

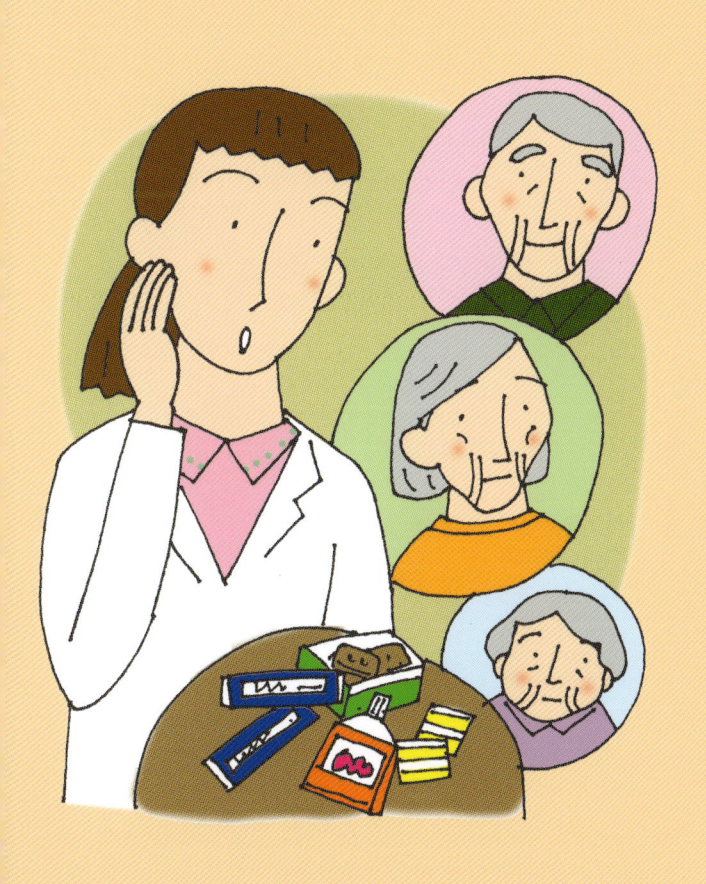

A	高齢者の栄養管理（総論）	下田妙子
B	栄養必要量の算出方法	酒井理恵
C	栄養素の不足量の算出方法	酒井理恵
D	PEG・PEJ の栄養管理の実際	有本之嗣
E	経腸栄養剤の選び方・使い方	高村晴美・足立香代子
F	静脈栄養剤の選び方・使い方	鷲澤尚宏
G	気をつけておくべき薬剤と食品・栄養剤との相互作用	柳原延章

III 高齢者の栄養管理の実際

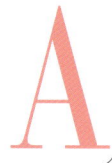

A 高齢者の栄養管理（総論）

　高齢者の栄養状態を良好に保ち，疾病リスクを軽減することで，自立した日常生活の期間が延長できるようにサポートすることは管理栄養士の重要な仕事です．高齢者の低栄養状態（protein energy malnutrition：PEM）は在宅・施設を問わず大きな問題となっています．すなわち，PEM は日常生活動作（activities of daily living：ADL）や生活の質（quality of life：QOL）の低下を引き起こすばかりでなく，誤嚥性肺炎，尿路感染，褥瘡感染などの感染症のリスクが高まることから健康寿命の短縮へと繋がります．さらに，加齢による免疫機能の低下や内部環境保持能力（ホメオスタシス）の破綻，物質代謝の低下による血糖調節予備能の減少から耐糖能低下を引き起こしやすいのが特徴です．骨折などに伴う長期臥床や車椅子生活を余儀なくされると，廃用症候群（Memo-1）が問題となります．また，高齢者は消化機能や代謝機能の低下，体構成成分の変化（除脂肪体重 lean body mass：LBM の減少）（Memo-2），腎臓機能の低下による浮腫や脱水症状を引き起こしやすいことから，高齢者の栄養管理はより個別対応が望まれます．

　本項では高齢者の栄養管理の流れについて述べます．

1. 栄養摂取状況と栄養状態

　高齢者は唾液分泌量の減少や消化酵素の活性低下，蠕動運動の低下などの加齢による身体的要因と高齢期うつ症状や脳血管障害，噛み合わせの不適合などによる摂食・嚥下障害などの病的要因，介護状況，薬剤による味覚変化などの要因が複数重なり，低栄養状態に陥りやすいことが問題となっています．特に慢性疾患を持つ高齢者は栄養状態が容易に悪くなるので注意が必要です．中でも慢性閉塞性肺疾患（chronic obstructive pulmonary disease：COPD）では 20 〜 70％，認知症では約 12 〜 50％，脳血管障害後遺症では約 50％に栄養障害がみられると報告されています．よって，これらの慢性的な疾患を持つ対象者には喫食量の把握や体重変化などにより，栄養状態の評価をすることが必要である．

2. エネルギー必要量

　加齢に伴い ADL は緩慢となり，運動量の低下とともに生活活動は低下し，エネルギー必要量は減少します．さらに，基礎代謝量も低下することから必要エネルギー量は成人よりも少なく見積もられます．算定にあたっては主観的包括的評価（subjective global assessment：SGA）（Memo-3）により現在の栄養状態を評価し，身体計測（身長・体重・脂肪量・筋蛋白量・体重減少率など），血液・尿生化学検査および活動指数を推定して求めます．エネルギー摂取量の過不足は体重の増減で評価できます．

　摂食量の減少は食欲と関連があり，高齢

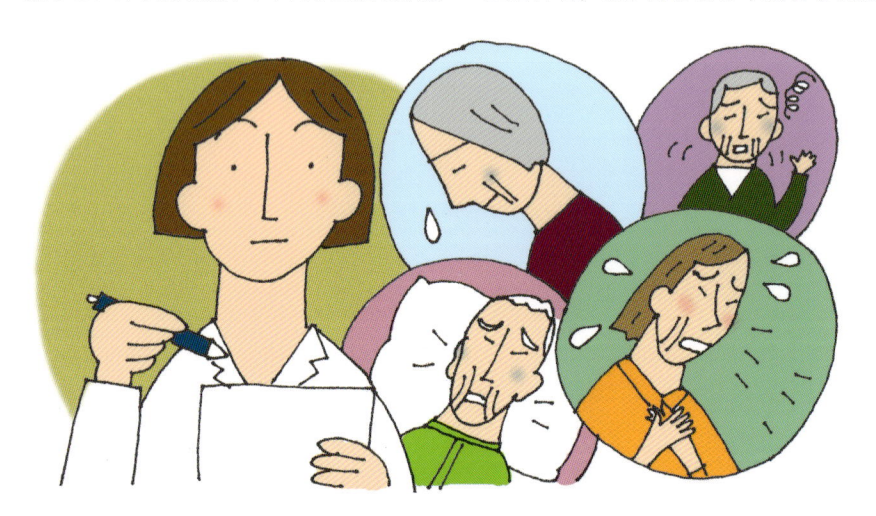

Memo-1

廃用症候群とは

廃用症候群は活動性の低下や安静長期臥床により引き起こされる病的状態の総称です．すなわち，筋力低下，筋萎縮，関節の拘縮，骨粗鬆，心機能低下，抑うつ状態や認知症などです．このうち，廃用性筋萎縮は慢性的な低栄養や飢餓により筋蛋白質の分解が生じた結果生じます．よって，これらの予防のためには十分なエネルギーや栄養の補給とリハビリが重要です．

者の食欲は，精神的ストレス，ホルモンバランスの変化，うつ症状，慢性炎症の増加により低下すると言われています．食欲の低下は，必要なエネルギーの不足の大きな要因であり，LBMを減少させます．LBMは筋肉や骨などからなり，筋肉量の減少は転倒や骨折，寝たきりの原因となりやすいのでこの予防が大事です．このように後期高齢者はADLの低下に加え，さまざまな加齢現象，基礎代謝の低下，食欲減退などによりエネルギー摂取量が不足します．毎日，少しずつ不足すれば慢性的な低栄養状態に陥り，重篤な疾患に陥りかねないので注意が必要です．

3．栄養評価と対応

高齢者の栄養評価は複数の指標を用いる必要がありますが，在宅や施設では簡便であることが要求されます．採血なしで包括的栄養評価法として欧米で使用されている簡易栄養状態評価法（Mini Nutritional Assessment：MNA®）を図1に示しました．MNA®は問診と身体計測で簡便に栄養評価ができます．24ポイント以上を「栄養不足なし」，17～23.5ポイントを「栄養が不足しているおそれあり」，17ポイント未満を「低栄養状態にある」と判定します．この評価法を使用してスクリーニングを行い，ADLや予後の比較をすると栄養状態とよく相関すること，PEMと判定した高齢者に栄養補助食品を使って6ヵ月間観察した結果，QOLの改善がみられたことが報告されています．このように，食事摂取量が十分でない高齢者には栄養補助食品を使用したり，経腸栄養を施行することで栄養状態の改善とADLやQOLの改善をみることができます．栄養補給はbacterial translocation（*Memo-4*）や敗血症などの感染症予防のためにも経口または経腸栄養が望ましいとされています．

以上のことから，栄養管理は急性期のみならず，施設入所高齢者にとっても重要です．栄養状態を良く保つことは身体機能が弱まった高齢者の生活機能の自立性を維持するうえで重要です．よって，高齢者個々の栄養状態を正しくアセスメントし，必要な栄養素を計算し，それぞれに適った補給法を探りながら栄養管理に積極的に取り組むことが重要であると考えられます．

（下田妙子）

Memo-2
体構成成分
体の構成成分は大きく体内総脂肪量と除脂肪体重（LBMと同義）に分類されます．LBMは脂肪組織（約32％）以外の骨格筋（約40％），骨（約7％），血液（約8％），内臓（約8％），皮膚（約6％），その他を指します．分子レベルでは，蛋白質，脂質，水分（細胞外液，細胞内液）に分けられます．貯蔵脂肪，骨格筋，内臓蛋白質は栄養状態により変動し，LBMが70％まで減少すると死に至ります（窒素死）．高齢者にしばしばみられる「たんぱく質・エネルギー栄養障害」では主に骨格筋量が減少します．しかし，適切な栄養療法とリハビリでLBMは増加します．よって，日常的に皮脂厚や上腕周囲長を測定して，LBMの推移を推定することが重要です．

Memo-3
SGAとは
SGAはカナダのBakerらが提唱した栄養アセスメント法で，入院時の患者の栄養状態のスクリーニングを簡便に行う方法として汎用されています．SGAは病歴と身体所見からなり，病歴は体重や食物摂取量の変化，消化器症状，身体機能，基礎疾患とストレスを聴取し，筋肉量や皮下脂肪量の変化，浮腫や腹水などの身体情報から栄養状態を判定するツールです．

文献

1) Van Nes MC et al : Does the Mini Nutritional Assessment predict hospitalization outcomes in older people? Age Ageing 30：221-226, 2001

Memo-4
bacterial translocation（BT）とは
BTは腸内細菌や毒素が腸上皮から粘膜固有層に達し，本来無菌である腸間膜リンパ節や遠隔臓器に移行する現象で，全身性の炎症から多臓器不全をおこすといわれています．BTの発生には腸管内の細菌叢の変化や腸管の物理的・免疫学的バリアの低下が関与しているという説が有力ですが，その臨床的な機序については明確ではありません．腸管の上皮細胞はグルタミンをエネルギー源としていますが，経静脈栄養剤にはグルタミンは含有されていないことから完全経静脈栄養により管理されている重症患者は，経腸栄養管理よりBTのリスクが高いです．したがって，腸管粘膜の萎縮や腸管リンパ装置の減少を予防し，酸化ストレスから守るためにはグルタミンの経口・経腸投与が有用です．

III 高齢者の栄養管理の実際

図1　簡易栄養状態評価表　MNA®

氏名：　　　　　　　　　　　性別：　　　　　　　　　調査日：

年齢：　　　　体重　　　kg　　身長　　　cm　　ID番号：

スクリーニング欄を適切な数値で埋める．
その数値を加算し，11ポイント以下の場合，評価欄を記入して総合評価値を算出し，低栄養状態指標スコアを得る．

スクリーニング

A 過去3ヵ月間に食欲不振，消化器系の問題，咀嚼・嚥下困難等で食事量が減少しましたか？
0＝強度の食事量の減少
1＝中程度の食事量の減少
2＝食事量の減少なし　□

B 過去3ヵ月で体重の減少がありましたか？
0＝3kg以上の減少
1＝わからない
2＝1～3kgの減少
3＝体重減少なし　□

C 運動能力
0＝寝たきりまたは車椅子を常時使用
1＝ベッドや車椅子を離れられるが，外出はできない
2＝自由に外出できる　□

D 精神的ストレスや急性疾患を過去3ヵ月間に経験しましたか？
0＝はい
1＝いいえ　□

E 神経・精神的問題の有無
0＝強度認知症またはうつ状態
1＝中程度の認知症
2＝精神的問題なし　□

F BMI指数：体重（kg）÷身長（m）^{2}
0＝BMIが19より少ない
1＝BMIが19以上，21未満
2＝BMIが21以上，23未満
3＝BMIが23以上　□

スクリーニング値：小計
（最大：14ポイント）　□□

12ポイント以上：正常，危険なし→これ以上の検査必要なし　　11ポイントまたはそれ以下：低栄養のおそれあり→検査続行

評　価	
G　独立して生活（養護施設入所・入院していない） 　　1＝はい　0＝いいえ　□	L　1日に2品以上の果物または野菜を摂取 　　0＝いいえ　1＝はい　□
H　1日に3種類以上の処方薬を内服 　　0＝はい　1＝いいえ　□	M　水分（水，ジュース，コーヒー，茶，牛乳等）を 　　1日にどのくらい摂取しますか？ 　　0.0＝コップ3杯以下 　　0.5＝3〜5杯　1.0＝5杯以上　□.□
I　身体のどこかに圧痛または皮膚の潰瘍がある 　　0＝はい　1＝いいえ　□	N　食事の状況 　　0＝介護者なしでは食事不可能 　　1＝多少困難ではあるが自分で食事可能 　　2＝困ることなしに自分で食事可能　□
J　1日に何回食事を摂っていますか？ 　　0＝1回　1＝2回　2＝3回　□.□	O　栄養状態自己評価 　　0＝自分は低栄養状態にあると思う 　　1＝わからない 　　2＝問題ないと思う　□
K　蛋白質摂取状態を示す指標 　　・1日に少なくとも1品の乳製品 　　　（牛乳，チーズ，ヨーグルト）を摂取 　　　はい □　　いいえ □ 　　・1週間に豆類または卵を2品以上摂取 　　　はい □　　いいえ □ 　　・肉類，魚のいずれかを毎日摂取 　　　はい □　　いいえ □ 　　0.0＝はい，0〜1つ　0.5＝はい，2つ 　　1.0＝はい，3つ　□.□	P　同年齢の他人と比べ自分の健康状態をどう思いますか 　　0.0＝良いと思わない 　　0.5＝わからない 　　1.0＝同じだと思う 　　2.0＝他人より良いと思う　□.□
	Q　上腕（利き腕ではない方）の中央の周囲値（cm）： 　　MAC 　　0.0＝MACが21未満 　　0.5＝MACが21以上，22未満 　　1.0＝MACが22以上　□.□
	R　ふくらはぎの周囲値（cm）：CC 　　0＝CCが31未満 　　1＝CCが31以上　□

Ref.
Vellas B, Villars H, Abelan G, et al : Overview of the MNA® - Its History and Challenges. J Nut Health Aging 10 : 456-465, 2006
Rubenstein LZ, Harker JO, Salva A, Guigoz Y, Vellas B : Screening for Undernutrition in Geriatric Practice : Developing the Short-Form Mini Nutritional Assessment (MNA-SF). J Geront 56A : M366-377, 2001
Guigoz Y : The Mini-Nutritional Assessment (MNA®)Review of the Literature – What does it tell us ? J Nutr Health Aging 10 : 466-487, 2006
ⓒ Nestle, 1994, Revision 2006. N67200 12 ／ 99 10M
For more information : www.mna-elderly.com

評価値：小計（最大：16ポイント）　□□.□
スクリーニング値　□□.□
総合評価値（最大：30ポイント）　□□.□
低栄養状態指標スコア 17〜23.5 ポイント　□　栄養が不足しているおそれあり
　　　　　　　　　　17 ポイント未満　□　低栄養状態にある

III 高齢者の栄養管理の実際

B 栄養必要量の算出方法

　施設に入所している高齢者は，身体上・精神上そのほか様々なハンディキャップを持ち，それぞれの残存機能を生かしながら自立した日常生活を送っています．しかし，介護の手がないと日常生活を行うことのできない，要介護度の高い高齢者も少なくありません．そのような高齢者にとって，少しでも残存機能を長く維持できるよう，また様々な疾病や障害の予防的な観点からも，各個人に合わせた適切な栄養管理を日々行うことは必要不可欠です．

　対象者や施設の状況にもよりますが，高齢者の身体状況は必ずしも実年齢とは相関せず，個人差が非常に大きいため，可能な範囲で客観的なデータを収集し，きめ細かいアセスメントを実施することが重要であると考えられます．

　本項では必要エネルギー算出の方法について述べます．

1．ハリス－ベネディクト（Harris-Benedict）の式による算出法

基礎消費エネルギー量（basal energy expenditure：BEE）[kcal／日] *Memo-1*
 （男性）66.5 ＋ 13.75 ×体重（kg）＋ 5 ×身長（cm）－ 6.76 ×年齢（歳）
 （女性）655.1 ＋ 9.56 ×体重（kg）＋ 1.85 ×身長（cm）－ 4.68 ×年齢（歳）

必要エネルギー量 (total energy expended：TEE) [kcal／日]
 BEE ×活動係数（activity factor：AF）（表1）×ストレス係数（stress factor：SF）（表2）

投与蛋白質量（g）
 TEE ÷（C／N比）× 6.25

糖質／脂質（エネルギー）の割合
 ・エネルギー（％）＝（TEE [kcal／日]－蛋白質 [g]× 4）÷ TEE × 100
 ・糖質 [g]＝ TEE [kcal／日]×糖質（％）÷ 4

　高齢者の場合，特に後期高齢者においては，ハリス - ベネディクトの式に当てはめると，若年層の場合よりエネルギーが低値に出る場合が多いため注意が必要です．

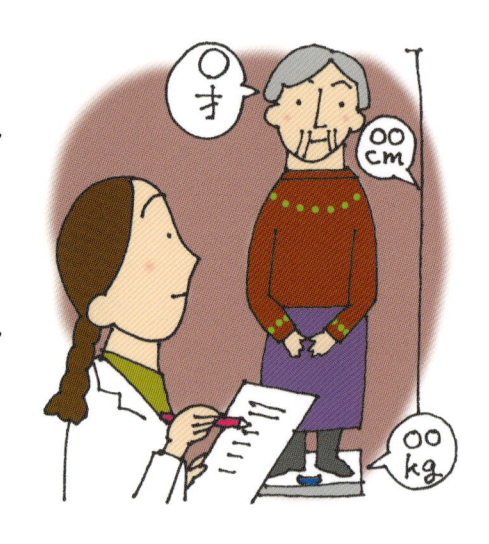

表1　活動係数（AF）

自力歩行不可能	1.2
軽労作	1.3
中労作	1.4 〜 1.5
重労作	1.5 〜 2.0

（弊憲一郎 他：認定NSTガイドブック2008改訂版，改訂版第1刷，メディカルビュー社，2008，P21）

表2　ストレス係数（SF）

大手術	1.2
小手術	1.1
褥瘡	1.2 〜 1.6
感染症（軽症）　流感など	1.2 〜 1.5
感染症（重症）　敗血症など	1.6 〜 1.7

（弊憲一郎 他：認定NSTガイドブック2008改訂版，改訂版第1刷，メディカルビュー社，2008，P21）

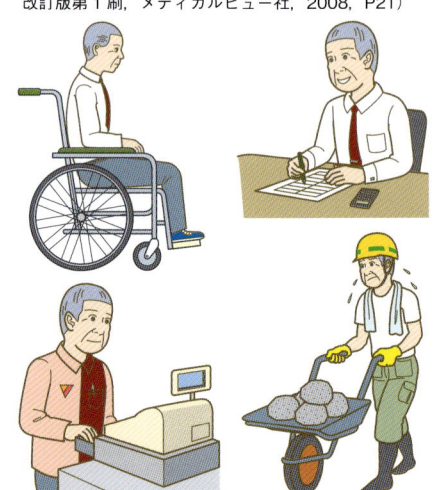

Memo-1

身長の測定方法
高齢者は身長測定のための立位姿勢が不可能な場合があります．寝たきり，脊柱後彎，腰曲がり，拘縮，麻痺などによって立位での身長計測が困難な場合，間接的な方法である仰臥位（図1），膝高（図2），指極により身長を推定します．また，測定なども困難な場合，やむを得ず過去の身長をご家族に訊ねて大まかな推定をする場合もあります．

図1　仰臥位での身長計測
①測定者は，被験者の右側で行う．
②背中がまっすぐに伸ばせる固めのベッドに記録用紙を置き，その上に仰臥位に寝かせる．視線はまっすぐ上を向かせる．
③頭頂部と踵の位置をベッド上の記録用紙部分に記録する（※）．
④頭頂部と踵の間の長さをメジャーで計測する．

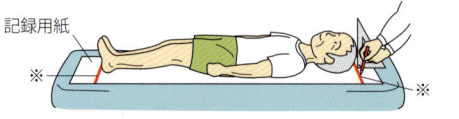

図2　膝高による身長計測
日本人の膝高による身長の予測法
男性：身長(cm)＝64.02＋[2.12×膝高(cm)]－(0.07×年齢)　誤差範囲 ±3.43cm
女性：身長(cm)＝77.88＋[1.77×膝高(cm)]－(0.10×年齢)　±3.26cm
（宮澤ら：日本静脈経腸栄養学会発表，2004）

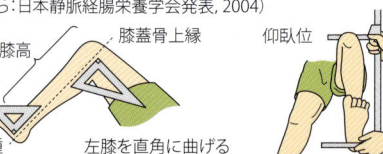

2. 日本人の食事摂取基準（2010年版）の基準値による栄養量の算出法

（1）標準体重の算出方法

$$標準体重（kg）＝身長（m）^2 × 22$$

　上記を用いるのが一般的でありますが高齢者の場合，現体重とのギャップがあまりにもあり，体重減少が著しい場合など，標準体重を用いずに，まず現体重の維持を目標にして必要エネルギー量を求める場合もあります．体重変化からエネルギーバランスを逐次評価し修正していくことが必要です．

（2）基礎代謝量（basal metabolic rate：BMR）の決定法

$$BMR（kcal／日）＝基礎代謝基準値（kcal／kg 体重／日）×標準体重（現体重）$$

　表3に示されているBMRは，当然多くの対象者の平均値です．しかし個人によってBMRは異なり，こと高齢者においては，この基準体重を下回る場合が多くみられます．BMIが18.5～25kg／m²であれば，このBMRを用いても問題は少ないのですが，高齢者の場合は現在の体重（標準体重）と基礎代謝基準値より，BMRを推定するのが妥当であると考えます．

（3）身体活動レベル（physical activity level：PAL）の捉え方

　食事摂取基準では，3つ（低い，ふつう，高い）のPALが設定されています．しかし，高齢者の場合は日中ベッドや椅子・車椅子で生活する人や，自由に歩きまわれる人など個人のレベルの違いが大きいのが現状です．本来であれば，24時間の活動記録を用いて，PALを推定することも可能でありますが，対象者の特性や記録方法などによって，推定精度は大きく異なります．そこで，一般に表4から該当する係数を用いる場合が多くなります．

表3　基礎代謝基準値（高齢者：70歳以上）

性別	基礎代謝基準値（kcal／kg体重／日）	基準体重（kg）	基礎代謝量（kcal／日）
男性	21.5	57.2	1,230
女性	20.7	49.7	1,030

（山本　茂，由田克士：日本人の食事摂取基準（2005年版）の活用，初版2刷，第一出版，2005，P16-17）

表4　身体活動レベル（PAL）

ほとんど横になっている	1.20105
ベッド近辺で座位時間の多い人	1.3
室内を中心によく動く人	1.4

（山本　茂，由田克士：日本人の食事摂取基準（2005年版）の活用，初版2刷，第一出版，2005，P16-17）

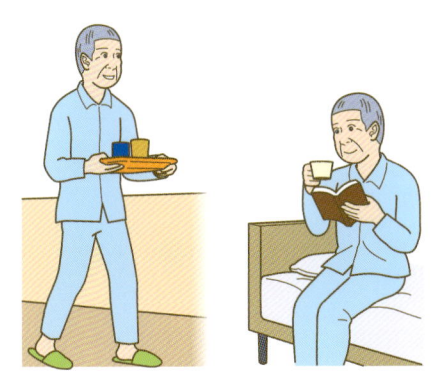

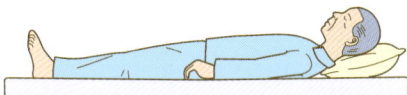

（4）推定エネルギー必要量（estimated energy requirement：EER）の算定法

$$\boxed{\text{EER (kcal)} = \text{BMR} \times \text{PAL}}$$

　健康な成人においては，体重の増減が少なく，エネルギーの消費量と摂取量は等しくなります．そこで健康な体重を維持するのには，エネルギー消費に見合ったエネルギーを食物から摂取する必要があるため，エネルギーの消費量の推定値が必要量となります．しかし，施設入所者のように極端に身体活動量が少ない高齢者は，その特性に応じて個別に検討する必要があります．体重や現状の食事摂取量の変化などから，エネルギーの必要量が適切であるかどうかの判断は重要です．

＜例＞　80歳女性，身長 140cm，体重 40kg，PAL 1.4

標準体重＝身長 $(m)^2 \times 22$ ＝ $(1.4)^2 \times 22$ ＝ 43.1（kg）

BMR ＝基礎代謝基準値（kcal／kg 体重／日）×標準体重（kg）
　　　＝ 20.7（kcal／kg 体重／日）× 43.1
　　　＝ 892（kcal／日）

EER ＝ BMR × PAL
　　　＝ 892 × 1.4
　　　＝ 1,249（kcal）≒ 1,250（kcal）

蛋白質（g）：％エネルギー 20％未満（*Memo-2*）
　推定平均必要量（estimated average requirement：EAR）
　　＝ 0.82（g／kg）×標準体重
　　＝ 0.82 × 43.1 ＝ 35.3（g）
　推奨量（recommended dietary allowance：RDA）
　　＝（1,250 × 0.2）÷ 4 ＝ 62.5（g）

脂質（g）：％エネルギー 15 〜 25％
　下限＝（1,250 × 0.15）÷ 9 ＝ 20.8（g）
　上限＝（1,250 × 0.25）÷ 9 ＝ 34.7（g）

炭水化物（g）：％エネルギー 50 〜 70％
　下限＝（1,250 × 0.5）÷ 4 ＝ 156.2（g）
　上限＝（1,250 × 0.7）÷ 4 ＝ 218.8（g）

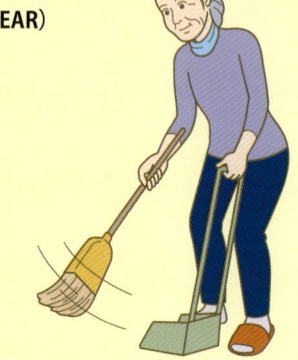

Memo-2
蛋白質摂取量の推定
　高齢者は身体活動量が低下すると骨格筋の蛋白質代謝が低下し，蛋白質の推定平均必要量は大きくなります．また，エネルギー摂取量が低い場合にも蛋白質の推定平均必要量は多くなるため，施設入所で低栄養状態の高齢者の場合については，蛋白質の補給量を考慮する必要があります．

その他，ビタミン・ミネラル・微量元素などの栄養素も「日本人の食事摂取基準（2010年版）」に準じて提供してください（*Memo-3*）．

3．栄養必要量算定時の注意点

義歯や自歯の欠落，嚥下不良及び胃の容量の減少ともに1回の食事量にも限界があり，食事摂取が全体的に不足する傾向があるので，エネルギー不足に注意が必要です．

また，高齢者は特に主食（糖質）を好む傾向や同じ食品を繰り返し食べる傾向，また身体的レベルの低下により買物や調理ができず食品の選択に苦慮するため，摂取蛋白質の補酵素となるその他の栄養素の偏りがないよう注意が必要です．
（酒井理恵・下田妙子）

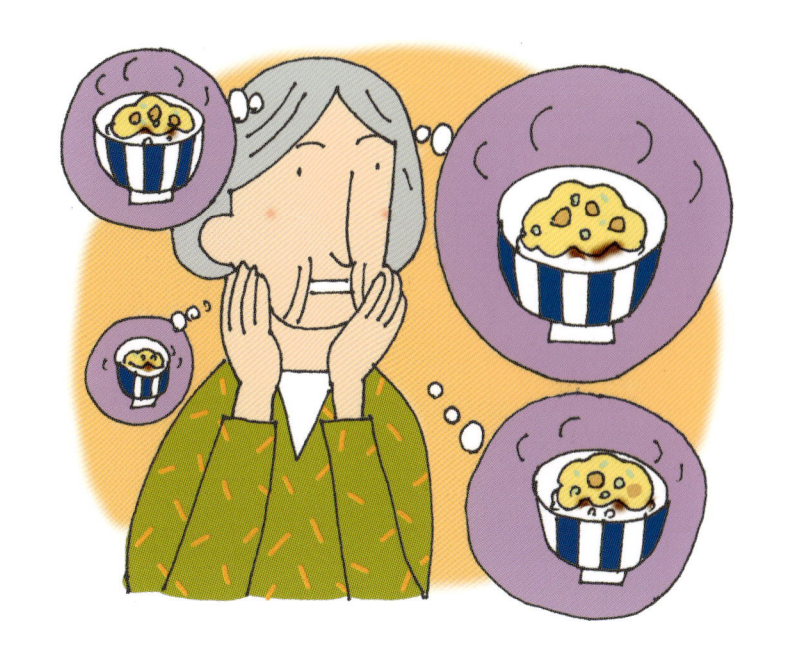

Memo-3

エネルギー産生に必要なビタミン群
3大栄養素である糖質,脂質,蛋白質が摂取できていても,ビタミン群の摂取が不足している場合,効率よくエネルギー産生ができません.糖質,脂質,蛋白質の代謝には,ビタミンB_1,B_2,B_6,B_{12},ナイアシン,ビオチン,パントテン酸,葉酸などのビタミン群が関与し,エネルギー産生のみならず体の機能を補助しており,十分に摂取することが重要です.

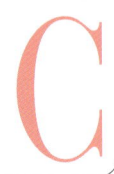

C 栄養素の不足量の算出方法

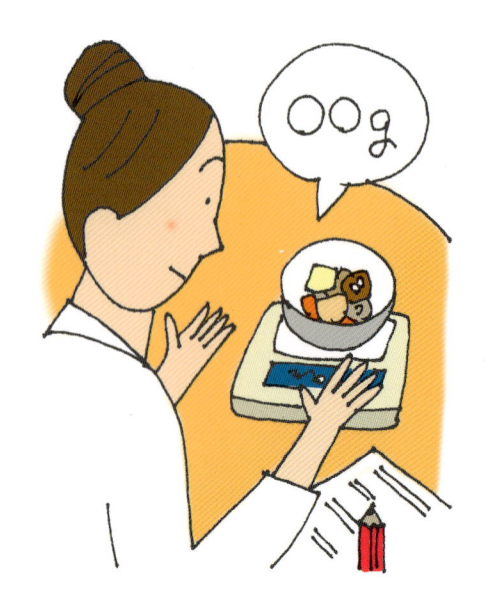

施設入所高齢者の栄養管理を行ううえで，栄養士が栄養計算を行い献立作成をして食事を提供しても，実際に摂取できている量を把握しなければ，摂取栄養量の過不足を判断することはできません．そのためには，まず前項に示した方法で入所者各個人の必要量を算出し（Ⅲ-B「栄養必要量の算出方法」の項参照），次に実際の食事摂取量を把握しその差異を明らかにする必要があります．

ここでは，「日本人の食事摂取基準（2010年版）」の基準値による栄養量の算出法をもとに，不足量の算出方法について述べます．

1．栄養必要量の算出方法

まず，前項Ⅱ-Bの2.(1)〜(4)の順に計算式を用いて各個人の必要量を算出します（Memo-1）．

<例> 80歳女性，身長140cm，体重40kg，身体活動レベル
　　　（physical activity level：PAL）1.4

> 標準体重：43.1kg
>
> 基礎代謝量（basal metabolic rate：BMR）：892（kcal／日）
> PAL：1.4
>
> 推定エネルギー必要量
> 　（estimated energy requirement：EER）：1,249（kcal）
> 　　　　　　　　　　　　　　　　　　　　　≒ 1,250（kcal）
>
> 蛋白質必要量：35.3〜62.5（g）
>
> 脂質必要量：20.8〜34.7（g）
>
> 炭水化物必要量：156.2〜218.8（g）

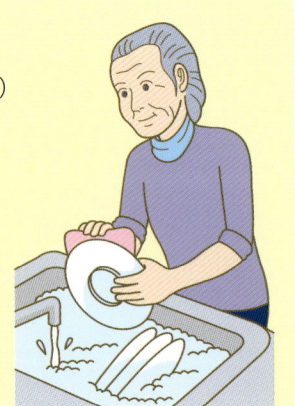

その他，ビタミン・ミネラル・微量元素などの栄養素も「日本人の食事摂取基準（2010年版）」（表1）に準じます．

Memo-1

食事摂取基準の考え方

蛋白質,脂質,糖質の必要量にはそれぞれ幅が持たせてあります.例えば,蛋白質の摂取量が40gの場合,35.3gの推奨量（RDA）の62.5gよりも低いですが,推定平均必要量（EAR）よりも高いことから,不足する確率は低いと考えられます.しかし,この時の設定体重として,現在の体重を採用するか,生理的に"正常"な体重いわゆる理想体重を基準に採用するかの判断が必要になってきます.後者の方がより望ましいと考えられますが,対象高齢者の状態をよく理解して,難しければ血液生化学値からみた蛋白質の栄養状態,体重や体蛋白質の変化などのデータを用いて総合的に過不足を判断することが必要となってきます.

表1 高齢者（70歳以上）の食事摂取基準

栄養素			男性					女性				
			推定平均必要量	推奨量	目安量	耐容上限量	目標量	推定平均必要量	推奨量	目安量	耐容上限量	目標量
蛋白質（g/日）			50	60	—	—	—	40	50	—	—	—
脂質	脂質（％エネルギー）		—	—	—	—	20以上 25未満	—	—	—	—	20以上 25未満
	飽和脂肪酸（％エネルギー）		—	—	—	—	4.5以上 7.0未満	—	—	—	—	4.5以上 7.0未満
	n-6系脂肪酸（g/日）		—	—	8	—	—	—	—	7	—	—
	（％エネルギー）		—	—	—	10未満	—	—	—	—	10未満	—
	n-3系脂肪酸（g/日）		—	—	—	—	2.2以上	—	—	—	—	1.8以上
	コレステロール（mg/日）		—	—	—	—	750未満	—	—	—	—	600未満
炭水化物	炭水化物（％エネルギー）		—	—	—	—	50以上 70未満	—	—	—	—	50以上 70未満
	食物繊維（g/日）		—	—	—	—	19以上	—	—	—	—	17以上
ビタミン	脂溶性	ビタミンA（μgRE/日）	550	800	—	2,700	—	450	650	—	2,700	—
		ビタミンD（μg/日）	—	—	5.5	50	—	—	—	5.5	50	—
		ビタミンE（mg/日）	—	—	7.0	750	—	—	—	6.5	650	—
		ビタミンK（μg/日）	—	—	75	—	—	—	—	65	—	—
	水溶性	ビタミンB_1（mg/日）	1.0	1.2	—	—	—	0.8	0.9	—	—	—
		ビタミンB_2（mg/日）	1.1	1.3	—	—	—	0.9	1.0	—	—	—
		ナイアシン（mgNE/日）	11	13	—	300（75）[1]	—	8	10	—	250（60）[1]	—
		ビタミンB_6（mg/日）	1.1	1.4	—	50	—	1.0	1.1	—	40	—
		ビタミンB_{12}（μg/日）	2.0	2.4	—	—	—	2.0	2.4	—	—	—
		葉酸（μg/日）	200	240	—	1,300[2]	—	200	240	—	1,300[2]	—
		パントテン酸（mg/日）	—	—	6	—	—	—	—	5	—	—
		ビオチン（μg/日）	—	—	50	—	—	—	—	50	—	—
		ビタミンC（mg/日）	85	100	—	—	—	85	100	—	—	—
ミネラル	多量	ナトリウム（mg/日）	600	—	—	—	—	600	—	—	—	—
		（食塩相当量）（g/日）	1.5	—	—	—	9.0未満	1.5	—	—	—	7.5未満
		カリウム（mg/日）	—	—	2,500	—	3,000	—	—	2,000	—	2,900
		カルシウム（mg/日）	600	700	—	2,300	—	500	600	—	2,300	—
		マグネシウム（mg/日）	270	320	—	—	—	220	260	—	—	—
		リン（mg/日）	—	—	1,000	3,000	—	—	—	900	3,000	—
	微量	鉄（mg/日）	6.0	7.0	—	50	—	5.0	6.0	—	40	—
		亜鉛（mg/日）	9	11	—	40	—	7	9	—	30	—
		銅（mg/日）	0.6	0.8	—	10	—	0.5	0.7	—	10	—
		マンガン（mg/日）	—	—	4.0	11	—	—	—	3.5	11	—
		ヨウ素（μg/日）	95	130	—	2,200	—	95	130	—	2,200	—
		セレン（μg/日）	25	30	—	260	—	20	25	—	210	—
		クロム（μg/日）	30	35	—	—	—	20	25	—	—	—
		モリブデン（μg/日）	20	25	—	550	—	20	20	—	450	—

[1] 耐容上限量：ニコチンアミドのmg量，（ ）内はニコチン酸のmg量． [2] サプリメントや強化食品から摂取する場合の許容上限量．

2．食事摂取量の評価方法

次に摂取栄養量を把握します．この調査方法や計算方法は様々なものがありますが，できるだけ短時間かつ，妥当性のある方法を選ぶ必要があります．記録や調査・計算に時間を費やしてしまうと本来の目的である，入所者に接し栄養アセスメントを実施する時間がとれなくなるため，摂取栄養量の把握は効率的に行う必要があります．

（1）秤量法

実際に摂取した食品を計量し計算を行う方法であり，最も正確に把握できる方法です．しかし，入所者全員に行うことは困難であり，かなりの手間と時間を要します．そのため，特に喫食に問題のある入所者のみ秤量法を実施することもありますが，介護・看護職員や調理員の協力も必要になります．

（2）記録法

喫食率を，(a) 食事を全体量で評価，(b) 主食と副食に分けて評価，(c) 主食と副食を料理毎に評価，という3つの方法で5段階や10段階で評価し記録する方法であり，(a) のように評価する項目が少なければ簡単です．しかし，食事全体量のみの評価記録では実際の食事量と計算値に大きな誤差が生じる可能性があることを考えておかなければなりません．例えば (b) の方法で評価した場合，たとえ10段階評価であっても副食の中で主菜を残している場合と副菜を残している場合では，蛋白質やビタミン・ミネラル類の真の摂取量は違ってきます．入所者にとって，どの栄養素が不足しているかの見極めが重要であるため，できるだけ細かく正確に摂取量を把握できる方法を選択する必要があります．

3．食事摂取量の算出方法

基本的に提供した献立の栄養素量に記録された食事摂取量（喫食率）を掛け合わせて，摂取栄養量を計算します．この時，五大栄養素のみならず水分（*Memo-2*），ビタミン，ミネラル，微量元素に至るまで算出します．しかし，献立作成時の栄養素量は調理による消失や変化を全て加味しているものではありません．よって，1日で判断するのではなく，1週間や1ヵ月の平均で把握する必要があります．

算出方法は手計算とコンピュータによる自動計算があります．手計算の場合，多くの時間と労力を必要とし，計算間違いなども生じやすいため，コンピュータを活用した方が効率的です．しかし，コンピュータで計算する場合，人間が入力した情報で判断されるため，正確なデータ入力が要求され，1ヵ所のミスが全体に与える影響が大きいため，注意が必要です．

4．過不足計算

1．で算出した EER，蛋白質・脂質・炭水化物の必要量から，3．で計算した実際の食事摂取量より算出されたエネルギー量，蛋白質，脂質，炭水化物の摂取量を差し引いて，過不足を計算します．さらに，ビタミン・ミネラル・微量元素などの栄養素も「日本人の食事摂取基準（2010年版）」の値についても，摂取栄養素量と比較検討します．

5．栄養ケア・マネジメント

1．から4．のことを基に栄養状態や生活の質の改善を行うためには，摂取栄養量以外にも体重変動，生化学データなどの客観的な指標を用いて，経験や感覚，主観の偏りがないようアセスメントを実施します．

アセスメントの結果から問題点を把握し，各個人に応じて実行可能な栄養ケア・プランを立て，栄養ケア計画書を作成します．例えば，体重減少がみられている入所者の必要量と摂取量を算出後，摂取栄養素量に不足がみられたとします．この場合，体重を維持するために不足分をどのように補足するのか，他職種や家族とカンファレンスなどで情報交換を行い，食欲低下の原因や口腔内の状況，精神面での問題点なども洗い出し，具体的に実行可能な栄養ケア・プランを作成します．その後，適切な栄養ケア・

Memo-2

食事に含まれる水分について

体内の水分は体温調整や栄養素の運搬，排泄，細胞機能などを支えています．高齢者では，筋肉量，総体液量，骨量が低下し，水分を多く含む除脂肪量が低下しています．また，浸透圧の変化に対する渇中枢の感度が低下し，口渇の訴えもなく，水分摂取を自己制限するなどから脱水を生じやすくなります．さらに高齢者は食事摂取量の絶対量の減少などからも，食事から摂取できる水分量が低下します．水分出納のバランスを維持するためにも，「食事からの水分量」と「飲水による水分量」の把握は必須であり，栄養素を体内で効率よく代謝・吸収するためにも水分摂取は重要です．

プランであるかどうか，モニタリングを必ず実施します．プランは他職種共有の情報として，日々の食事摂取状況はもとより，排便状況や身体的な著変（発熱，血圧の変動）なども観察します．プランの実施状況の確認や評価は随時行い，必要に応じてプランは調整します．この間，入所者を随時訪問して喫食状況の確認や食べ方の観察，食欲や嚥下状態，皮膚状態なども確認することで，問題発生時の早期対応も可能となります．栄養ケア・プランで作成した問題点がどの程度改善されたかを，各個人の喫食状態，体重変動，日常生活動作の変化，全般的な日常生活の様子などからアセスメントします．この結果により，再度，①スクリーニング→②アセスメント・プラン→③モニタリング，を繰り返し行って入所者が健康でよりよい生活が送れるよう栄養ケア・マネジメントを実施します．

（酒井理恵・下田妙子）

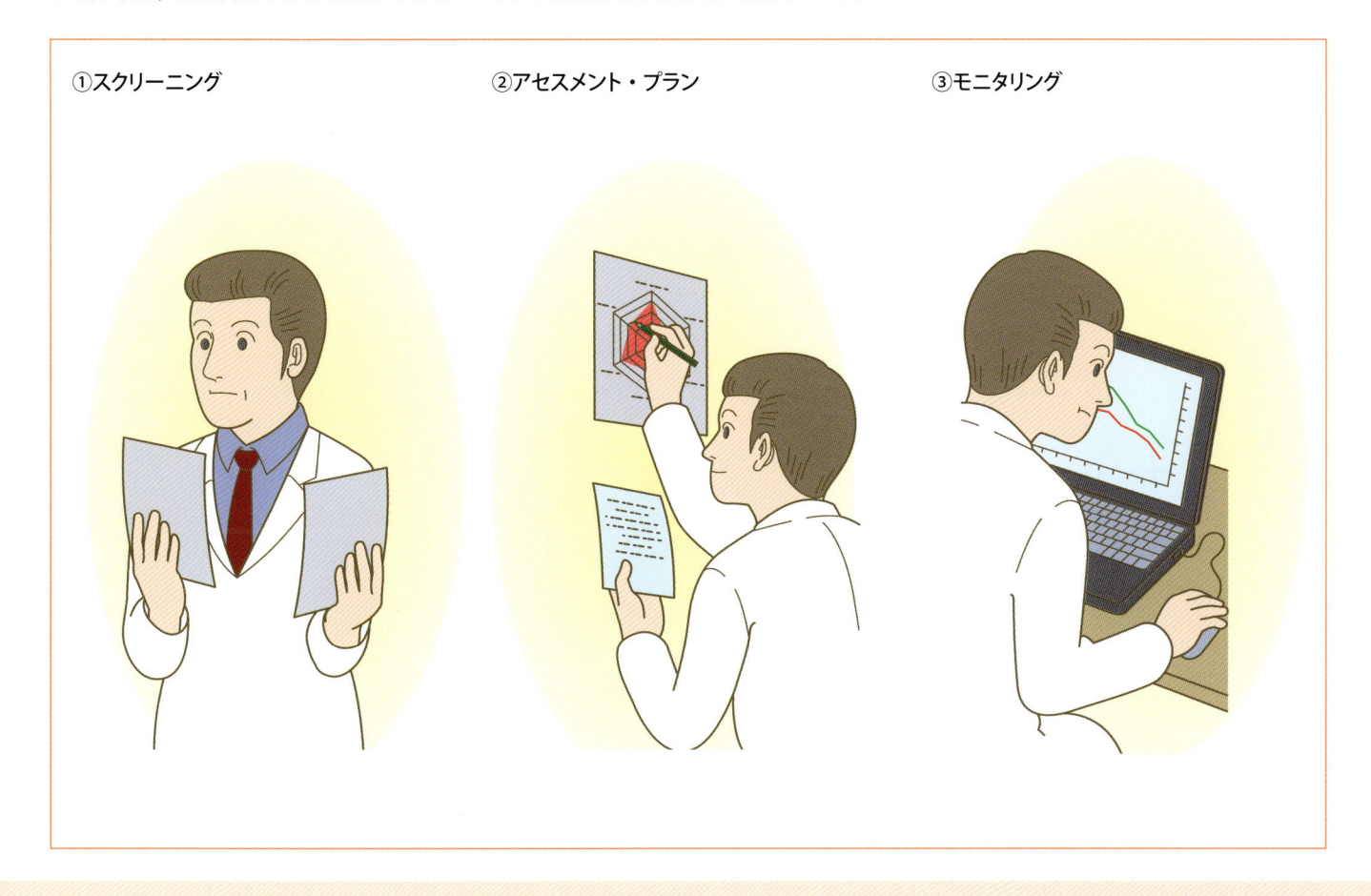

①スクリーニング　　②アセスメント・プラン　　③モニタリング

D PEG・PEJの栄養管理の実際

PEG（percutaneous endoscopic gastrostomy：胃瘻）やPEG-J（胃瘻経由にてチューブ先端が小腸に留置されているルート），更にはPEJ（percutaneous endoscopic jejunostomy：小腸瘻）が栄養剤の投与ルートとして用いられています．これらは栄養物が胃や小腸の消化管に投与されるため，静脈栄養法よりも優れた点があります．しかしながら使用する器材の特徴や消化・吸収という機序を理解して投与しなければなりません（Memo-1）．また，栄養剤注入がうまくいかないとき，下痢・便秘などの症状が出現するときには注意して対応すべきです．

これらについての栄養管理の要点を示します（図1）．

1．栄養剤注入の実際

栄養剤は細菌の培地になる可能性があります．栄養剤調整にあたって調整場所は清潔に保ち，調整者は十分な手洗いを行うことが必要です．調整に用いる器具・容器は専用とし，注入容器の内部や栄養剤注入口，栄養管セットが一体化されたものやRTH（ready to hang）製剤が普及し始めています（Memo-2）．

調整後の栄養剤は8時間以内に使い切り，注入容器や栄養管セットはその都度交換します．調整後や開封後の栄養剤は冷蔵庫に保存し，24時間以内に使用します．

2．栄養剤投与ラインと投与手順（図2）

①栄養剤注入容器と栄養管セットを接続する

▶チェック点
- ローラークレンメは閉じた状態
- 栄養剤の適温

②被投与者の状態チェックと体位準備（Memo-3）

▶チェック点
- 呼吸状態などのバイタルサイン
- 腹部膨満
- 胃瘻部の皮膚変化
- 半座位（右半側臥位）

（※症例によっては専用脱気胃瘻チューブにて脱気施行）

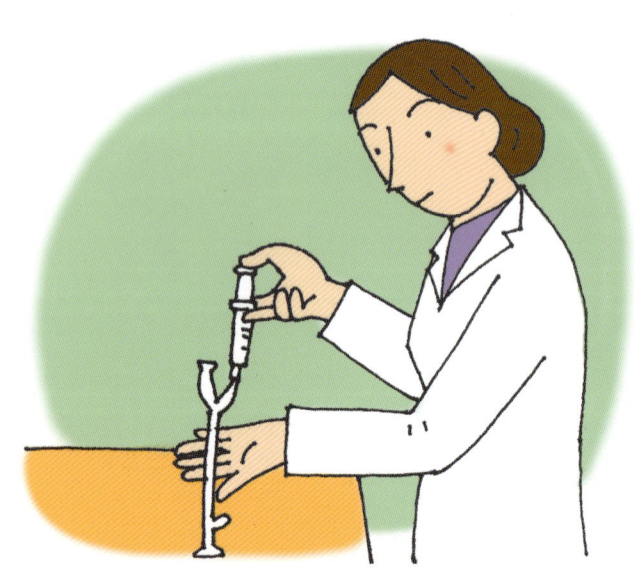

Memo-1
栄養剤投与を行ってはならない患者
- 完全腸閉塞（排便がなく，腹部が膨満し嘔吐するとき）．
- 栄養素の吸収が全くできないとき．

栄養剤投与を慎重にすべき患者
- 短腸症候群（腸が短くて，消化・吸収が異常なとき）．
- 頻回に嘔吐するとき．
- 重篤な下痢．

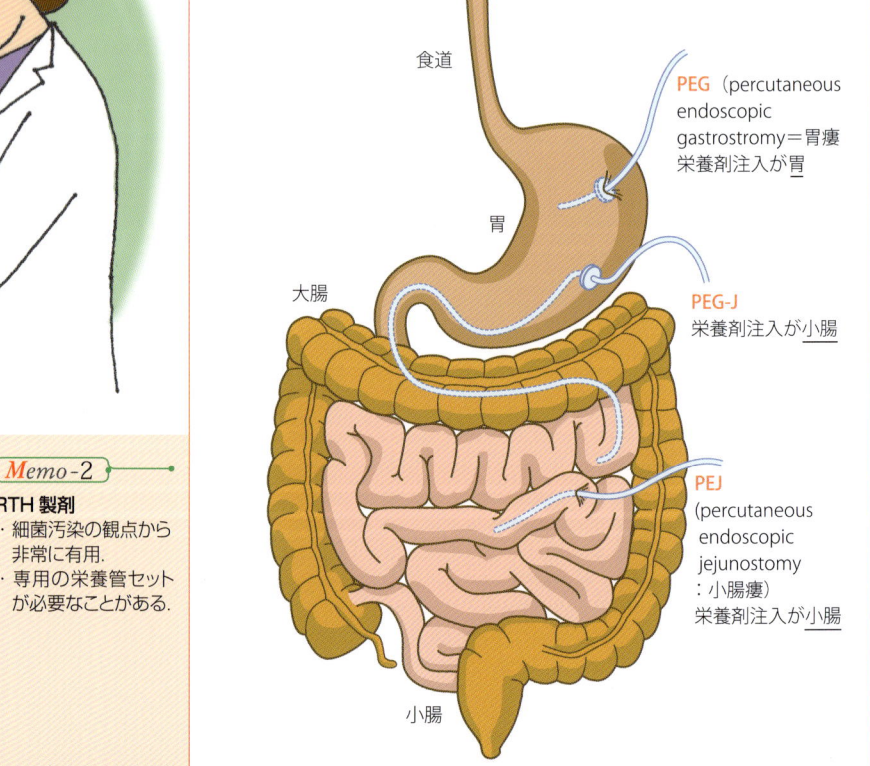

Memo-2
RTH製剤
- 細菌汚染の観点から非常に有用．
- 専用の栄養管セットが必要なことがある．

図1　栄養剤投与ルート

PEG（percutaneous endoscopic gastrostomy＝胃瘻　栄養剤注入が胃）

PEG-J　栄養剤注入が小腸

PEJ（percutaneous endoscopic jejunostomy：小腸瘻）栄養剤注入が小腸

③投与ライン確認後，滴下
▶チェック点
・栄養管セットと胃瘻カテーテル接続
・栄養管セットのローラークレンメの調整にて滴下開始

④被投与者の状態観察と注入確認
▶チェック点
・被投与者の状態（腹痛，嘔吐など）
・栄養剤の漏れ

図2　栄養剤投与ライン

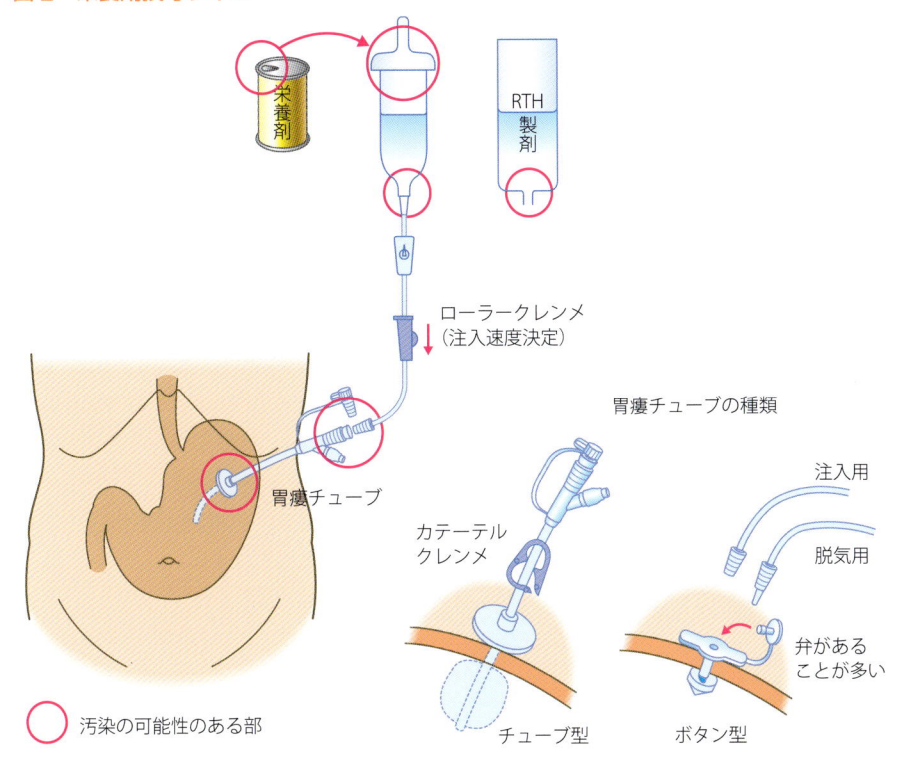

⑤注入終了
栄養剤投与の終了に伴い，カテーテルチップ型注射器にて白湯を投与する．
▶チェック点
・注入時の抵抗

3．栄養剤投与の速度と量について

栄養剤の投与方法は持続的投与と間欠的投与に分類されます．PEGでは注入部である胃には貯留能があり，また，胃酸が雑菌などを抑える働きがあることより間欠的投与が生理的であるといわれています．最近胃の十二指腸への排出能の観点より間欠的投与が勧められます．PEG-JやPEJでは栄養剤投与部が小腸ですので，持続的投与が勧奨されています．

栄養剤の注入については胃内投与の場合，1回200〜400mLを1時間以上かけて1日3〜4回投与する方法が一般的ですが，患者によって異なります．とくに嘔吐しやすい場合，下痢をしやすい場合は工夫が必要です（後述）．患者の日常生活に応じて投与量，速度を調整しましょう．また，月日とともに栄養剤許容量が増加したり，逆に胃食道逆流によって嘔吐・悪心が出現してくることがあります．患者の状態をみながら粘り強く至適投与速度を模索してください．最低は20mL/時です．徐々に増加することがコツです．

小腸投与の場合，持続投与が一般的ですが，経腸栄養用ポンプを使用することも一方法です．PEG-J，PEJでは投与速度が100mL/時を超えない範囲で調整してください．

Memo-3

栄養剤注入体位
・基本的には半座位（30〜60°），右半側臥位．
・円背，褥瘡のある患者には個別判断．
・嘔吐患者，腹圧が高い患者（腹筋緊張例）では要注意．
・胃食道逆流患者・食道裂孔ヘルニア患者では要注意．

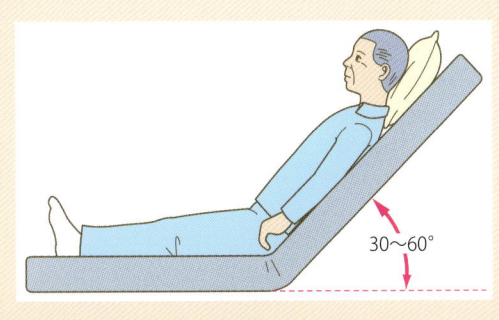

4. 薬剤注入，カテーテルの清潔保持

(1) 薬剤注入

薬剤注入にあたっては，薬効を得るためとカテーテルの汚染・閉塞を避けるために栄養剤とは別に投与しましょう．薬剤注入の前後には十分量（20〜50mL）の微温湯でカテーテルをフラッシュしてください．

薬剤を粉砕して投与するよりも最近「簡易懸濁法」（*Memo-4*）にて投与する方法が広く用いられています．液剤と合わせてこの方法を用いるのも一方法です．

(2) カテーテルの清潔保持

毎日の栄養剤や薬剤の投与にてカテーテルは汚れやすい状態です．栄養剤の付着から細菌やカビの繁殖が発生する可能性があります．対策として微温湯を注射器でフラッシュすることが大切で，時々洗浄用ブラシをかけることも必要です．酢酸水を使用することも有効とされています（酢酸充填法）（*Memo-5*）．

Memo-4
簡易懸濁法
① 簡易懸濁法に適した薬剤か否か薬剤師，薬局に相談（コーティング剤，溶解不適剤のチェック）．
② 錠剤などと約55℃の温湯（調乳用ポットの使用or魔法瓶 お湯：水道水＝2：1）を準備（20mL）． 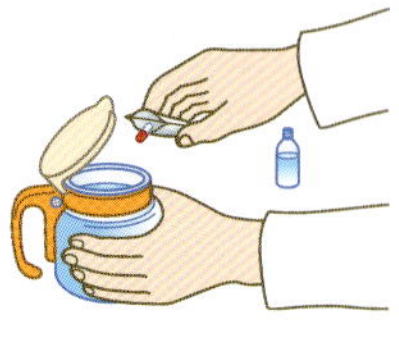
③ 錠剤，カプセル剤を温湯に10分間溶解．
④ カテーテルチップ型注射器にて懸濁液吸引後，投与．

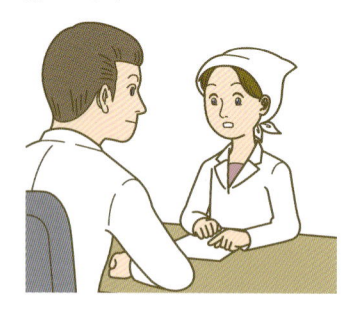

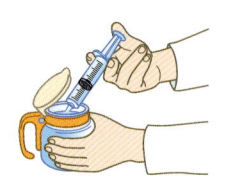

---

5. 注入がうまくいかないとき，合併症など

PEG, PEG-J, PEJ などを用いて栄養剤投与を施行することが被投与者にとって大変有効なことですが，実際にはトラブルが発生することがあります．チューブに関すること，栄養剤の漏れやスキントラブル，そして嘔吐や下痢，便秘に関することですが，これらは原因を探し，工夫することで大部分は解決できます．これらについて述べます．

(1) チューブに関すること—閉塞，破損など

通常医用シリコン製のチューブが使用されていますが，耐用期間があります．栄養剤・水分の漏れがあるときは破壊，劣化を目視にて確認したり，チューブ交換を考慮してください．

交換の目安は，バルーンタイプで1〜2ヵ月，バンパータイプで4〜6ヵ月です（図3）．

(2) 栄養剤の漏れ，スキントラブル

栄養剤の漏れがPEGチューブの中からなのか，周囲からなのかを判別してください．

▶ **PEG チューブの中から**
・接続するチューブの径があっていない
・弁の不具合や閉塞

▶ **PEG チューブの周囲から**
・瘻孔形成不全ですので医療機関に相談してください

Memo-5
酢酸充填法
① 酢酸水（食用酢：水＝1：10）を作成．
② 5〜10mLの酢酸水をシリンジにてチューブに充填． 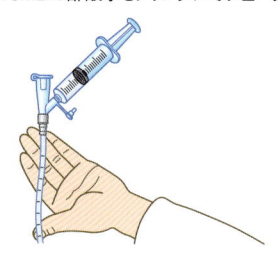
③ シリンジをつけたままチューブをクランプし，シリンジだけ抜去． 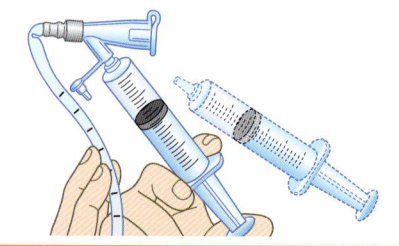
④ クランプしたままチューブキャップをする．

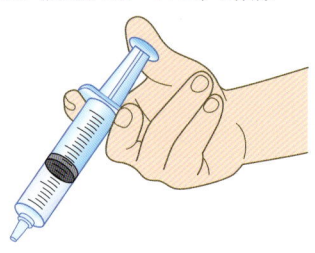

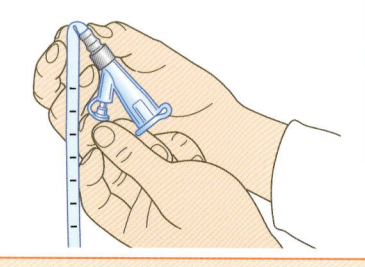

図3 PEGチューブの種類

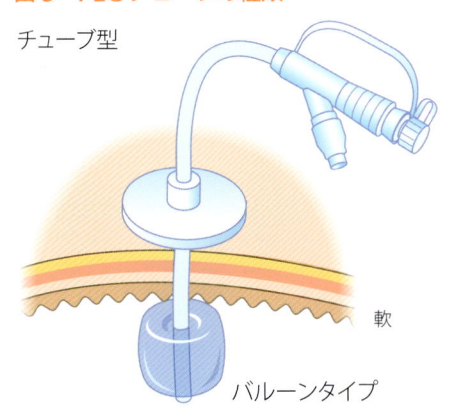

チューブ型　／　ボタン型
バルーンタイプ（軟）　／　バンパータイプ（硬）

（3）嘔吐

PEGなどの注入に際して，嘔吐することがしばしばあります．胃食道逆流現象によるものですが，解剖学的によるもの（食道裂孔ヘルニアなど）や胃排出能低下によるものがあります（図4）．

対策としては，①栄養剤注入速度を遅くしたり，②栄養剤を半固形化したり，③PEG-Jに変更したりして解決しましょう．

難治例では主治医に相談してください．薬剤投与されることもあります（落とし穴1）．

（4）下痢，便秘

下痢に多く発生するトラブルです．その原因として次のことが考えられます．
①栄養剤による原因：投与速度が速すぎること，高浸透圧，栄養剤の細菌汚染などが考えられます．栄養剤の再チェックをしてください．
②被投与者の原因：疾病（偽膜性腸炎，潰瘍性大腸炎など）によること．
③薬剤によること．

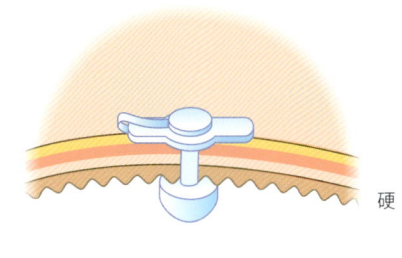

図4 PEGによる嘔吐

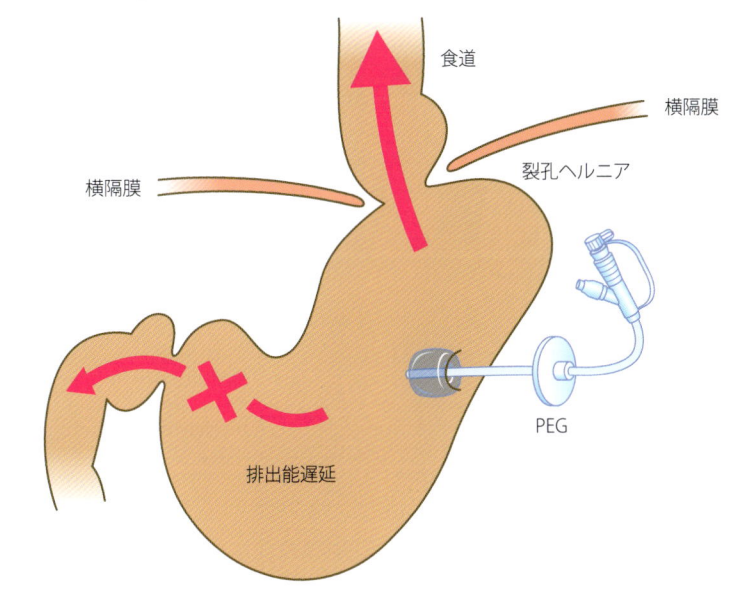

食道／横隔膜／裂孔ヘルニア／PEG／排出能遅延

便の性状などをよく観察して，血液の混入，異常な発酵臭がある場合は治療が必要になることが多いです（落とし穴2）．なお栄養剤半固形化も有効です（Memo-6）．

便秘については緩下剤などにて対処することが可能です．進行する便秘については大腸の狭窄（大腸癌等）の可能性があります．

以上，PEG，PEG-J，PEJの栄養管理の実際について述べましたが，一つひとつ着実に施行し工夫することによってよりよい栄養療法を行うことを祈念しております．
（有本之嗣）

落とし穴-1

嘔吐の原因と対策
・嘔吐は消化管の通過障害（腸閉塞や狭窄）や脳出血，梗塞などの頭蓋内圧が上昇する疾患においても発生することがあります．
・嘔吐することによって誤嚥性肺炎などの疾病を合併することもしばしばです．
　→その原因を究明し，重症化しないために主治医に相談しなければならないことが多くあります．

落とし穴-2

下痢の原因と対策
・下痢は疾病によるものを除いては，基本的には注入法,食材の工夫などにて改善が期待されます．
・注入を中止することなく対応できることが多いです．
　→便に血液付着がないことや異常臭がない場合,その原因を特定して改善に努めることが可能です．

Memo-6

栄養剤半固形化（semi-solid）
栄養剤の粘度を調整し，半固形の食塊にして投与する方法で，ゼラチン，ペクチン，寒天，卵黄さらに酢酸など多くの半固形化剤がある．短時間で投与可能，嘔吐の減少の他，下痢の改善などの効果が多数報告されています．
一方，嘔吐した際の誤嚥性肺炎の重症化，コストの増大，手技の繁雑さの欠点もあります．

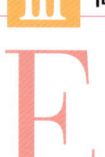

E 経腸栄養剤の選び方・使い方

意識障害や嚥下障害，神経疾患などにより経腸栄養管理が必要な高齢者は，自発的な栄養摂取が不可能または不十分です．適切な栄養補給がなされなければ容易に低栄養状態に陥り，病気の回復遅延や合併症を起こしやすく，免疫能の低下や褥瘡の誘因ともなります．

高齢者に使う経腸栄養剤は，多種類の病態を考慮し，経腸栄養管理に伴う誤嚥や下痢の問題，高齢者に多くみられる便秘，胃排出能低下や腎機能障害，脱水・溢水などの水分管理などを，投与されている薬剤や検査データも含めて選択されなければなりません．本項では，基本的な経腸栄養剤の種類と病態に応じた選択，投与における問題点と対応策について述べていきます．

1. 経腸栄養剤の種類，特徴

経腸栄養剤は，構成される窒素源の形態により，4種類に大別されます（表1）．それらの栄養剤の中には病態別栄養剤があります（表2）．栄養剤には粉末，液状，半固形のものがあり，さらに医薬品扱いと食品扱いのものがあります．

＜成分栄養剤＞

成分栄養剤は窒素源が結晶アミノ酸のみで構成されており，糖質はデンプンの分解物であるデキストリンが使われています．脂肪の含有率は全エネルギーの1.5％程度と低く，長期投与では必須脂肪酸の欠乏が起こるため，静脈栄養から脂肪乳剤の投与が必要です．浸透圧が高く高浸透圧性下痢を来しやすいため，速度の調整を行います．消化をほとんど必要とせず残渣がないので，消化吸収障害に適しています．

＜消化態栄養剤＞

消化態栄養剤は窒素源がアミノ酸の結合体であるジペプチドやペプチドで，脂肪成分の含有率は11～25％です（ただしペプチーノ®は無脂肪の製品）．消化吸収障害が高度でなければ適応となります．

＜半消化態栄養剤＞

半消化態栄養剤は窒素源が大豆蛋白や乳蛋白などの蛋白質で脂肪の含有量は全エネルギーの20～30％であるため，消化を必要とします．食物繊維や中鎖脂肪酸を含有するものもあります．

表1 経腸栄養剤の種類と特徴

	成分栄養剤	消化態栄養剤	半消化態栄養剤	天然濃厚流動食
糖 質	デキストリン	デキストリン	デキストリン マルトデキストリン 単糖類，二糖類	粉飴，蜂蜜など
蛋 白	結晶アミノ酸	アミノ酸 オリゴペプチド ジペプチド トリペプチド	大豆蛋白，乳蛋白， カゼイン ポリペプチド	大豆蛋白，乳蛋白 など
脂 肪	少ない 長鎖脂肪酸トリグリセリド（long chain triglyceride：LCT）	少ない LCT，中鎖脂肪酸トリグリセリド（medium chain triglyceride：MCT）	やや少ない～多い LCT，MCT	多い LCT
食物繊維	なし	なし	添加されているものあり（水溶性，不溶性）結晶セルロース，グアーガム分解物，イソマルオリゴ糖，フラクトオリゴ糖，ラクツロース，セルロース，大豆ふすま，ほか	あり
特 徴	全ての構成成分が明らか	全ての構成成分が明らか	化学的に同定できない成分も含まれる	天然の素材を使用
消 化	不要	ほとんど不要	一部要	要
吸 収	要	要	要	要
残 渣	なし	極少量	少量	多量
浸透圧	高い	やや高い	比較的低い	やや高い

（日本静脈経腸栄養学会 編：コメディカルのための静脈経腸栄養ガイドライン，南江堂，2000 より引用一部改変）

表2 病態別経腸栄養剤の分類と特徴

分類	主な特徴と製品名
肝不全用	1. アミノ酸組成として分岐鎖アミノ酸が多く、芳香族アミノ酸が少ない 製品名：ヘパンED®、アミノレバン®EN、ヘパスII®
糖尿病用	1. 脂肪エネルギー比が40〜50%と多い。一価不飽和脂肪酸のオレイン酸を多く含む製品がある 2. フルクトース、パラチノース配合、食物繊維添加 製品名：グルセルナ®-Ex、インスロー®、タピオン®α
腎不全用	1. 高濃度で蛋白質が少ない 2. 水分、カリウム、ナトリウム、クロール、リン、マグネシウム、ビタミンA（レチノール）が制限されている 製品名：リーナレン®MP、レナウエル®3、リーナレン®LP、レナウエル®A
呼吸不全用	1. 脂肪エネルギー比が55.2%と多く炭水化物が少なく高濃度 2. 抗酸化物質が多い（ビタミンC、ビタミンE、β-カロテン） 製品名：プルモケア®
高度侵襲期用 （①免疫賦活栄養剤、②免疫（炎症）調整栄養剤）	①アルギニン、グルタミン、n-3系脂肪酸、ホエイペプチドが免疫機能の低下を抑える 製品名：インパクト®、イムン®α、サンエット®-GP、アノム®、メイン® ②エイコサペンタエン酸、γ-リノレン酸、抗酸化ビタミン（ビタミンC、ビタミンE、β-カロテン）を強化、低糖質・高脂質にて免疫（炎症）調整をする アルギニンを添加していない 製品名：オキシーパ™

（足立香代子、小山広人 編：NSTで使える栄養アセスメント＆ケア、学習研究社、2007、p69より引用一部改変）

＜天然濃厚流動食＞

天然濃厚流動食は自然素材を混ぜ合わせて作られた食品です。窒素源は蛋白質で消化吸収が必要なため、消化機能の保たれた患者が適応となります。

（1）病態別栄養剤の分類と特徴

病態別の経腸栄養剤を表2に示します。

（2）経腸栄養剤の性状

粉末製剤は溶解する手間があり、作成時に細菌混入が無いよう注意が必要です。液体製剤は主にパックや缶に入っており、経口から補助食品として利用の他、経管栄養法の場合は専用のバッグに移し替えて使用します。ready to hang（RTH）製剤は24時間まで投与が可能で、移し替えによる細菌汚染のリスクがなく投与ができます。

半固形化栄養剤は逆流による誤嚥予防、投与時間短縮による介護者の負担軽減やリハビリ時間の確保、胃内停滞時間の延長により下痢の予防などの利点があります。

（3）医薬品扱いと食品扱い

医薬品は医師の処方が必要で保険適用があります。食品扱いの経腸栄養剤は保険適用がなく、入院中は入院時食事療養費でまかなわれますが、退院後は自費扱いとなるため負担が大きくなります。栄養剤を選択する際は、このような経済的負担も考慮する必要があります。

2．高齢者の経腸栄養剤の選び方・使い方

（1）一般的な場合

高齢者の基礎疾患はさまざまですが、特殊な疾患がなく消化吸収能が正常な患者は、1kcal／mLの半消化態栄養剤を選択します。

絶食期間が7〜10日以上の長期の場合の初期投与では、成分栄養剤か消化態栄養剤を選択すると、消化吸収に負担が少なく耐性がつきやすいようです。

持続投与法（Memo-1）で開始すると、胃食道逆流や誤嚥、代謝合併症のリスクを低減できます。

投与速度は経腸栄養ポンプを用いて25〜50mL／時で開始します。必要エネルギー量の30〜50%がみたされ耐性（Memo-2）が良好であれば、徐々に速度を上げ、間欠投与に移行し、7〜10日で目標栄養量にもっていくのが一般的です。チューブの先端が十二指腸や空腸にある場合は不耐性が高いため、持続投与を選択します。静脈からの栄養量は経腸栄養の投

Memo-1

栄養剤の投与法
- 持続投与…24時間投与
- 周期的投与…一定時間（通常1日12〜20時間）連続投与
- 間欠投与…1日数回に分けて投与
- ボーラス投与…シリンジを使用、または市販の半固形化栄養剤を15分かけて投与

Memo-2

不耐性の兆候
胃残留物の増加、吐気、嘔吐、誤嚥、膨張、下痢、便秘、頻脈など。

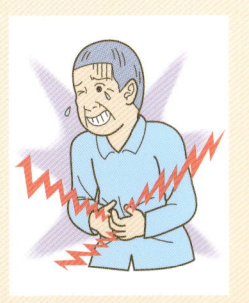

表3 食物繊維の分類と主な成分

分類		主な成分	主な起源
不溶性	細胞壁構成物質		
	セルロース	β-D-グルカン	植物性食品一般
	ヘミセルロース（非セルロース多糖）	キシランマンナンガラクタン	植物細胞壁
	ペクチン（不溶性）	ガラクツロナン	未熟野菜，果実
	リグニン	芳香族炭化水素	植物性食品一般
	キチン	ポリグルコサミン	エビ，カニの外皮キノコ類の細胞壁
水溶性	非構造性物質		
	ペクチン	ガラクツロナン	野菜，果実
	植物ガム	ポリウロニド	アラビアガム
	粘質多糖類	ガラクトマンナングルコマンナン	グアーガム種子コンニャク
	海藻多糖類	アルギン酸，カラギーナン	コンブ，アラメ，紅藻類
	化学修飾多糖類	カルボキシメチルセルロース，ポリデキストロース	増粘剤

（日本医師会 編，中村丁次 編：食事指導のABC，日本医師会，2008）

与エネルギーに応じて減量していきますが，目標栄養量の70%くらい投与されるまでは継続します．

高齢者は腎機能が低下している場合が多いため栄養量の増加に伴い，蛋白質の含有量が過剰にならないようモニタリングしていきます．

（2）特殊な病態がある場合

腎不全や肝不全，糖尿病，慢性閉塞性肺疾患（chronic obstructive pulmonary disease：COPD）などの慢性呼吸器疾患がある場合は，疾患に応じた栄養剤を選択します．しかし，開始時で投与栄養量が少ない時は一般的な半消化態栄養剤を使用し，投与栄養量が増えた時に病態別栄養剤に変更してもよいでしょう．

手術前や侵襲後には，免疫能の低下を防ぎ感染症を予防する効果があると言われている免疫賦活栄養剤，人工呼吸管理を必要とする急性肺障害（acute lung injury：ALI），急性呼吸窮迫症候群（acute respiratory distress syndrome：ARDS），敗血症性ショックなどの患者を対象としたものには，免疫（炎症）調整栄養剤があります（表2）．

（3）下痢

下痢が起こった場合，その原因が栄養剤や投与方法に関係しているか，別の原因にあるかを整理し対応策を考えます．栄養剤に関連する原因と対策を，以下に述べます．

1）投与速度と量

多くみられるのが，経腸栄養開始時に投与速度が速く下痢を生じる場合です．特に長期間腸管を使わないことによる腸絨毛の萎縮や低アルブミン血症による腸管浮腫の場合は下痢を生じやすいため，「（1）一般的な場合」で述べたように成分栄養剤か消化態栄養剤を低速・少量から開始します．ただし，開始時には一過性の下痢，泥状便がみられることがありますが，それだけで経腸栄養を中止する必要はなく，3日間モニタリングを続けます．

目標エネルギーを投与するまでに速度や量を上げる段階で下痢が起こった場合は，一つ前の段階に戻して様子をみます．

2）浸透圧

成分栄養剤など浸透圧が高い栄養剤の投与で下痢を生じることがあります．この場合も速度を遅くすることで下痢の発生を防ぐことができます．

3）栄養剤の組成

栄養剤の組成で考えられる下痢の原因は，脂肪の量と種類，乳糖などです．脂質が問題である場合は脂肪エネルギー比の低い製品や，胆汁酸やリパーゼなどによる消化を必要としない中鎖脂肪酸を多く含む製品に，乳糖不耐性による下痢の場合は乳糖を含まない製品に変更します．

食物繊維（表3）を含まない製品で下痢が起きた場合は食物繊維を含む製品を選択します．難消化性糖質は大腸内の腸内細菌の嫌気発酵により短鎖脂肪酸を生成し大腸細胞増殖のエネルギー源となるほか，大腸内のナトリウムや水の吸収を促し，下痢抑制効果を発揮します．

4）栄養剤の細菌汚染

栄養剤をつり下げる時間は，細菌汚染を防ぐため，液体栄養剤で開封後8～12時

Memo-3

プレバイオティクスとプロバイオティクス

プレバイオティクス：大腸に常在する有用菌を増殖，あるいは有害な細菌の増殖を抑制することで宿主に有益な効果をもたらす難消化性食品成分．オリゴ糖類や抵抗性デンプン，食物繊維類など．

プロバイオティクス：腸内細菌のバランスを改善することにより人に有益な作用をもたらす生きた微生物．乳酸菌，ビフィズス菌など．

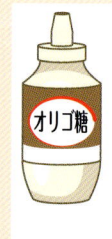

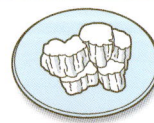

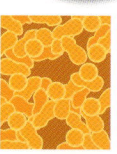

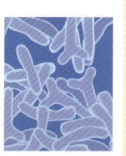

間，粉末製品は4時間，RTH製剤は24時間を目安とします．栄養剤を薄めて使用することは避け，開封して残った場合は冷蔵庫に保管しその日のうちに使用します．

チューブの汚染や，つまりを防ぐため，フラッシュは間欠投与の場合は投与ごと，持続投与の場合は4〜5時間おきに行います．取り扱い時の手洗い，衛生手袋の使用，器具の消毒など衛生管理を徹底します．

5）その他

栄養剤以外の下痢の原因としては，薬剤性の腸炎，腸の感染症などがあります．抗生物質による下痢は腸内細菌叢を正常に戻すために乳酸菌製剤やビフィズス菌製剤に加え，プレバイオティクス（Memo-3）であるガラクトオリゴ糖やフラクトオリゴ糖が効果的です．

（4）便秘

便秘は活動量の低下，腸の運動性の低下，水分や食物繊維の不足，薬物の副作用などが原因で起こり，腹部膨満感，悪心，嘔吐，誤嚥のリスクになります．経腸栄養を開始する時は必ず便通を整えておきます．看護記録にある便回数の記載は，1回量が少量，付着程度のこともあるので，量が出ているか確認し，週3〜4回以上の排便をめざします．

栄養剤は食物繊維を多く含むものを選択し，水分制限が必要でない患者には十分な水分補給を行います．必要に応じて緩下剤，腸刺激剤を投与します．

（5）水分管理

水分の過不足はinとoutでみます．inは投与水分（経腸栄養剤の水分量，追加水分，投薬に使用する水分，フラッシュ）と代謝水（摂取エネルギーの13％）の合計，outは尿量，不感蒸泄（体重×15mL），排泄物（200mL）として計算します．輸液や食事を併用している場合は水分量を合計し，過剰がないか注意します．標準的な量は，体重あたり30〜50mLです．

1）水分制限が必要な場合

心疾患，腎疾患（透析，腎不全乏尿期），肝硬変による腹水などにより水分制限が必要な場合は，1.5kcal／mL以上の栄養剤を選択します．水分を制限するときはナトリウムも制限をしないと，高ナトリウム血症になる危険性があります．

特に尿量が減ってきた場合，浮腫の増強がある場合は，水分の過剰がないか確認をします．

2）脱水

水分制限の必要がない場合，体重あたり30mL以下の時は脱水になっていないか注意します．高濃度の栄養剤を使用している場合や，利尿剤が処方されている場合は脱水になりやすくなります．

（6）誤嚥

誤嚥のリスクと防止対策を表4に示します．（高村晴美・足立香代子）

文献
1) 足立香代子，小山広人 編：NSTで使える栄養アセスメント&ケア，学習研究社，2007

表4 誤嚥のリスクと防止対策

誤嚥のリスク	対　策
胃食道逆流歴がある	以下の原因を確認し，速度50mL／時で開始
投与速度が速い	50mL／時→，80mL／時→，上限100mL／時
1回の投与量が多い	1回の投与量を現状より減らす．量が多い場合は高濃度栄養剤または半固形化栄養剤を検討
経腸栄養投与直後の水分補給	水分は栄養剤投与の中間（投与後2時間）は空けるか，投与1時間前に注入を終了，投与前の胃内容物の確認
咳反射または嚥下反射の低下	痰の多い人は栄養剤投与前後に吸引
意識レベルの低下	常に意識レベルに注意して対応する
便秘，腹部膨満感	週に4日以上便通があるようにする．緩下剤を投与．ラキソベロン®は栄養剤に混入しない．投与直後ではなく就寝前に投与
仰臥位，頭部挙上30°以下，腹圧が生じる姿勢	車椅子では90°を保持 ベッド上での投与は挙上30°，70°，下肢挙上15°，ずれが起き腹部を圧迫していないかを定期的に確認．投与後も30°以下にはしない．前かがみ姿勢は避ける．投与後1時間の上体挙上維持と就寝後の軽度頭部挙上
口腔ケアが不十分	就寝前と日中の3回，唾液の肺への流入による不顕性誤嚥性肺炎を防止
胃内容排出の遅れ	高齢者は胃排出遅延がみられることが多いので，胃蠕動運動促進薬（ガスモチン®，ナウゼリン®，プリンペラン®）の投与を初めに検討
胃食道逆流を助長する薬物の使用	下部食道括約筋をおこす薬物（抗コリン作動薬，Ca拮抗薬（アダラート®，アムロジン®，ヘルベッサー®等）
胃酸による刺激	胃食道逆流歴がある人は，胃酸による刺激が問題となるので，酸分泌抑制薬として，プロトンポンプ阻害薬（タケプロン®，オメプラゾン®，パリエット®）を第一選択にする
口径が大きく硬い栄養チューブの使用	経鼻胃管チューブは成人8Fr，食物繊維入り栄養剤は10〜12Fr
ポリ塩化ビニール製チューブ	シリコン製およびポリウレタン製チューブに替える

（足立香代子，小山広人 編：NSTで使える栄養アセスメント&ケア，学習研究社，2007, p90）

F 静脈栄養剤の選び方・使い方

静脈栄養剤には，いわゆる点滴静脈注射（点滴）に使う補液剤から，静脈栄養（parenteral nutrition：PN）の中でも完全静脈栄養法に用いる total parenteral nutrition（TPN）製剤までさまざまです．いろいろな製剤が市販されていますが，その主なものを表1にまとめました．それぞれには目的があり，適応があります．静脈から投与する内容だけで，全ての栄養素をまかなわなければならない状況と経口摂取の補助や一時的な補液の場合では自ずと投与内容や投与方法が異なります（*Memo-1*）．

1．静脈栄養の適応

生理的な栄養摂取の方法は，当然，食事の経口摂取ですが，さまざまな理由で不可能となったとき，経管栄養や静脈栄養などが行われます．これらは，本人の自由摂取ではありませんので，医療従事者や介護担当者が投与内容や投与方法を決めることになります．高齢者では栄養不良の状態になる前に機能障害の可能性を予測し，いざというときのための準備をしていなければなりません．つまり，常に「栄養状態のアセスメント」と併行して「栄養方法のアセスメント」を行い，腸閉塞や下痢・嘔吐がなく，腸管が使用できるときには極力，経口摂取や経腸栄養で栄養管理します（図1）[1, 2]．

しかし，以下の特殊な条件では腸管を使わない栄養法を行うことがあります（表2）．まず，急性の病態によって，急いで全身状態をよくする必要があるが，比較的短期間での改善が期待できる場合があります．具体的には麻痺性腸閉塞や便秘による腸閉塞，感冒に伴う嘔吐や軽度の下痢で，1～3日間の点滴やPNで疾患から離脱する場合などです．しかし，常に腸管機能をチェックし，1日も早く腸管での栄養法に戻る努力をしなければなりません．使用可能な腸管を使わないことは，ただ，もったいないだけでなく，全身状態を悪くする原因ともなり得るからです．

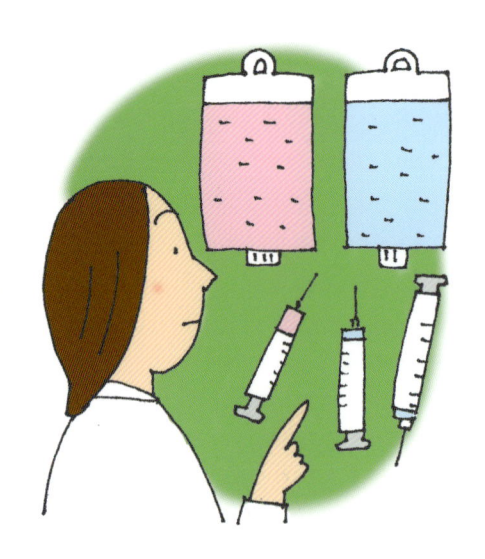

次に，消化管の機能障害は重篤で回復困難ですが，それ以外は比較的健康で，PNを行っていれば，日常生活可能な高齢者で

表1 一般的に使用される経静脈補液剤と静脈栄養剤

電解質輸液剤	開始液
	脱水補給液
	維持液
	術後回復液
	細胞外液補充液
	電解質補正液
栄養輸液剤	糖質輸液
	アミノ酸液
	アミノ酸加総合電解質液
	高カロリー輸液
	脂肪乳剤

図1 栄養療法と投与経路のアルゴリズム

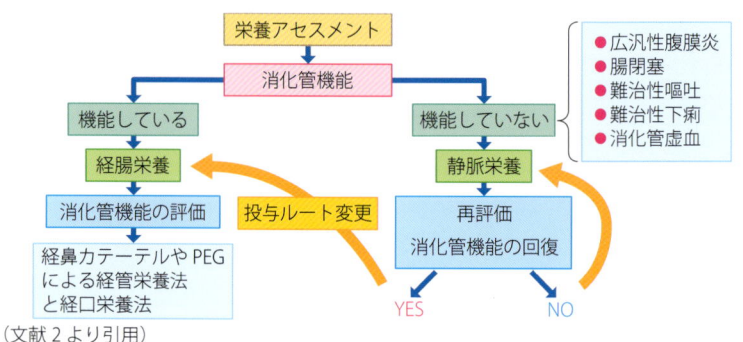

栄養アセスメント → 消化管機能
- 機能している → 経腸栄養 → 消化管機能の評価 → 経鼻カテーテルやPEGによる経管栄養法と経口栄養法
- 機能していない → 静脈栄養 → 再評価 消化管機能の回復 → YES（投与ルート変更→経腸栄養）／NO

- 広汎性腹膜炎
- 腸閉塞
- 難治性嘔吐
- 難治性下痢
- 消化管虚血

（文献2より引用）

Memo-1

TPNは「完全静脈栄養法」の略です．したがって，末梢輸液のみで栄養する場合も当てはまるはずですが，わが国ではカテーテルが中心静脈（central vein：CV）に留置されているときにTPNと呼んでいます．一方で，PPNは peripheral parenteral nutrition（末梢静脈栄養）の略なので，「不完全（partial）」静脈栄養法の略ではありません．このTPNとPPNが対比語として使われているのは，不可解でもあります．

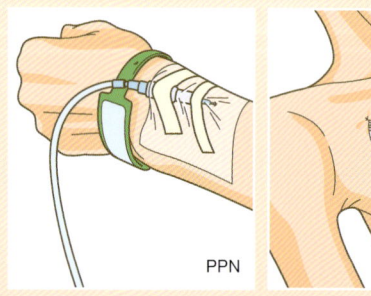

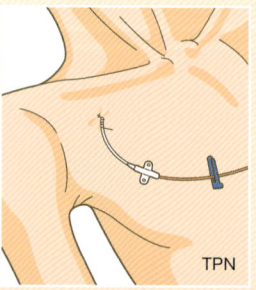

PPN　　TPN

す．具体的には以前の小腸大量切除術で短腸症候群となっているが，現在は，そのほかの臓器障害がなく，毎日数時間のPNで過ごせている場合などです．この場合，重要なポイントは，口腔機能や嚥下機能などが保たれているため，食事を提供することはできるが，腸管の低機能で栄養吸収が期待できない状態だということです．

そして，現実に多く遭遇するのは，胃瘻造設や経鼻胃管の留置に対して，ご本人やご家族が強い抵抗感を持っていて，これと比較すると注射の方が受け入れやすい場合です．これには時代の変化や地域特性も影響していますが，疾患よりも年齢的な変化によって機能が低下しており，近く人生の最期を迎える方にはこの選択をすることがあります．

2．各栄養素の必要量

高齢者での除脂肪体重（lean body mass：LBM）あたりのエネルギー消費は若年者と変わりませんが，侵襲後のエネルギー消費量は若年者ほど多くはならないといわれています[3]．さらに，高齢者では身体活動の低下，安静時基礎代謝量の低下，LBMの低下があるため，全体としての必要摂取熱量は少なくなります．蛋白質の量は若年者と同等で問題はありませんが，腎機能を評価し，過剰な窒素負荷にならないように注意します．小さい侵襲の状況であれば，脂質の利用は若年者と同等と考えて差し支えありません．三大栄養素の投与量は，若年者と比較して，糖質80％，アミノ酸100％，脂肪乳剤80％が妥当とされる報告もありますが[4]，最初は標準的な算出を基本とします（*Memo-2*）．

PNは強制栄養法であり，患者の自由摂取ではありませんので，身体の恒常性を知っておく必要があります．肝臓や腎臓などの機能は年齢とともに低下していきますので，安全領域が狭くなってきていると考えなければなりません．腎血漿流量と糸球体濾過量は加齢とともに低下するため[5]，一定以上の尿量を維持することで，老廃物を排泄しています．このように，尿濃縮力は低下しているため，高張性脱水に陥りやすく，希釈能の低下で，低ナトリウム血症を多く認めます[6]．血清ナトリウム値が120mEq／L以下になると，意識障害，けいれんなどが出現し，重篤な経過をたどることもあるので，常に対策を考慮していなければなりません．病態としては，下痢や嘔吐による体液の喪失に伴って，ナトリウムが体外へ排出されるとき，塩分の摂取不足が原因となることが多いので，可能な範囲で血液生化学的検査を行います．また，悪性腫瘍などによるバソプレシン不適切分泌症候群（SIADH）や利尿薬の作用で起こることもあるので，基礎疾患のチェックが必要です．さらに，うっ血性心不全などで希釈されて，低ナトリウム血症となっていることもあります．治療としてはナトリウムの補充が挙げられますが，重篤な場合には，3％NaClを緩徐に静脈注射します．しかし，急激な補正は危険で，central pontine myelinolysisや心不全のリスクがあるので，投与速度を抑え，血清ナトリウム濃度は125～130mEq／Lを目標とします[7]．腎機能の評価ですが，高齢者では筋肉量が少ないため，糸球体濾過量が低下しても，血清クレアチニン値が上昇しにくい特徴があり，過大評価してしまう傾向にあるので，注意が必要です．特殊な病態の例として，幽門狭窄による嘔吐があります．このときには，低塩素血症に陥り，アルカローシスに傾くことがあるので，若年者では生理食塩水の点滴を行いますが，高齢者では細胞外液補充液を選び，投与速度も緩徐に設定します．微量栄養素としては，亜鉛や鉄が欠乏する症例が多いので，完全静脈栄養法に限らず，鉄剤や微量金属の投与を考慮します．また，水溶性のみならず，脂溶性ビタミンの投与も計画に入れます．心機能，腎機能の低下した高齢者では，心不全の危険性があるため，輸液量の設定は慎重に行います．一方で，水の絞りすぎは血液の粘稠度を高め，脳梗塞などのリスクを高めるので，頻繁に投与量の見直しを行う必要もあります．

Memo-2

脂肪乳剤の目的は，主に①熱量の補給，②必須脂肪酸の供給ですが，リンの供給という目的もあります．かつて脂肪塞栓の原因になるとか，網内系を抑制するといった理由で使用されなかった時代がありましたが，最近では救急領域でも積極的に使用されるようになりました．

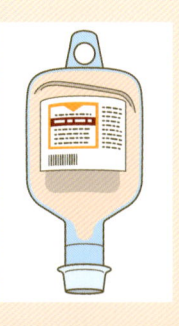

表2 静脈栄養の適応

1. 感冒など比較的短期間の補助
2. 食事の代用としての静脈栄養
3. 経管栄養などに対して強い抵抗感を持っているとき

以上より，三大栄養素，ビタミン，微量金属，水の量が設定されたら，その投与ルートを考えます．20％以上のブドウ糖を含む輸液やpHの低い抗生剤投与が数日以上計画されているときなどには，前もってカテーテル先端を中心静脈（上大静脈）に留置することになります．わが国で市販されている栄養用輸液製剤はその目的を中心静脈用と末梢静脈用に設定しています．短期間の栄養管理であれば，末梢血管からアミノ酸加総合電解質液と脂肪乳剤の組み合わせで，1日に約1,000 kcal以上が投与可能です．高齢者では，前述の理由から投与量が比較的多くありませんので，多くの場合，末梢静脈からのPNが可能です．これ以上を投与するときには中心静脈を確保する必要があります．しかし，実際の現場では末梢血管の確保が困難で，かつ血管炎を起こし，多くの入れ替えを要するので，中心静脈カテーテルを留置することが多いのも現実です．

3．実際の選び方・使い方

表2に示した適応に沿って解説します．

（1）感冒など比較的短期間の補助

腎機能などの状態が不明の場合には，カリウムが入っていない電解質輸液剤（開始液）でスタートし，約半日間，様子をみます（Memo-3）．尿量や血液生化学データによって，脱水や腎機能の状況が分かってきたら，細胞外液補充液や維持液に変更します．翌日も食事開始が不可能なときには，その2〜3日後のPN開始を見据えて，栄養アセスメント，投与量の設定を行い，経腸栄養などの可能性を模索し始めます．病状の経過が良く経腸栄養や経口摂取が可能になったら，段階的にPNは減らしていきます（落とし穴）．

（2）食事の代用としての静脈栄養

長期間のPNが確定的で，全身状態が比較的安定している場合には，市販のキット製剤を利用したTPNを採用します．三大栄養素，ビタミン，微量金属が十分量入った内容を計画した結果，1日に1,000〜1,800 mLの輸液となりますが，毎日同じ内容を連日投与する必要はありません．1日量としてやや多い，または，やや少ない量であっても，数日間の平均で，調整できれば十分ですので，市販の高カロリー輸液，特に高カロリー輸液用キット製剤の2号液を3〜4日間投与し，その後に1号液を1日投与するという方法もあります．また，必ずしも24時間，同じ内容を投与する必要はありません．夜間と日中で異なった投与速度にすることや，夜間に1号液，日中に2号液を使用することも可能です．心機能や腎機能が安定していれば，1日のうち，

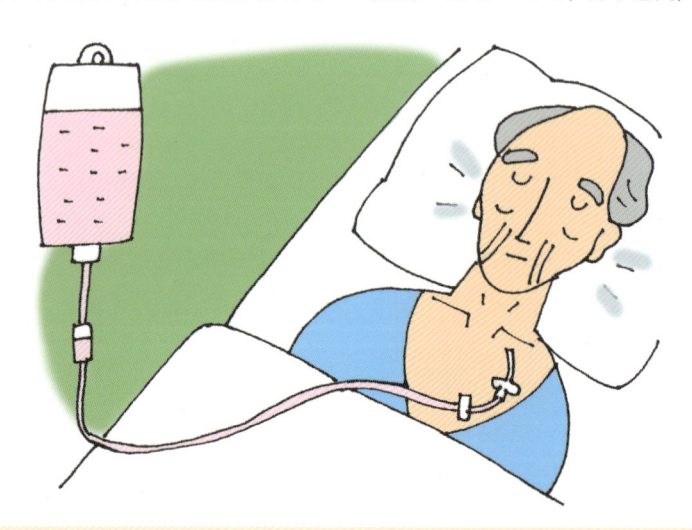

Memo-3
高カロリー輸液用ビタミン製剤の中にビタミンKが含まれていると，ワルファリンの効果を弱めるので，使用中の患者にとっては非常に危険です．薬剤師と相談して微量栄養素についても常に内容をチェックしましょう．

落とし穴
食欲を出すためにPNの熱量を下げる方法をとる場合がありますが，多くは効果を示しません．味覚障害や意欲の低下は栄養障害によって導かれることがあるので，常に適正な栄養法を心がけ，大きな投与不足とならないように注意すべきです．

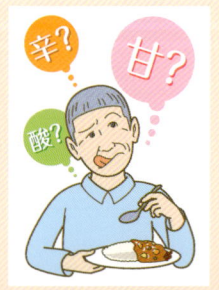

数時間だけTPNを行うことも可能ですが，高齢者のTPNでは12時間未満の投与は困難を伴うことが多い上に，輸液停止時の低血糖など合併症を発症することがあるので注意が必要です．

（3）経管栄養などに対して強い抵抗感を持っているとき

生命を維持するのに十分な栄養が投与できないこともあり得ることを前提にして，ご本人やご家族とよく話し合いながら，計画を立てます．上記（2）と同様の管理ができれば良いのですが，多くの症例で，摂食嚥下障害を持つため，誤嚥性肺炎などを起こす場合や，カテーテル感染症など，PN特有の合併症を起こす場合があり，長期間の維持が困難になることが多いのも現実です．したがって，比較的短期間，すなわち，悪性疾患なら数週間，良性疾患や老衰で1～2ヵ月の間の管理を予定している場合には，一般医療機関や在宅療養で実施することができます．使用する輸液製剤は糖分の配合された維持輸液製剤かアミノ酸加総合電解質液を選択しますが，全身に30ヵ所以上ある中心静脈カテーテル挿入ルートを使ってTPN用カテーテルを留置し（図2），カテーテル管理や栄養アセスメントを厳重に行えば，高カロリー輸液製剤を使った長期管理も可能です．（鷲澤尚宏）

図2　中心静脈カテーテルの留置経路

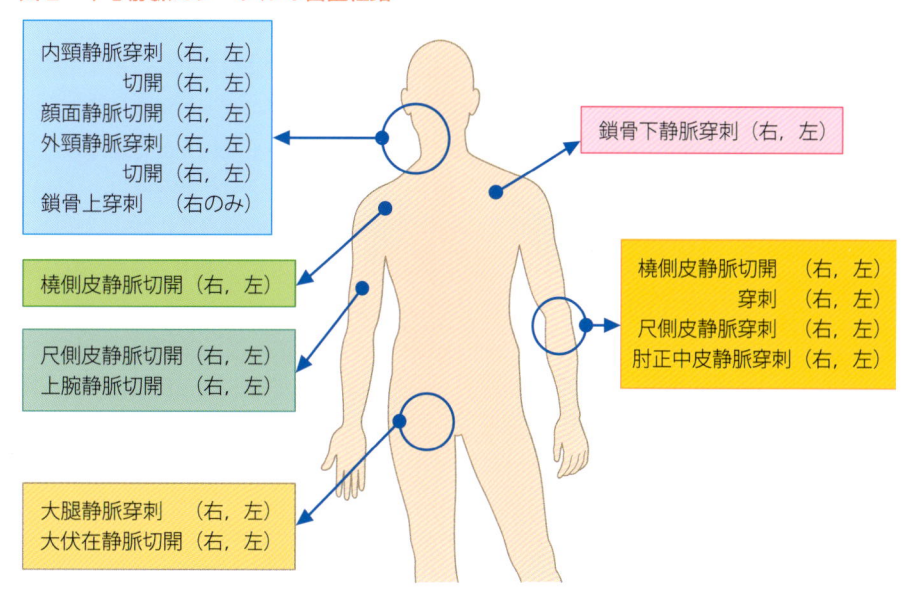

- 内頸静脈穿刺（右，左）
- 切開（右，左）
- 顔面静脈切開（右，左）
- 外頸静脈穿刺（右，左）
- 切開（右，左）
- 鎖骨上穿刺（右のみ）
- 鎖骨下静脈穿刺（右，左）
- 橈側皮静脈切開（右，左）
- 橈側皮静脈切開（右，左）
- 穿刺（右，左）
- 尺側皮静脈穿刺（右，左）
- 肘正中皮静脈穿刺（右，左）
- 尺側皮静脈切開（右，左）
- 上腕静脈切開（右，左）
- 大腿静脈穿刺（右，左）
- 大伏在静脈切開（右，左）

（井上善文：TPNレクチャー処方・手技・管理のフォトブリーフィング，南江堂，2004）

文献

1) 日本静脈経腸栄養学会 編：静脈経腸栄養ガイドライン 第2版，南江堂，2006
2) A.S.P.E.N. Board of Directors and The Clinical Guidelines Task Force:Guidelines for the Use of Parenteral and Enteral Nutrition in Adult and Pediatric Patients. JPEN 26(1):1SA-138SA, 2002
3) 山本哲久, 望月英隆：高齢者の輸液. 医学のあゆみ 183(9):570-573, 1997
4) 大柳治正：高齢者における術前, 術後の栄養法. 日本臨牀 49:729-734, 1991
5) Shock NW:The physiology of aging. In:Geronrology (Vedder CB ed.) Charles C Thomas Publisher, 1971, p264
6) Miller M, Morley JE, Rubenstein LZ:Hyponatremia in a nursing home population. J Am Geriatr Soe 12:1410-1413, 1995
7) Pearce JM:Central Pontine Myelinolysis. Eur Neurol 61(1):59-62, 2008

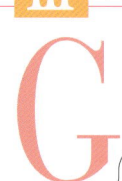

G 気をつけておくべき薬剤と食品・栄養剤との相互作用

1. 高齢者の生理的機能変化とそれによる薬物動態への影響

(1) 薬物の体内動態

薬物を経口服用すると，その薬物は体の中では①吸収，②代謝（または分解），③分布，④排泄という過程をたどります（図1）．その経路をもう少し詳しくみてみますと，①の吸収過程では薬物は消化管，とくに小腸粘膜において薬物の濃度の高い側から低い側（粘膜細胞内）へ濃度勾配に従って拡散して吸収されます．ときにはトランスポーター（運搬体）と呼ばれる蛋白質が粘膜の細胞膜にあり，積極的に薬物の取り入れに関与する場合もあります．小腸で吸収された薬物は門脈へ集まり肝臓へ向かいます．②では肝臓に入った薬物の代謝（または分解）が薬物代謝酵素などにより行われます（この過程を薬物の初回通過効果（Memo-1）といいます）．その後，薬物は肝臓から下大静脈を経由して心臓へ入り全身へ運ばれ，③での薬物の体内分布が生じます．薬物は再び血液循環に戻り，最終的には腎臓において④排泄が行われます．この時，薬物の代謝が不完全な脂溶性の高い薬物は，再び腎臓の尿細管にて再吸収されて，肝臓に戻り代謝されます．薬物が水溶性に代謝されると，腎臓を経由して，膀胱へ運ばれ尿と一緒に排泄されます．これら一連の薬物の体内動態を薬物動態と呼んでいます．

(2) 加齢による高齢者の薬物動態の変化

われわれは年齢を重ねるにつれ，体の機能が低下していくことが知られています．例えば，30歳代に比べて70歳代の人の腎臓や心臓機能は約70％に低下します．従って，薬物の処理（分解・代謝，排泄）に関係が深い肝臓と腎臓の機能低下は，薬物の薬理作用に大きく左右することになります．しかし，この老化による体の機能低下は個人差が大きいことから，一人ひとりの高齢者の体の状態に応じて薬物の作用を観察することが大切です．

一般に，高齢者では肝臓の機能が低下するため，薬物の初回通過効果すなわち代謝（または分解）が低下し，その結果，薬物の最大血中濃度が増加し薬物の副作用が生じやすくなります．例えば，プロプラノロールのような肝臓での初回通過効果の大きな薬物は，高齢者と若年者とで経口投与後の血中薬物濃度に大きな差が見られます（図2）．また，腎臓機能つまり糸球体濾過率も高齢になると低下します．そのため，腎臓からの薬物の排泄は低下し，血中濃度が高くなり有害作用を生じやすくなるのです．

図1 薬物の生体内動態

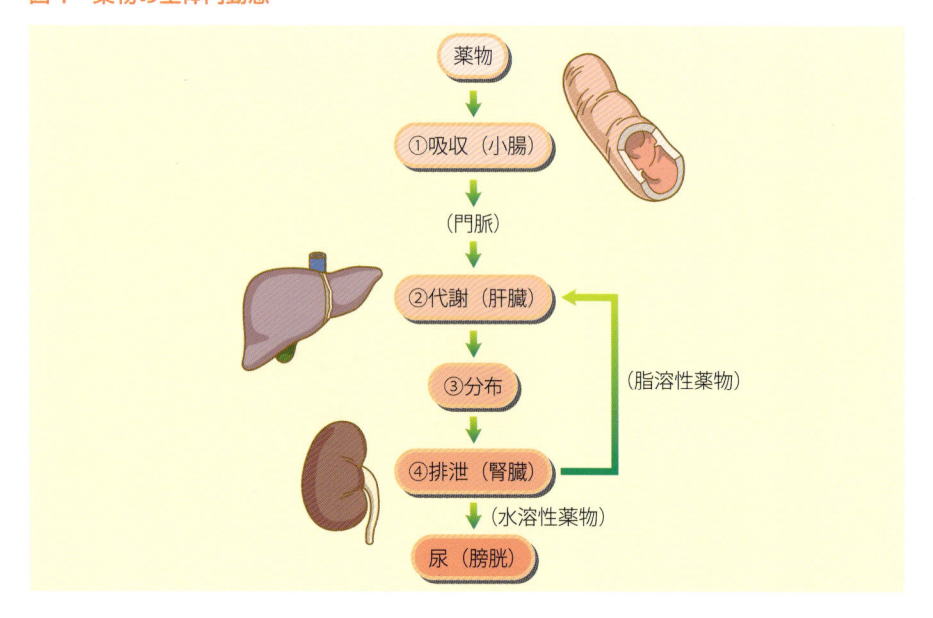

> **Memo-1**
> 薬物の初回通過効果とはその薬物の薬理効果を表わす言葉ではなく，薬物が肝臓を通過する時に代謝または分解を受ける程度を示します．従って本来の意味で表現するならば薬物の初回通過分解の方が理解しやすい．よく誤解を受ける言葉です．

図2 薬物の経口投与と静脈注射の加齢による血漿中薬物動態の変化

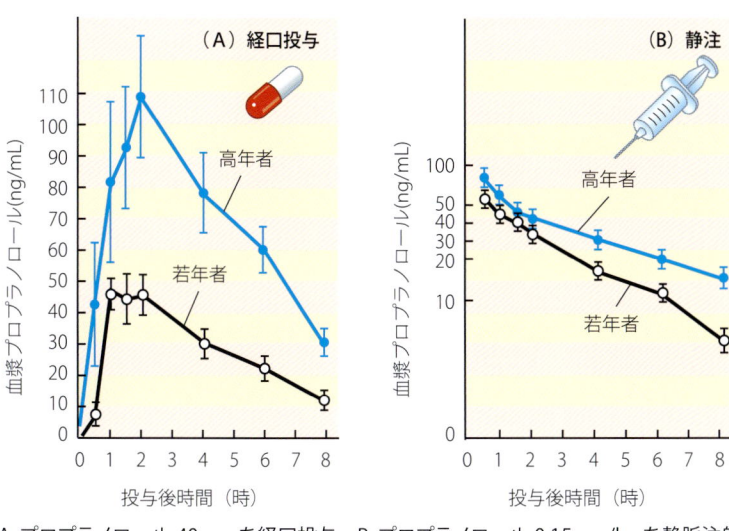

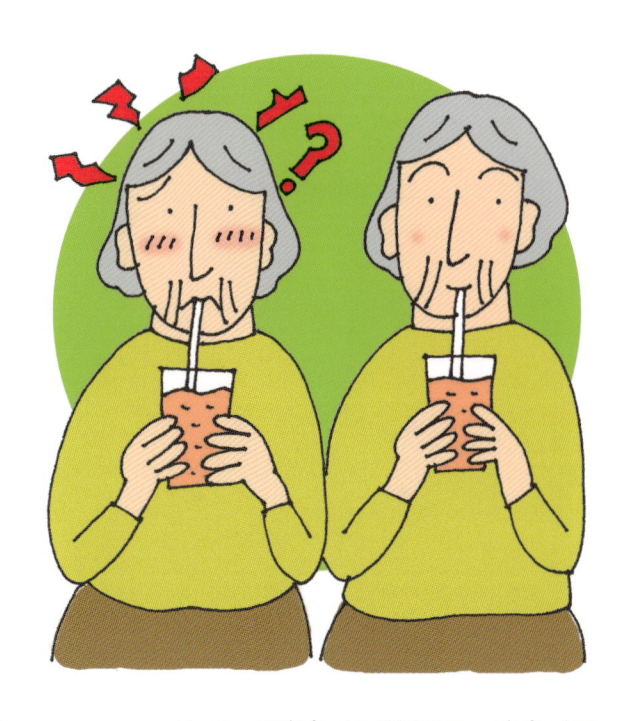

(A) 経口投与／(B) 静注

A: プロプラノロール 40 mg を経口投与，B: プロプラノロール 0.15 mg/kg を静脈注射
(田中千賀子 他編：NEW 薬理学，南江堂，2002, p608 より一部改変)

2. 薬物と食品・栄養剤との相互作用

高齢者は，多かれ少なかれ何らかの薬物を服用している場合があります．そのような場合，日常生活において摂取する食品や栄養剤が，薬物と思わぬ相互作用を引き起こすことがあります．これら薬物と食品・栄養剤との相互作用についての基礎的な知識は，高齢者への栄養指導を行ううえで非常に重要なことと思われます．

(1) グレープフルーツ

血圧降下薬であるカルシウム拮抗薬のフェロジピン（スプレンジール®）をグレープフルーツジュースと一緒に飲むと，血圧が20%も低下し，頭痛や顔面紅潮などの副作用が生じることがあります．その理由としてグレープフルーツにはフェロジピンを代謝する酵素を抑制する作用があるので，フェロジピンの血中濃度が上昇するからです．おもしろいことに，オレンジジュースでは問題がなく，この効果はグレープフルーツジュースに特有のものです（*Memo-2*）．このグレープフルーツの作用は，フェロジピンと同種のニフェジピン（アダラート®）や免疫抑制薬のシクロスポリン（ネオーラル®）やタクロリムス（プログラフ®），抗不安薬のミダゾラム（ドルミカム®）やトリアゾラム（ハルシオン®），卵胞ホルモンのノルゲストレル・エチニルエストラジオール（ドオルトン®），抗脂質異常症薬のシンバスタチン（リポバス®）やアトルバスタチン（リピトール®）などの薬物でも認められています．

Memo-2

グレープフルーツはブンタン（ザボン）区に属していますが，程度の差はあるものの，その近縁果実のハッサク（八朔）や土佐ブンタンなどに同様の作用があることが知られております．従って前述の薬物を飲んでいる人は注意が必要です．また，この薬物代謝酵素阻害作用は持続的であることから，投薬する場合はグレープフルーツ摂食後2～3日の間隔を空けるなどの配慮が必要です．

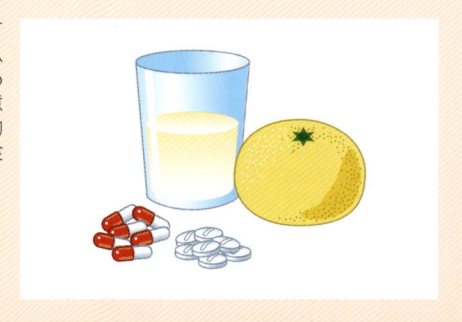

図3 血液凝固因子生成におけるワルファリンの阻害部位

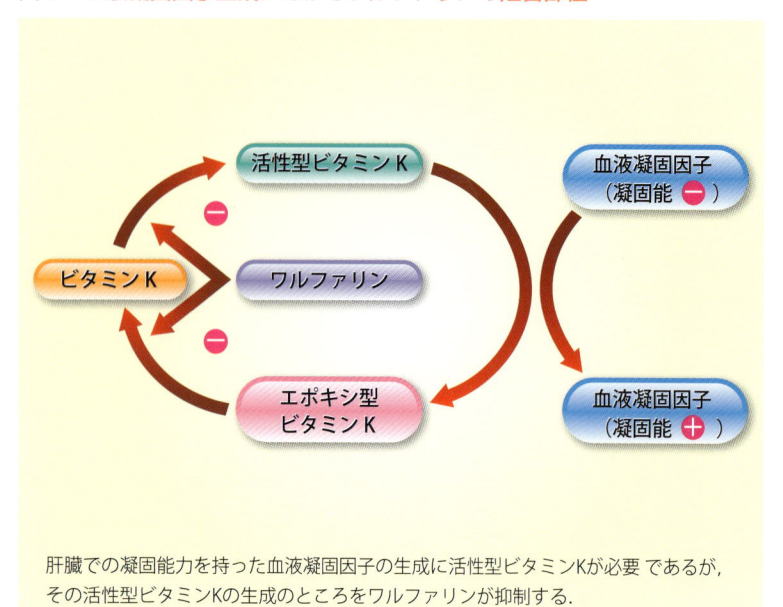

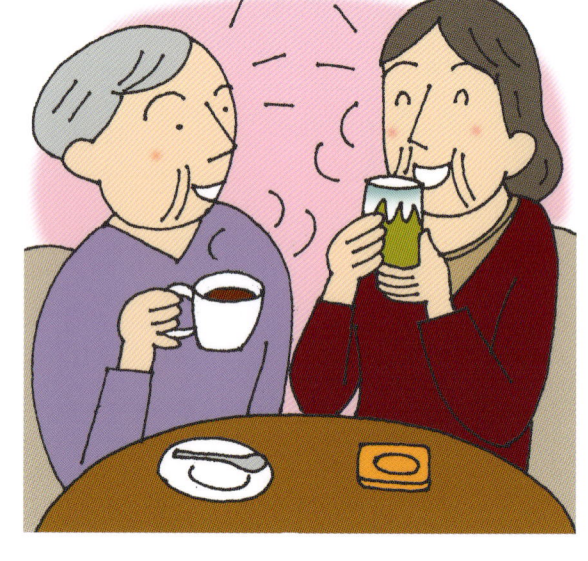

肝臓での凝固能力を持った血液凝固因子の生成に活性型ビタミンKが必要であるが、その活性型ビタミンKの生成のところをワルファリンが抑制する。

（2）お茶やコーヒー

　一般に緑茶，コーヒー，紅茶の飲料品の中にはタンニンやカフェインと呼ばれる成分が多く含まれています．女性に多くみられる鉄欠乏性貧血症には治療薬として鉄剤の経口投与が行われます．鉄剤の服用時に緑茶を飲むとその成分であるタンニンと鉄が結合して，不溶性化合物となり鉄の吸収が阻害され，鉄剤の造血効果が損なわれるといわれます．しかしながら，成人男子の鉄必要量は1日1mgとされていますが，服用する鉄剤は1錠50または100mg含んでいますので，緑茶の影響はそれ程問題ではないとの実験結果もあります．しかし，鉄欠乏性貧血の人が鉄剤を服用する時は，同時にお茶やコーヒーを服用することは控えた方が良いと思われます．

　一方，カフェインは中枢興奮作用，強心作用，利尿作用などの薬理作用を持っています（Memo-3）．従って，胃潰瘍や胃の障害のある人はカフェインにより胃酸分泌が亢進するので控えた方が良いと思われます．

（3）納豆食品（ビタミンKを多く含む食物）

　脳梗塞や心筋梗塞を患ったワルファリン療法中の患者は，ビタミンKを含む食品（納豆，クロレラ，緑黄色野菜，緑茶など）の摂取には注意が必要です（Memo-4）．ワルファリンの血液凝固の阻害機序は，肝臓でのビタミンKの拮抗作用でビタミンK依存性酵素によって作られる血液凝固因子の産生を阻害します（図3）．しかし，このとき，ビタミンKを多く含む食品を摂取しますと，ワルファリンの作用が打ち消されてしまうからです．

（4）カルシウムを多く含む食品

　女性の更年期障害の1つに骨粗鬆症があり，また男性の高齢者でも骨折などを予防するためにカルシウム製剤やそれを多く含む食品，例えば牛乳などを飲む機会が増え

Memo-3
高血圧症の人は血圧が上昇しないように精神的および肉体的安静が治療の基本となります．従って，緑茶やコーヒーを飲むのは，それに含まれるカフェインの中枢興奮作用や強心作用の面から考えると好ましくはありません．しかしコーヒーや緑茶が好きな人に強制的にカフェイン飲料を禁止すると，それが逆に心理的悪影響をおよぼし症状を悪化させる場合があります．従って，まったく禁止するのではなく，量を自主的に調節させる方が良いと考える場合もあります．

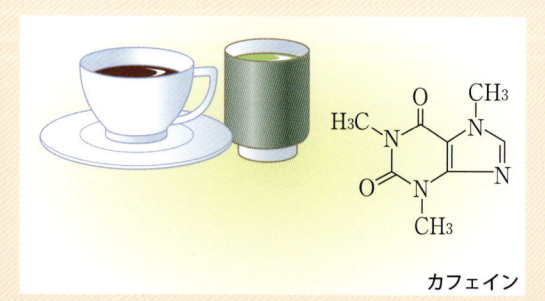

カフェイン

Memo-4
ワルファリンの効果は投与後12〜24時間後に発現し，いったんワルファリンの効果が減弱すると有効治療域に回復するまでに数日を要します．従って，これらの相互作用を避けるには，ワルファリン投与後にビタミンKを多く含む食品を摂らないように指導します．

てきます．その他，アスピリンなどの非ステロイド性抗炎症薬や副腎皮質ステロイドなどの胃腸障害を引き起こしやすい薬物には，牛乳と一緒に服用するように指導する場合もあります．ところが，抗生物質のテトラサイクリン（アクロマイシン®）やニューキノロン系抗菌薬のシプロフロキサシン（シプロキサシン®）などをカルシウム製剤や牛乳と一緒に服用すると，これら薬物がカルシウムと反応して薬物の作用が減弱することがありますので注意が必要です．

牛乳と薬物の相互作用がいわれているのは，上記のほかに骨粗鬆症治療薬のビスホスホネート系薬（アレンドロン酸ナトリウムなど）や制酸薬（酸化マグネシウム，炭酸水素ナトリウムなど）があります．とくに制酸薬を長期に大量の牛乳と服用してミルク・アルカリ症候群（*Memo-5*）という慢性腎障害を引き起こすことがあります．

3．まとめ

日常生活において摂取している食品や栄養剤は，ときには薬物を服用している高齢者に対して思わぬ副作用を引き起こすことがあります．とくに高齢者は体の生理機能が低下し，薬物の代謝や排泄が遅くなります．その結果，薬物の血中濃度が若い人に比べて上昇するからです．このように高齢者の体の機能変化を考えたとき，その人がどのような薬物を服用しているかよく把握し，理解した上で栄養指導する必要があります．（柳原延章）

文献
1) 田中千賀子，加藤隆一 編：NEW 薬理学（第4版），南江堂，東京，2002
2) 福岡県薬剤師会薬事情報センター 編：飲食物・嗜好品とくすりの相互作用，社団法人福岡県薬剤師会，2005

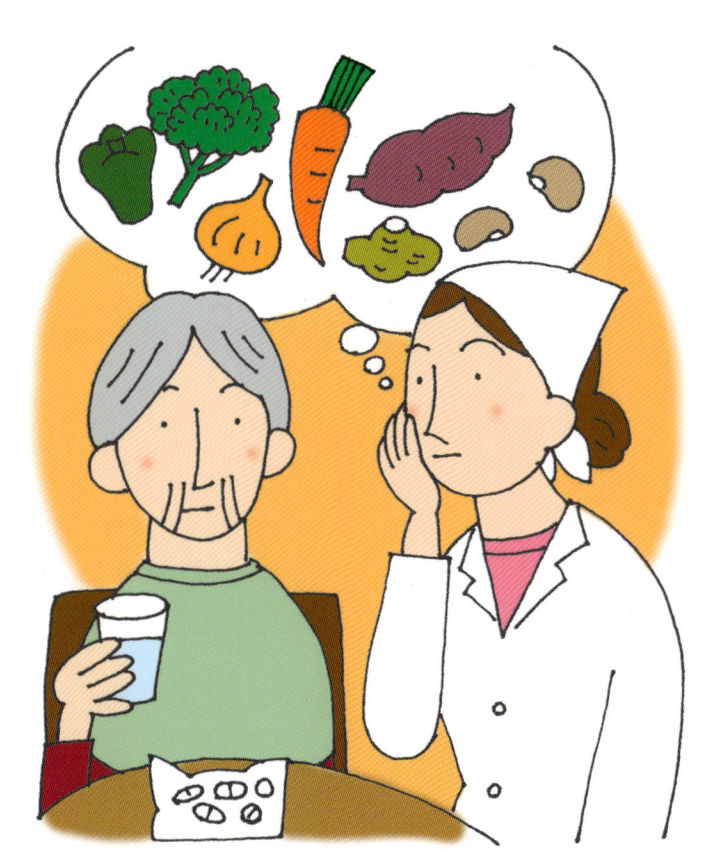

Memo-5

ミルク・アルカリ症候群

消化性潰瘍の優れた治療薬がなかった時代の過去の事例として，その治療に炭酸水素ナトリウムや炭酸カルシウムまたは酸化マグネシウムを牛乳やクリームと一緒に大量に長期間服用させました．するとカルシウムの吸収が増加し高カルシウム血症となり，その結果，副甲状腺ホルモンの分泌低下が生じ，リン酸が増加し，それがカルシウムと塩化合物を形成し腎臓に沈着して腎不全を引き起こしました．前述のことより，現在でも漫然と制酸薬を牛乳などと長期に併用する場合は注意が必要です．

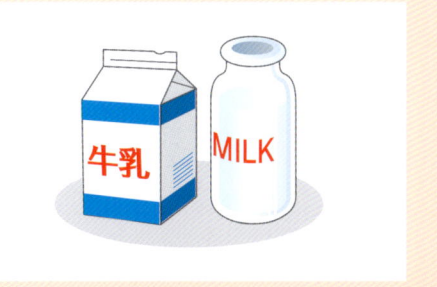

memo

IV 症例から学ぶ栄養管理の実際

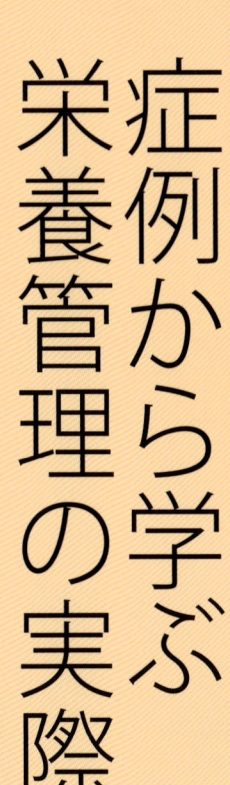

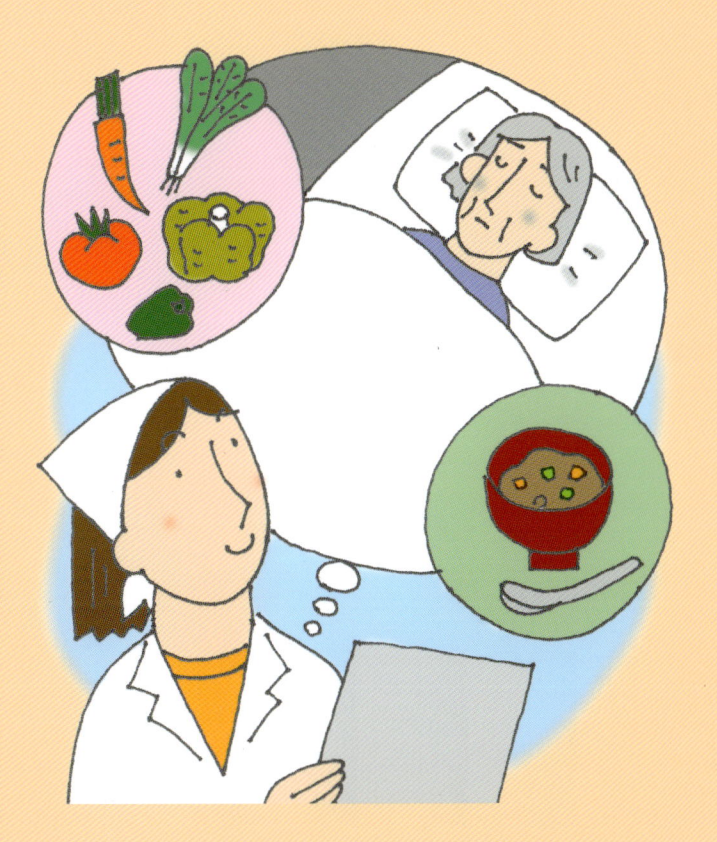

A	摂食・嚥下機能低下および低栄養，便秘改善例	酒井理恵
B	褥瘡治癒によるQOL向上例	井上由紀
C	糖尿病による褥瘡例	井上由紀
D	胃瘻による水分管理	井上由紀
E	胃食道逆流によるTPNからの離脱例	井上由紀

IV 症例から学ぶ栄養管理の実際

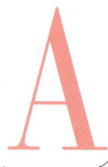

A 摂食・嚥下機能低下および低栄養，便秘改善例

症例

① 利用者：84歳女性

② 疾患：骨粗鬆症，脳梗塞後遺症のため両下肢に麻痺，寝たきり（要介護度4）

③ 問題リスト：
- #1. 嚥下機能障害により食事・水分摂取低下
- #2. 低アルブミン血症
- #3. 低体重
- #4. 便秘

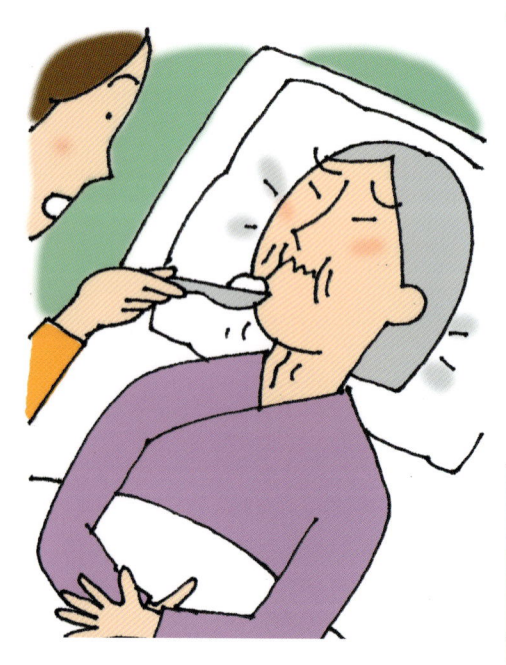

④ 入所時身体，検査所見：
身長：144cm，体重：33.8kg，
BMI：16.3
（＝BMI 18.5未満のため中リスク）
総蛋白（TP）：7.2 g/dL，
血清アルブミン（Alb）：3.2g/dL
（＝3.0〜3.5g/dL で中リスク），
尿素窒素（BUN）：28mg/dL，
クレアチニン（Cr）：1.2mg/dL，
C反応性蛋白（CRP）：5.0μg/dL

⑤ 入所時必要栄養量算定：
推定エネルギー必要量：1,176kcal
たんぱく質基準値：
推奨量47.0g〜上限量73.5g
脂質基準値：
推奨量19.6g〜上限量32.7g
炭水化物基準値：
推奨量147.0g〜上限量205.8g

以上の結果より，全粥1,200kcal，ミキサー食（エネルギー：1,200kcal，たんぱく質：50g，脂質：37g，炭水化物：170g）を提供（**Memo-1**）．

⑥ 入所時アセスメント

他施設より当特別養護老人ホームへ入所し，意思の疎通は良好，意識鮮明，寝たきりであった．前施設では嚥下機能の低下により誤嚥性肺炎を繰り返していた．全粥食を摂取するも食事摂取困難で摂取量は平均5割程度しか摂取できておらず，水分摂取も増粘剤でとろみを付け摂取するも500mLしか摂取できない．食事摂取不良により食物繊維・水分の摂取不足，寝たきりによる活動量低下により慢性的に便秘となっていたので，夕食後に酸化マグネシウム（カマグ），朝食後にラキソベロン® 10滴を毎日投与されていた（**図1**）．

前施設での情報をもとに，当施設でも全粥，ミキサー食を提供し，入所後の摂取量を確認後，食事提供方法を再検討することとした．

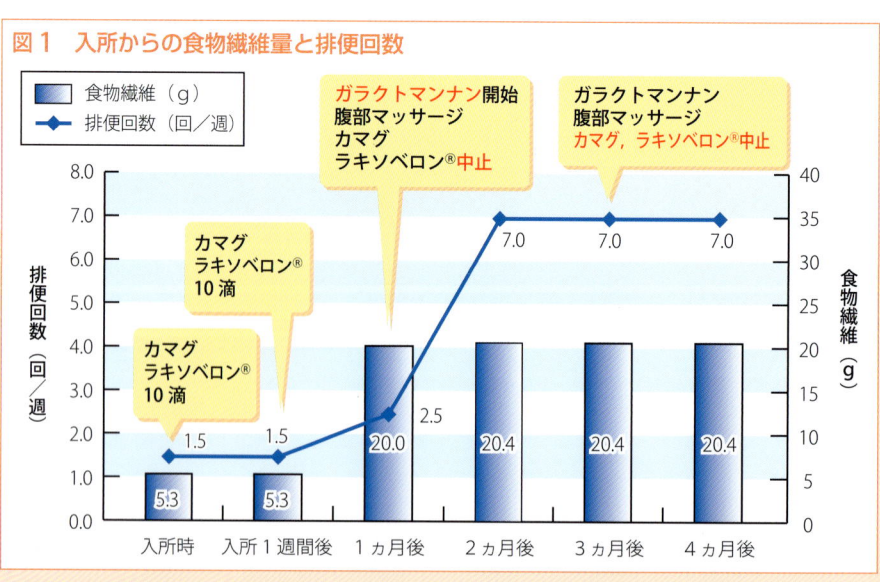

図1 入所からの食物繊維量と排便回数

Memo-1

全粥 1,200kcal 食糧構成

エネルギー	たんぱく質	脂質	糖質
1,200kcal	50g（約17%）	37g（約28%）	170g（約60%）

	使用量	エネルギー	水分	たんぱく質	脂質	糖質	カルシウム	リン	鉄	カリウム	レチノール当量	ビタミンB₁	ビタミンB₂	ビタミンC	コレステロール	ナイアシン	食物繊維	食塩相当量
全粥	540	383	448.2	5.9	0.5	84.8	5	76	0.00	65	0	0.05	0.00	0	0	0.5	0.5	0.0
小麦粉	10	37	1.4	0.8	0.2	7.6	2	7	0.06	12	0	0.01	0.00	0	0	0.1	0.3	0.0
いも類	45	36	35.5	0.6	0.1	8.4	7	18	0.21	194	0	0.03	0.01	7	0	0.4	0.8	0.0
魚	50	60	37.3	9.1	1.9	1.2	25	102	0.44	152	31	0.04	0.09	0	40	2.3	0.0	0.4
肉類	50	97	33.8	9.4	6.1	0.2	2	93	0.63	158	292	0.15	0.14	2	43	3.0	0.0	0.1
卵	50	76	38.1	6.2	5.2	0.2	26	90	0.90	65	75	0.03	0.22	0	210	0.1	0.0	0.2
大豆製品	40	57	29.4	4.5	3.3	2.2	59	67	0.88	130	0	0.06	0.03	0	0	0.1	1.0	0.0
味噌	12	25	5.2	1.2	0.4	4.2	11	17	0.42	43	0	0.01	0.01	0	0	0.2	0.7	0.9
牛乳	200	134	174.8	6.6	7.6	9.6	220	186	0.00	300	76	0.08	0.30	2	24	0.2	0.0	0.2
乳製品	3	9	0.7	0.8	0.2	1.1	26	24	0.01	36	2	0.01	0.03	0	1	0.0	0.0	0.0
緑黄野菜	100	38	88.7	1.8	0.3	8.1	50	44	0.99	427	417	0.08	0.12	42	0	0.8	3.0	0.1
その他野菜	200	54	182.5	2.7	0.3	13.1	58	81	0.80	522	16	0.11	0.11	34	0	2.1	4.5	0.0
果物	100	50	85.8	0.8	0.1	12.9	15	21	0.22	182	12	0.05	0.02	34	0	0.3	1.2	0.0
海藻	4	5	0.5	0.5	0.1	1.8	37	11	0.65	199	23	0.02	0.04	1	0	0.1	1.4	0.5
油	12	100	0.9	0.1	10.8	0.2	1	1	0.01	1	5	0.00	0.00	0	4	0.0	0.0	0.1
砂糖	12	46	0.1	0.0	0.0	11.9	0	0	0.00	0	0	0.00	0.00	0	0	0.0	0.0	0.0
サンファイバーG®	15	0	1.1	0.0	0.0	0.0	0	0	0.00	0	0	0.00	0.00	0	0	0.0	11.3	0.0
合計		1,208	1163.9	51.0	36.9	167.2	543	838	6.24	2,486	949	0.72	1.12	123	323	10.5	24.6	0.26

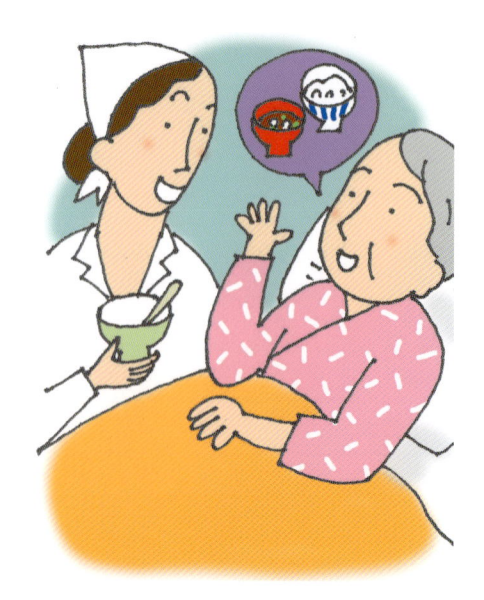

❼ 入所後アセスメント：（入所1週間後）

嚥下機能の低下がみられ，摂取量は平均5割程度摂取で，1週間平均（エネルギー532kcal，たんぱく質25.6g，脂質18.0g，炭水化物70.1g，食物繊維5.3g）であり（図2），食事量が少ないためビタミン，ミネラルなどは不足しており低体重．排便は緩下剤投与しても3～4日に1回程度の軟便であった．水分や汁物は増粘剤にてトロミをつけ摂取するも時間がかかり，疲れてしまい十分な摂取ができなかった．

医師，看護師とカンファレンスを実施して，嚥下食（エネルギー1,100kcal，たんぱく質40g，脂質30.0g，炭水化物170g，ビタミンB₁ 2.18mg，ビタミンB₂ 1.88mg，ビタミンC 146mg，食物繊維20g）に変更した．たんぱく質，脂質，糖質より効率よくエネルギー産生するためにビタミン類を強化した濃厚流動食やゼリー類（Memo-2）を嚥下食に組み入れ，さらに便秘改善のために主食の粥に毎食5gの水溶性食物繊維（ガラクトマンナン：無味，無臭）を添加，水分は800～1,000mL／日摂取するよう，毎食時と食間に居室でも看護師，介護士により嚥下レベルに合わせたとろみ茶を適宜提供することとした．水分摂取状況，食事摂取状況，排便状況など要経過観察である．

❽ 入所後モニタリング：（1ヵ月後）

嚥下食に変更後，食事の全体量が減り嚥下の負担が軽減，全量摂取可能で誤嚥はなかった（図2）．徐々に体重も増加（35.1kg（＋1.3kg））し，水分もとろみ茶1日1L程度摂取できるようになった．尿量も正常となり水分，ビタミン類の摂取不足も改善した．水分摂取が正常に近づき投薬もカマグのみに減量．寝たきりで運動量が少ないため，看護師・介護士により腹部マッサージを適宜実施した．排便は2～3日／回程度の軟便が出るようになり，引き続きガラクトマンナンを添加し，食事摂取状況，排便状況，体重変動などの経過観察とした．

❾ 入所後モニタリング：（2ヵ月後）

食事は順調に全量摂取となり発言も鮮明になった．「食事量を少し増やして欲しい」と要望があったので，誤嚥もなく体重も増加傾向（36.2kg（＋1.1kg））で，ADLも若干改善がみられたため，医師・看護師・介護士とカンファレンスを実施した結果，粥を20％増量し，嚥下状態をみることにした．水分摂取も1日1L程度を維持していた．排便はカマグ投与あるも，毎日排便できるようになり普通便の日が増加，引き続き腹部マッサージの実施とガラクトマンナンの添加で経過観察とした．

❿ 入所後モニタリング：（3ヵ月後）

顔色が良くなり，発語が多くなった．食事増量後も食事は全量摂取で，体重も徐々に増加傾向（37.0kg（＋0.9kg））．できるだけ理想体重に近づけたいが，短期間の急激な体重増加は本人にとって負担と

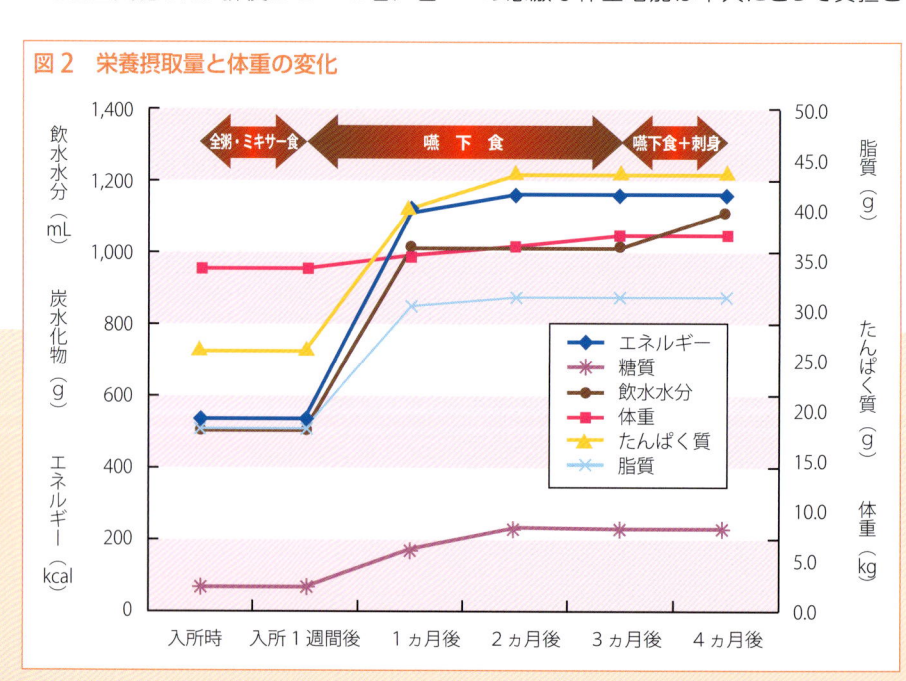

図2　栄養摂取量と体重の変化

なるため，40kgを目標体重とした．水分摂取は1日1L程度であった．排便は良好となりカマグは中止とした．血液検査結果も，TP 7.5g/dL，Alb 3.6g/dL（＝3.0〜3.5g/dLで低リスク），BUN 22mg/dL，Cr 1.1mg/dL，CRP 0μg/dLと低栄養が改善し，炎症反応もみられなくなった．

⑪ 入所後モニタリング：（4ヵ月後）

少しふっくらとしてきた．食事は誤嚥なく全量摂取していて，「ゼリー食は飽きた．刺身が食べたい」との要望があったので，医師・看護師・介護士に加え，家族も同席したカンファレンスを実施し，その後，看護師・介護士付き添いのもと刺身を提供したところ，上手に食べられたため2日に1回少量の刺身を提供することとした．医師より今後もご本人の嗜好を聞きながら，徐々に固形食への移行を実施するように指示があった（図2）．

体重は順調に増加（37.5kg（＋0.5kg））．水分摂取は1日1〜1.2L程度を飲めるようになった．排便も毎日あり，添加のガラクトマンナンの効果が徐々に現れていた．引き続き誤嚥に注意して経過観察とした．

ポイント

栄養士：嚥下状態，摂食動作状況，栄養素摂取量，水分摂取量などを随時観察．

他スタッフ：体重変動，排便状況（回数，量，種類，排便時間），排尿状況，腹部マッサージの実施状況，緩下剤を含む投薬状況，歯科往診状況など随時観察，カルテに記載．

他職種と情報交換をして連携をとりながらお互いに協力していく中で，ご本人の嚥下状態にあった食種や水分摂取方法などの検討を実施することができました．その結果，投薬に頼っていた排便も腹部マッサージの施行，飲水水分量の増量，水溶性食物繊維（ガラクトマンナン）を含む食物繊維摂取量の増加により，腹部の膨満感，排便時の痛みもなくなり便秘の改善につながりました．これにより，食欲が増進し食事摂取量の増加，体重増加がみられ，低栄養状態の改善，QOLの維持・向上にもつながるのではないかと考えられます．（酒井理恵）

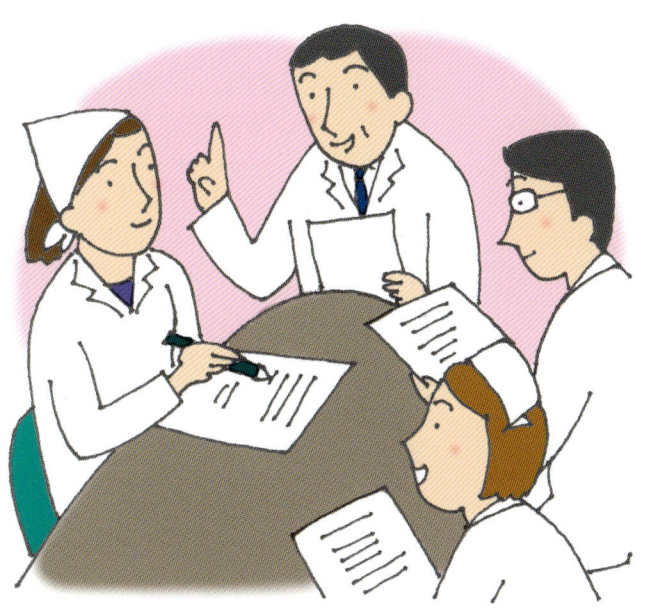

Memo-2

（朝食）

全粥＋サンファイバーG®（太陽化学）	炊きあがった全粥150gに水溶性食物繊維（サンファイバーG®）を添加し混ぜる
味噌スープ	通常食で提供する味噌汁より，具を除き，汁分のみを提供 状況に応じて増粘剤を使用してトロミをつける
テルミール®2.0α（テルモ）	牛乳の変わりに提供．状況に応じて増粘剤を使用してトロミをつける
野菜ゼリー（自家製）	市販野菜ジュースを75g，ゼラチン2.3g，砂糖5gでゼリーを作り提供

（昼食）

全粥＋サンファイバーG®（太陽化学）	炊きあがった全粥150gに水溶性食物繊維（サンファイバーG®）を添加し混ぜる
PEMゼリー（味の素ファルマ）	ペムベスト®75g，ゼラチン2.5g，砂糖5gでゼリーを作り提供
サヤカ鉄ゼリー（サンプラネット）	容器から出してそのまま提供
テゾン®（テルモ）	そのまま提供．状況に応じて増粘剤を使用してトロミをつける
大皿ミキサー（1/2量）	その日の通常食の大皿主菜メニューをミキサーでペースト状にして1/2量提供

（夕食）

全粥＋サンファイバーG®（太陽化学）	炊きあがった全粥150gに水溶性食物繊維（サンファイバーG®）を添加し混ぜる
やわらかムース®（キユーピー）＋市販ドレッシング	やわらかムース®（味3種あり）を日替わりにして，市販ドレッシングを5gかけて提供（ドレッシングの油によって嚥下をスムーズにさせる）
大皿ミキサー（1/2量）	その日の通常食の大皿主菜メニューをミキサーでペースト状にして1/2量提供
中付けミキサー（1/2量）	その日の通常食の小鉢メニューをミキサーでペースト状にして1/2量提供

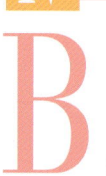

Ⅳ 症例から学ぶ栄養管理の実際

B 褥瘡治癒によるQOL向上例

症例

① 利用者：73歳男性

② 疾患：褥瘡・脳梗塞後遺症・誤嚥性肺炎・狭心症

③ 問題リスト：
- ＃1. 褥瘡
- ＃2. 誤嚥性肺炎
- ＃3. 炎症所見あり

④ 入院時身体，検査所見：

> 身長：測定不可，体重：35.1kg，
> BMI：計算不可
> 総蛋白（TP）：7.2g/dL，
> 血清アルブミン（Alb）：3.8g/dL，
> 尿素窒素（BUN）：17mg/dL，
> クレアチニン（Cr）：0.5mg/dL，
> C反応性蛋白（CRP）：1.3μg/dL
> ADL：全介助

⑤ 入院時アセスメント：

前院にて胃瘻造設するが，誤嚥性肺炎を繰り返していた．

仙骨部8×5cm（ステージⅣ，DESIGN 12点），左背部に2×1cm（ステージⅣ，DESIGN 9点）の褥瘡あり（図1）．滲出液が多くみられる．

A栄養剤1,350kcal投与にて体重35.1kg，呼名反応なし．四肢拘縮あり．Albは3.8g/dLと基準値範囲内であるがCRP 1.3μg/dL，白血球数12,200個/μLと炎症反応が強く，褥瘡の改善にいたっていない．褥瘡を治したいという家族の強い希望があり当院入院となる．

入院後の栄養管理は，前院にてA剤1,350kcal（1,350mL）の投与量であったが，胃食道逆流性肺炎の既往が繰り返しあったので900kcal（900mL），水分量は1,200mLとした．経腸栄養剤は900kcalという少ない量でも必要な栄養素を十分に補給できるように栄養科にて検討を行い，その結果ペムベスト®を使用することとした．ペムベスト®の組成中には中鎖脂肪酸（medium chain triglyceride：MCT）（Memo-1），各種栄養素の代謝に関わるビタミンB群，亜鉛（Memo-2），グルタミン（Memo-3），n-3系脂肪酸としてEPAを含んでいる．これら栄養素の作用により代謝や免疫能が増強され，炎症を抑え褥瘡が改善することを期待した．また看護科では左背部と仙骨部に褥瘡があるため，体位交換の際に両褥瘡部が圧迫やズレを起こさないように，体位交換方法やクッション使用方法の検討を繰り返し行い，全スタッフが一貫した方法で夜間を含め1日12回の実施を徹底した．

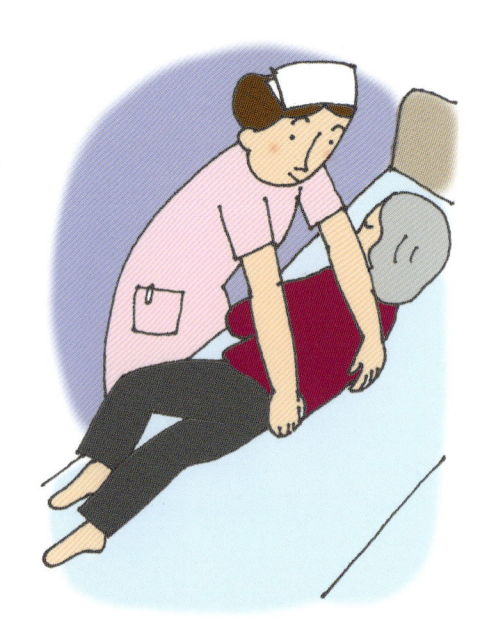

図1 褥瘡部の変化

	入院時	17日後	40日後	60日後
仙骨部				
左背部				
全体像				

表1 AlbとCRPの変化

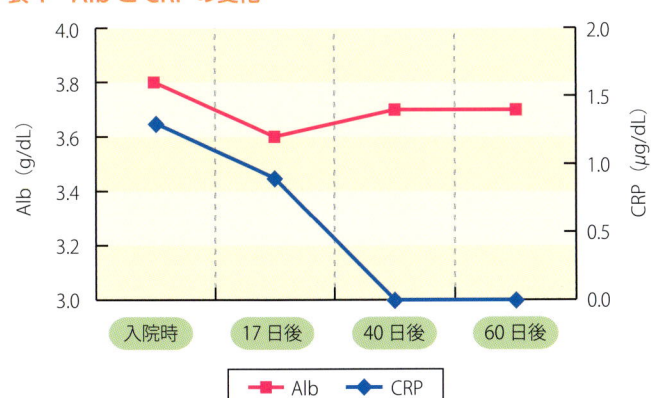

表2 BUNとCrの変化

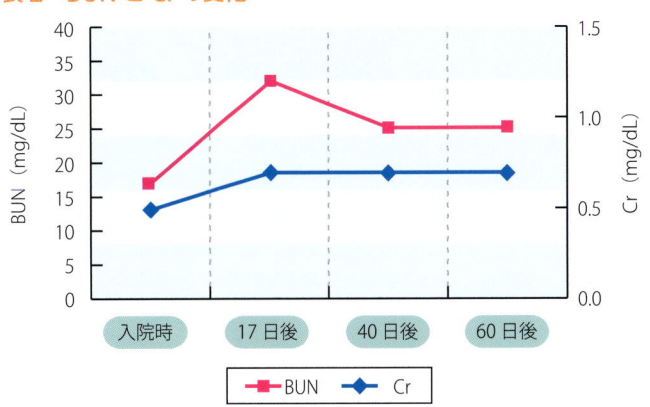

⑥ 入院後モニタリング：(17日後)

仙骨部8×3.5cm（ステージⅣ，DESIGN 11点），左背部0.9×0.6cm（ステージⅣ，DESIGN 7点）と入院時の約2/3に縮小する．エネルギーは1,350kcalから900kcalに減量となったが，Albは3.6g/dLと維持していた．CRPは0.9μg/dLと下がり，炎症が治まるとともに褥瘡の改善スピードが早くなった（表1）．BUNは3mg/dLと高値となるが，Crは基準値内であり腎機能に影響はないと思われたため，現状の栄養剤のまま投与を行うこととなる（表2）．

⑦ 入院後モニタリング：(40日後)

仙骨部7.5×2.3cm（ステージⅣ，DESIGN 9点），左背部1.0×1.2cm（ステージⅢ，DESIGN 6点）と更に縮小し，入院時の約半分になる．仙骨部の滲出液はなくなり，背部の不良肉芽もなくなる．体重35.4kg，Alb 3.7g/dLと良好．BUNは25mg/dLと安定している．CRPは0.0μg/dL以下，白血球数7,200個/μLと正常範囲内となり炎症は治まった．

⑧ 入院後モニタリング：(60日後)

仙骨部6.5×2.0cm（ステージⅢ，DESIGN 8点），左背部の褥瘡完治．仙骨部はさらに縮小し不良肉芽がほとんどなくなる．体重35.6kg，生化学データは殆ど変動なく安定している．入院時，無表情であった患者の意識がはっきりとし，テレビの画面を目で追うようになるなどQOLの向上がみられ，家族が非常に喜ばれる．

ポイント

褥瘡とは持続的圧迫による阻血の結果，圧迫部分が皮膚壊死に陥った状態を言います．褥瘡を発症すると，患者に苦痛を与えさらなる合併症や感染症を引き起こしかねません．また重症になればなるほど治癒までにかかる期間は長く，それに伴う処置費やケアに要する時間も長くなるため，早期発見，早期治癒が必要です．本症例では経腸栄養剤の変更を行い，摂取エネルギーは減量となりましたが，適切な栄養剤を選択することで体重の低下もなく栄養状態は維持したまま早期に褥瘡が改善されQOLの向上が図られました．(井上由紀)

Memo-1

長鎖脂肪酸は舌リパーゼ，膵リパーゼにより分解され，胆汁酸とミセル形成し，カイロミクロンとしてリンパ管を通って全身に運ばれるのに対し，中鎖脂肪酸は舌リパーゼ，胃リパーゼにより分解され，小腸上皮細胞から吸収され，門脈を通り，肝臓で即，エネルギー源として使われます．すなわち，エネルギーの枯渇している低栄養患者には有効的なエネルギー源となります．

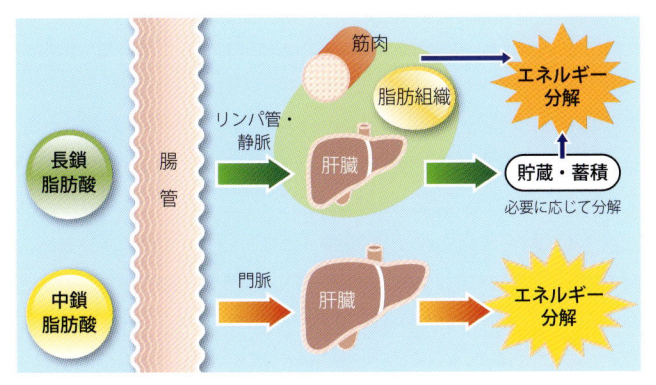

Memo-2

亜鉛は約300種類もの酵素に含まれ，とくにDNA，RNAの合成に関与する酵素に不可欠です．亜鉛が欠乏すると，皮膚炎，発疹，皮膚の創傷回復遅延などに影響を与えます．
（志越 顕，熊谷頼佳：褥瘡ケアと微量元素．臨床栄養 112（6）：709-715, 2008）

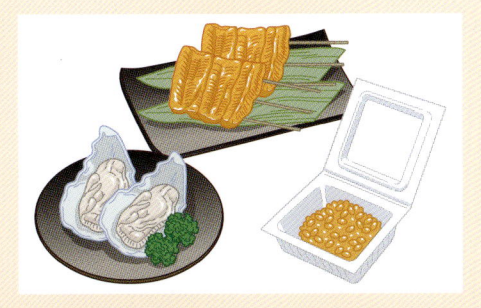

Memo-3

グルタミンは腸管上皮や免疫相当細胞，癌細胞など分裂の盛んな細胞における主要なエネルギー源として利用されます．生体に外傷や手術侵襲，感染などのストレスが加わると，グルタミンは骨格筋の崩壊に伴って放出され，エネルギー需要が増加している腸管粘膜細胞，免疫相当細胞，肝臓に運ばれて利用されます．したがって侵襲下におけるグルタミン投与は筋蛋白の崩壊抑制および全身蛋白の合成促進，腸管の粘膜維持作用があるといわれています．
（田中芳明 他：臨床におけるImmunonutritionの展開．臨床栄養 102（5）：573-579, 2003）

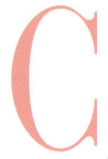

C 糖尿病による褥瘡例

症例

① 利用者：83歳女性

② 疾患：糖尿病，褥瘡

③ 問題リスト：
- #1. 褥瘡
- #2. 血糖コントロール不良
- #3. 低アルブミン血症

④ 入院時身体，検査所見：

身長：145cm，体重：39.0kg，
BMI：18.6kg/m^2
総蛋白（TP）：6.1g/dL,
血清アルブミン（Alb）：3.1g/dL,
尿素窒素（BUN）：17.5mg/dL,
クレアチニン（Cr）：0.5mg/dL,
C反応性蛋白（CRP）：8.0μg/dL,
HbA$_{1c}$：7.2%
ADL：全介助

⑤ 入院時必要栄養量算定：

推定エネルギー必要量：1,440kcal/日
たんぱく質基準値：
推奨量47.0g〜上限量77.8g
脂質基準値：
推奨量24.0g〜上限量40.0g
炭水化物基準値：推奨量180.0g〜上限量252.0g

以上の結果より，糖尿病粥食（エネルギー：1,350kcal，たんぱく質：56g，脂質：30g，炭水化物：215g）とした.

⑥ 入院時アセスメント：

B病院より転移入院．入院時の状態は褥瘡12×5cmと大きく，ポケット4cmあり．創周囲部分まで発赤がみられ，壊死部から悪臭あり．ADLは全介助．生化学データはTP 6.1g/dL，Alb 3.1g/dL，A/G比1.0，CRP 8.0μg/dLと炎症反応がみられ低栄養状態であった．インスリン20単位使用していたが空腹時血糖177mg/dL，HbA$_{1c}$ 7.2%とコントロール不良であった．

⑦ 入院後モニタリング：（4日後）

全介助で糖尿病刻み食にてエネルギー1,119kcal，たんぱく質50.4g，脂質32.7g，糖質154.7g，レチノール当量946μg，ビタミンC 80mg，n-6/n-3比2.9と摂取できるようになったが，喫食状態は主菜の魚や肉は摂取するものの，お浸しや果物は半分しか摂取せずβカロテンやビタミンCの摂取不足がみられた（落とし穴1）.

褥瘡の早期治癒にはエネルギーやたんぱく質，ビタミン類が必要と考え，ショ糖が含まれず糖質が少ない栄養機能食品グルセルナ®にてエネルギー，たんぱく質の補足を行った（エネルギー255kcal，たんぱく質10.5g，脂質13.9g，糖質20.0g）．またβカロテンの補足のため，野菜ゼリーを付加し，コラーゲン生成を高めるビタミンC 0.2gを薬剤部に医師が依頼した.

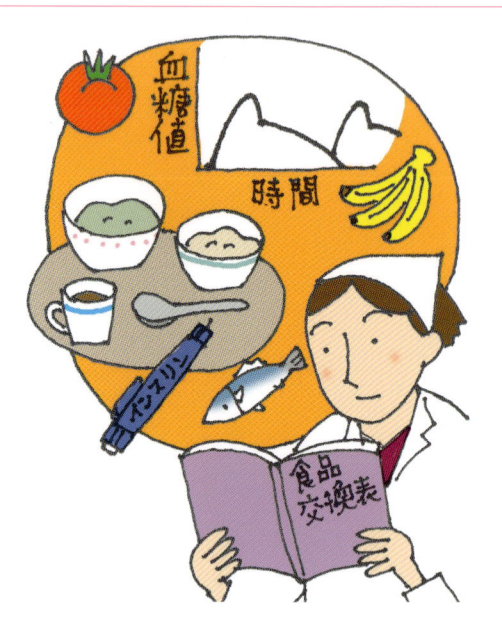

⑧ 入院後モニタリング：（1ヵ月後）

エネルギー1,407kcal，たんぱく質64.3g，脂質46.2g，糖質178.0g，レチノール当量1,900μg，ビタミンC 250mgと摂取栄養量の増加がみられた．n-6/n-3比は4.1であった．褥瘡部は一部分壊死部が残るがピンク色の肉芽が盛り上がり，肉芽形成良好（7×4.5cm）となった．グルセルナ®は飲みにくいと患者からの訴えがあった．グルセルナ®は脂質が49.2%と多く，その32.1%をオレイン酸が占め，抗炎症作用を有するn-3系の脂肪酸が少なくn-6/n-3比11である（Memo-1）．そのため同じ糖質・脂質調整栄養食品であり，脂質エネルギー比38%，n

---

Memo-1

n-6系脂肪酸であるリノール酸は，アラキドン酸に代謝されてロイコトリエン（LT）4系統やプロスタグランジン（PG）2系統，トロンボキサン（TX）A2などのエイコサノイドを生成します．LT4系統は炎症促進作用を，TXA2は強力な血小板凝集作用を有しているため，これらの過剰摂取は血管透過性の口唇や細動脈の閉塞など過剰な炎症反応，アレルギー反応を惹起し，また脳梗塞，心筋梗塞などの梗塞性疾患の病態に悪影響を及ぼします．しかし，n-3系脂肪酸の摂取によってn-6系の代謝反応が競合的に阻害されるためPGE2やLTB4の産生が抑制され，炎症性サイトカインを介する好中球の走化性やフリーラジカルの産生減少によって，過剰な炎症反応や血栓性が抑制されます．

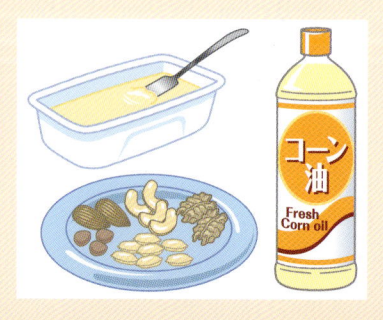

落とし穴-1

個々人の喫食量には大きな違いがあるので，何を残しているのかを把握することが必要です．主食を残すのであればエネルギー源になる糖質が不足します．エネルギー代謝と蛋白代謝は密接に関連し，たんぱく質摂取量が正常であってもエネルギー出納が負であると，摂取したたんぱくが有効に利用されず体蛋白合成が低下します．たんぱく質食品の供給源である主菜を残せば，たんぱく質とともに脂質や微量元素，ビタミンB群が不足します．また，野菜を残す患者であればβカロテン，果物を残す場合にはビタミンCが不足となります．

図1 生化学検査の変化

図2 摂取栄養量の変化

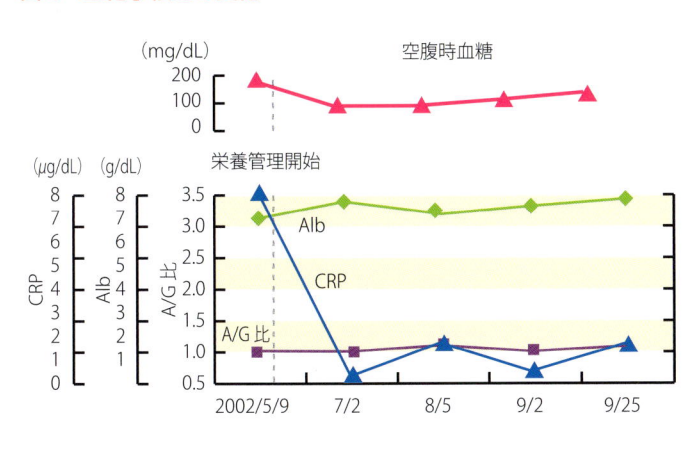

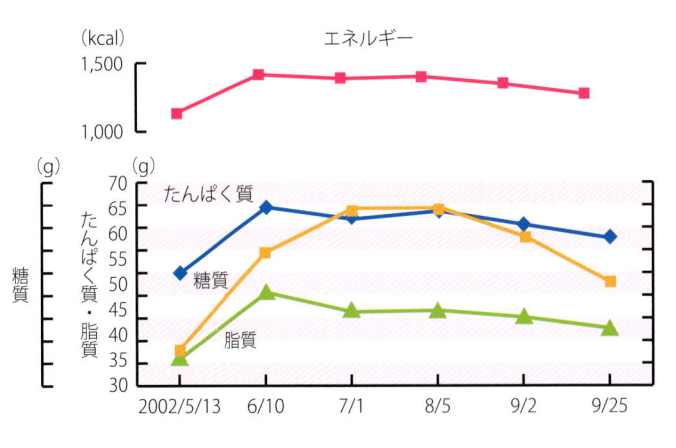

-6/n-3比3.6で微量元素を強化配合したタピオン®（エネルギー200kcal, たんぱく質8.0g, 脂質9.0g, 糖質25.6g）へ変更した．栄養剤のエネルギーは55kcal減ったもののタピオン®は全量摂取することができ，エネルギー1,382kcal, たんぱく質62.2g, 脂質42.5g, 糖質188.0g, レチノール当量1,814μg, ビタミンC 235mgとなった．以下の生化学・栄養摂取の推移を図1, 2に示す．

⑨ 入院後モニタリング：（2ヵ月後）

褥瘡部の炎症はおさまり，壊死部が（3×7cm）急速に縮小し（図3），表面の滲出液も殆どみられなくなった．摂取栄養量はほぼ同じであったが，生化学データはCRPは0.4μg/dLに低下し，Albは3.4g/dLに上昇した．血糖コントロールは栄養量を増加したにも関わらずインスリン20単位のまま推移し，HbA$_{1C}$も6.4％と良好となった．蛋白質やエネルギーの消耗が少なくなり体重は40kgに増加した．3ヵ月後，褥瘡は（2×1.5cm）と改善した（図3）．体重も42kgに増加したが，尿路感染症と考えられる熱発とCRPの上昇，若干の食欲低下がみられた．

⑩ 入院後モニタリング：（4ヵ月後）

褥瘡はほぼ完治状態と思われたが，下方向にズレを起こし仙骨部に新たなポケット1.0×1.0cmができた（図3）．

⑪ 入院後モニタリング：（5ヵ月後）

インスリンは20単位と変わることなく，血糖値も安定し褥瘡は完治した（図3）．

ポイント

糖尿病はインスリンの作用不足により起こる全身の代謝異常をきたす疾患であり免疫不全に陥りやすいです．また，褥瘡などを発症すると創傷治癒遅延を引き起こしやすいです．本症例はインスリンを使用していましたが，HbA$_{1C}$ 7.2％と血糖コントロール不良でした．褥瘡も再発し，さらに炎症や滲出液などの蛋白質の喪失があったことから，低栄養を招いたのではないかと考えました．治癒のためには血糖コントロールおよび必要栄養量の確保が必要と考え，エネルギー，たんぱく質，ビタミンやミネラルなどの十分な補食を行いました．入院時，補食のための栄養剤の選択が誤っており，抗炎症作用を有するn-3系の脂肪酸が少なく，n-6/n-3比の高い栄養剤を選んでしまいました．また全量摂取できなかったため，脂質含量が少なくn-6/n-3比の低い他の栄養剤へ変更しました．褥瘡の早期治癒を図り，栄養状態を改善するために必要な栄養量確保に補食の提供を行うには，対象者の疾患や嗜好に合わせた適切な栄養剤選択が重要です．（井上由紀）

参考文献

田中芳明：臨床におけるImmunonutritionの展開．臨床栄養 102(5)：573-580, 2003

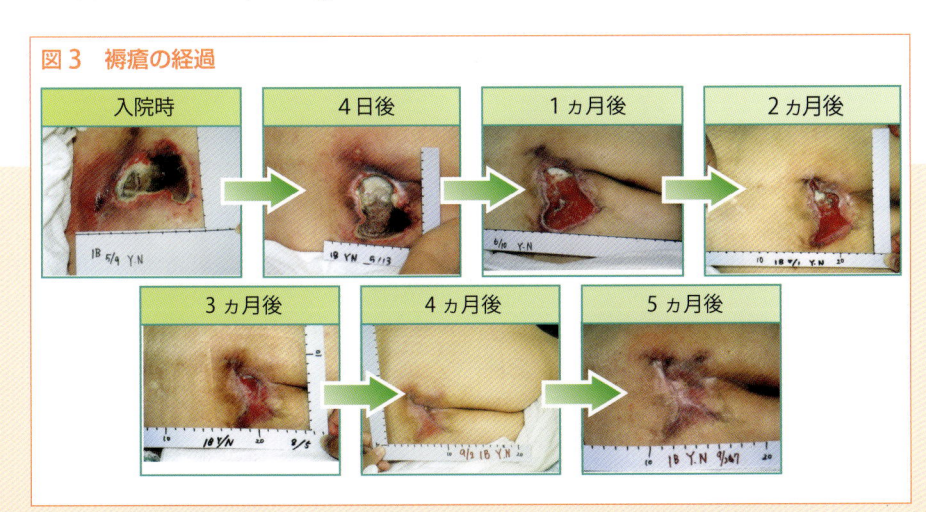

図3 褥瘡の経過

入院時 → 4日後 → 1ヵ月後 → 2ヵ月後

3ヵ月後 → 4ヵ月後 → 5ヵ月後

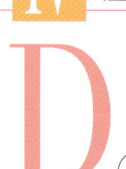

D 胃瘻による水分管理

症例

① 利用者：71歳男性

② 疾患：多発性脳梗塞，高血圧性心疾患

③ 問題リスト：
- #1. 多発性脳梗塞の後遺症により右片麻痺
- #2. 摂食嚥下障害
- #3. 水分摂取不足

④ 入院時身体，検査所見：

> 身長：158cm，体重：48kg，
> BMI：19.6kg/m²
> 総蛋白（TP）：7.2g/dL，
> 血清アルブミン（Alb）：3.8g/dL，
> 尿素窒素（BUN）：18.3mg/dL，
> クレアチニン（Cr）：1.3mg/dL，
> C反応性蛋白（CRP）：0.21μg/dL

⑤ 入院時必要栄養量算定：

> 推定エネルギー必要量：1,300kcal
> たんぱく質基準値：
> 　推奨量 56.0g～上限量 81.0g
> 脂質基準値：
> 　推奨量 20.0g～上限量 33.3g
> 炭水化物基準値：
> 　推奨量 150.0g～上限量 210.0g

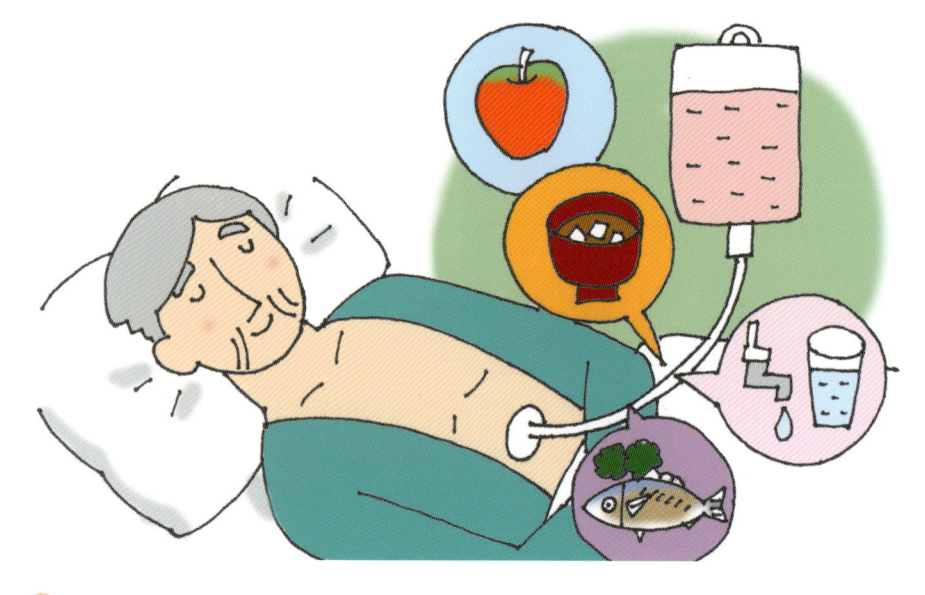

⑥ 入院時アセスメント：

多発性脳梗塞の後遺症による右片麻痺があり，左手スプーンで自力摂取可能であるが，運動障害を伴っており，口腔の右側にスプーンを運ぶため，食べこぼしやむせがみられる．家族には病状や病態の説明を行うが，受容に時間がかかる．本人は「普通のご飯が食べたい」との希望があり，家族もそれを望むがむせを起こしやすいため，粥刻み食を提供し摂取状況をみながら食形態および食事量の検討を行う．Albは3.8g/dLと正常範囲内．CRP 0.21μg/dLと炎症反応はみられていない．摂取エネルギー 1,085kcal，たんぱく質 43.8g，ビタミンC 100mg．食事はほぼ全量摂取であるが，むせ（落とし穴1）により水分摂取が困難であり，800mL以下の飲水量となった．水分摂取量の低下に注意しながら様子観察となる．

⑦ 入院後モニタリング：（入院2ヵ月後）

徐々に嚥下状態が低下した．粥の水分でむせがみられていたため，ゼリー粥に変更．しかし野菜など繊維の多い献立でむせがみられるようになる．摂取エネルギー 964kcal，たんぱく質 38.4g，ビタミンC 84mg，飲水量 700mLとやや減少．CRP 1.12μg/dLと炎症反応がみられAlbは3.4g/dLと低下した．右片麻痺により食物残渣が口腔内に残りやすい．言語聴覚士（ST）より，口の中が全部なくなってから，スプーンを運ぶよう患者本人およ

落とし穴-1

むせがあるからといって，誤嚥しているとは限りません．むしろむせない誤嚥もありますので，声がかすれていないか，熱が出ていないか，炎症反応がないかなど，全身の状態チェックが必要です．

Memo-1

ゼリー粥の作り方
使用材料（1人分）
・お粥　120g　・ソフティア（ゼリーの素）
作り方
① ソフティア1包（1.5g）を水50cc（適量）で溶かし，80℃まで温める（電子レンジでも可）
② ①に炊き上がった温かい粥を入れ，混ぜ合わせる
③ 器にうつし冷やす（15分程度）
④ 器のまま温める（電子レンジでも可）

Memo-2

主食100g中のエネルギーと水分

	エネルギー（kcal）	水分（g）
ごはん	168	60
全粥	71	83
5分粥	36	91.5
おもゆ	21	95

❽ 入院後モニタリング：（5ヵ月後）

むせの状態がひどく，刻み食からミキサー食へ変更（*Memo-1*）．ゼリー粥から粥のミキサー食へ変更するが，「糊のようで嫌」とのことで，二口程度しか食べられない．そのため5分粥にし，増粘剤トロメリン®Hiによりトロミをつけて提供する．ほとんどむせを起こすことなく食べられ，本人も5分粥の方が食べやすいといわれる．摂取エネルギー 1,005kcal，たんぱく質 41.1g，ビタミンC 93mg．ミキサー食にすることでむせは少なくなったが，全粥から5分粥にすることでの栄養量低下やむせにより食物残渣を出すことがあり，ビタミンやミネラルの補給が食事のみでは難しい（*Memo-2*）．朝の牛乳も摂取困難であり，エネルギーやカルシウム，たんぱく質の不足が考えられるため栄養剤ゼリーの補食を検討する．栄養剤ゼリーの選択は，補食することで今以上に食事量を多くすると誤嚥のリスクを高めるため，少量でエネルギー，たんぱく質の補給ができ，ビタミン，ミネラルを含むサンエット®2.0 ゼリー（エネルギー 157kcal，たんぱく質 7.1g）を毎食付加．しかしその後，さらに嚥下状態低下し，少し誤嚥していると考えられるため，朝夕の食事をむせの少ないゼリー食に変更した．STより家族への食事介護指導があり，口内の食べ物がなくなってから少量ずつ食べさせること，左の噛む力の方が強いため，左側に入れることなどを指導した．水分は300mLしか摂取できないため，末梢静脈より水分補給を行う（*Memo-3*, 落とし穴2）．

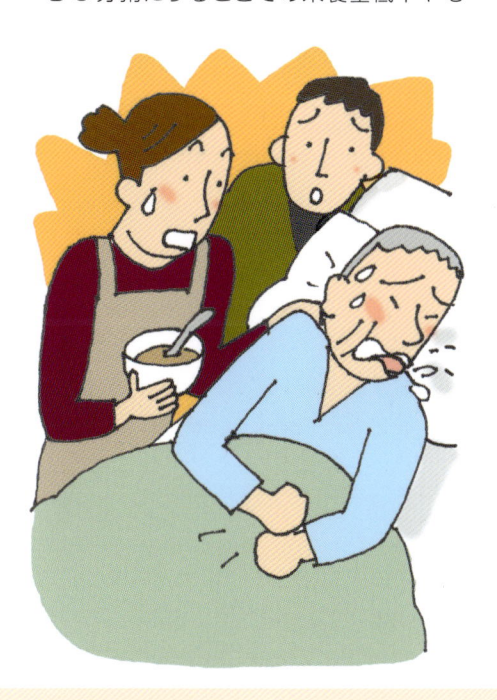

❾ 入院後モニタリング：（6ヵ月後）

体力の低下がみられ，リハビリが一時中止となる．摂取エネルギー 995kcal，たんぱく質 45.9g，ビタミンC 142mgと摂取栄養量は変わらないが，痰量多く，体を揺らすほどのむせが頻回であり消耗が激しいと考えられる．体重が入院時に比べ2kg減少する．Albも3.4g/dLと低栄養状態が持続している．水分摂取は500mL程度．BUNが45mg/dLと上昇しているが，Crは1.3mg/dLと低下，Htは34.2%から37.4%と増加しているため，腎機能低下よりも脱水が疑われた（*Memo-4*）．食事の時，トロミ茶を頻繁に飲まれるが，大量の痰やむせが引き金となっての嘔吐もみられ，水分が失われている可能性がある．食事の時以外でも水分補給を行うが，限界があるため末梢より補給することとした．医師より家族に摂食嚥下機能の悪化がみられ，無理に水分摂取を行うと誤嚥性肺炎を起こす可能性が高く，十分な水分摂取ができないと説明をした．脱水を起こさないために末梢点滴を行っているが，毎日のことであり苦痛を伴うため，胃瘻増設し無理なく水分補給を行うことの説明を行った．

❿ 入院後モニタリング：（7ヵ月後）

胃瘻造設後，嚥下状態の確認をしながらゼリーを中心とした食事再開する．摂取エネルギー 1,195kcal，たんぱく質 49.0g，ビタミンC 205mg，水分補給は胃瘻より行うため食事の時にトロミ茶を無理して飲むことがなくなった．むせはみられるものの，体を揺らすようなことはなくなり，食事前後に吸引することで比較的スムーズに食事摂取が可能となった．

Memo-3

食事中の水分も重要です．例えば味噌汁には100～150mLの水分が含まれます．嚥下障害などにより味噌汁が飲めない場合には，エネルギーなどの栄養素とともに水分摂取も重要であるという認識が必要です．

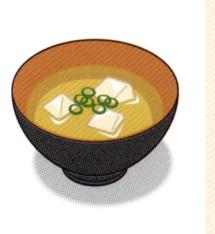

落とし穴-2

食事中の水分量を考える時，牛乳200mLに含まれる水分は200mLではありません．175mLです．これと同じように，栄養剤の水分も各製品さまざまです．水分出納を考えるときには注意が必要です．

Ⅳ 症例から学ぶ栄養管理の実際

⓫ 入院後モニタリング：（8ヵ月後）

家族が「頬のコケがなくなり，膨らんできたでしょう」とうれしそうに話される．顔色もよくなり，摂取の状態も安定している．地区のお祭りに参加するため外出され，家族が「あんなに元気な姿は初めて見た」と話される．

⓬ 入院後モニタリング：（11ヵ月後）

食事中のむせはみられるものの摂取栄養量は安定しており，摂取エネルギー1,284kcal，たんぱく質39.9g，ビタミンC 190mg．TP 7.4g/dL，Alb 3.7g/dLと栄養状態の改善と体重増加がみられる．体重，摂取栄養量，検査データの推移を図1〜5に示す．

ポイント

嚥下障害を有する症例は，栄養補給量のみならず水分管理をいかに行うかが栄養管理における重要なポイントとなります．本症例では，摂食嚥下障害の進行とともに食事内容の変更を行ってきました．しかし栄養量の確保はできても，水分量の確保ができず，胃瘻に頼らざるをえませんでした．胃瘻増設により，苦痛を与えることなく，栄養補給を行うことができ，体重増加，栄養状態の改善がみられました．しかし胃瘻造設には胃食道逆流性肺炎などの新たな問題が起こっています．（井上由紀）

▶▶検査データの推移

図1 体重の推移

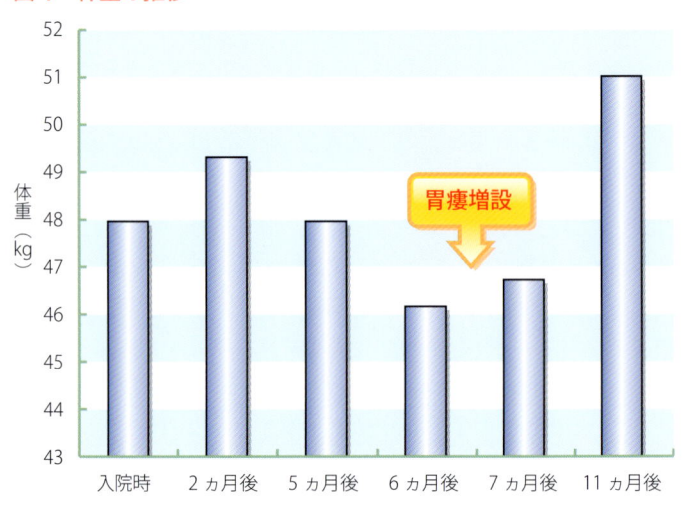

図4 AlbとCRPの推移

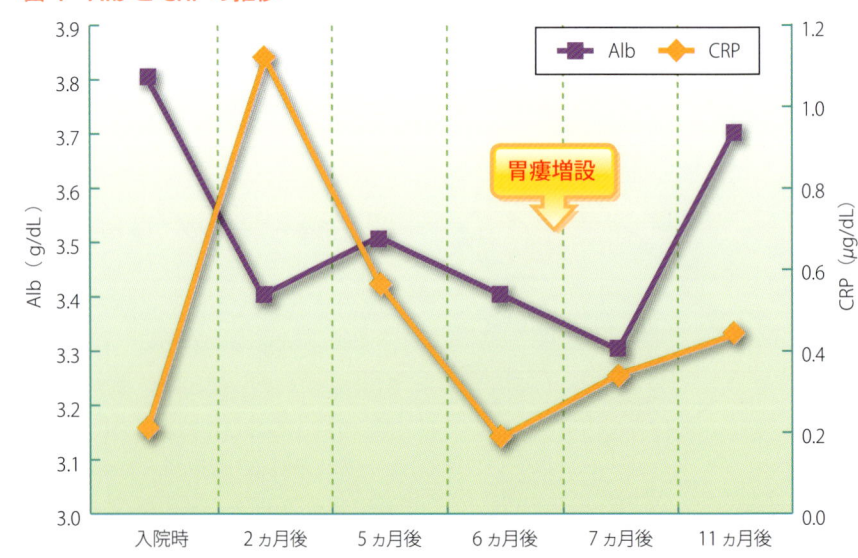

Memo-4

食材100g中エネルギーと水分
野菜や果物も水分補給源です．

	エネルギー（kcal）	水分（g）
牛肉（かた）	257	62.3
鯛	194	66.1
卵	151	76.1
りんご	54	84.9
木綿豆腐	72	86.8
牛乳	67	87.4
りんごジュース	44	87.7
人参	37	89.5
大根	18	94.6

図2 摂取栄養量の変化

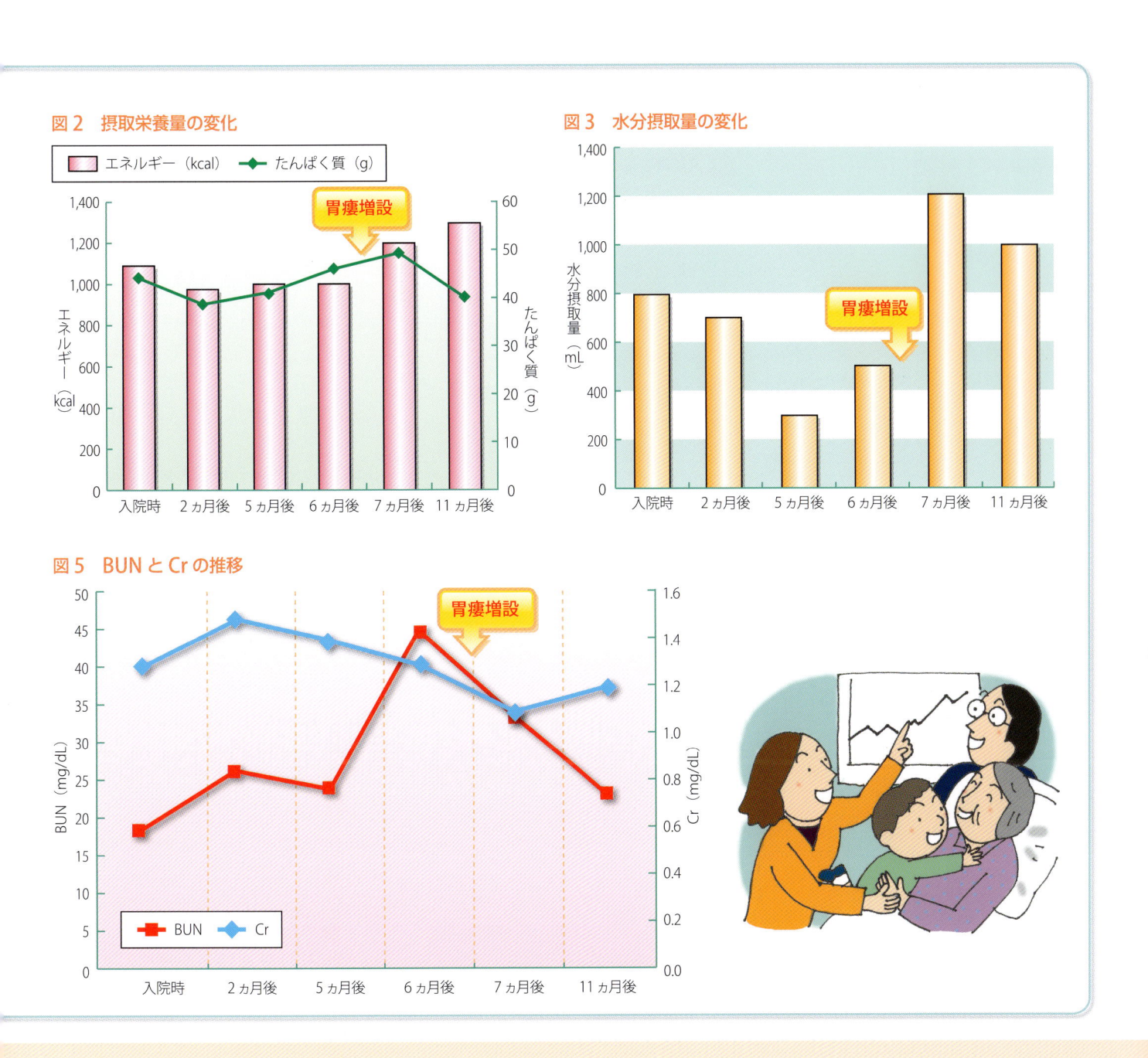

図3 水分摂取量の変化

図5 BUNとCrの推移

E 胃食道逆流によるTPNからの離脱例

症例

① 利用者：64歳男性

② 疾患：くも膜下出血後遺症，高血圧症，四肢麻痺

③ 問題リスト：
- #1. 胃食道逆流により完全静脈栄養法（total parenteral nutrition：TPN）管理
- #2. 低アルブミン血症
- #3. MRSA感染

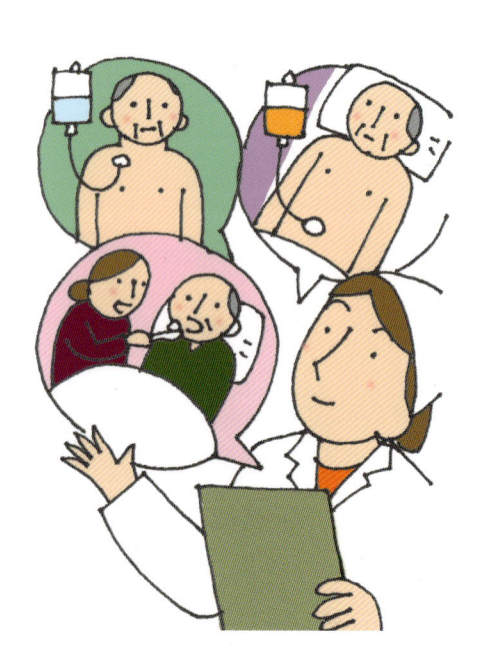

④ 入院時身体，検査所見：

> 身長：160cm，体重：46.7kg，
> BMI：18.2kg/m²
> 総蛋白（TP）：6.8g/dL，
> 血清アルブミン（Alb）：3.1g/dL，
> 尿素窒素（BUN）：12mg/dL，
> クレアチニン（Cr）：0.4mg/dL，
> C反応性蛋白（CRP）：0μg/dL
> ADL：全介助

⑤ 入院時アセスメント：

入院時Alb 3.1g/dLと低栄養であり，MRSA感染がみられた．低栄養およびMRSA感染の改善には，まずは生体内の免疫能を向上させることが必要であると考えた．そこで腸管粘膜細胞の維持にかかわり，蛋白合成促進作用を有するグルタミン，過剰な炎症を抑え，免疫調節作用を有するn-3系脂肪酸，蛋白合成にかかわる亜鉛，各種代謝に関わるビタミンを多く配合したペムベスト®が適すると考え，1日300mL×3回を経鼻管栄養にて投与開始した．

⑥ 入院後モニタリング：（入院2ヵ月後）

胃瘻（Memo-1）を増設し順調に経過，1ヵ月後にはAlb 3.3g/dLと改善したが2ヵ月後，胃食道逆流による肺炎の発症によりAlb 3.1g/dL，CRP 18.7μg/dLと炎症反応高値を示して栄養状態が低下した．発熱がおさまったところで，ペムベスト®半量（150mL）より開始するが，翌日逆流がみられたため，栄養剤の注入中止となり，TPNでの管理となった（Memo-2）．

⑦ 入院後モニタリング：（3ヵ月後）

再び栄養剤の注入を試みる．前回150mLの液体で逆流がみられたことを踏まえて，医師，看護師と相談し，少量からの開始とすること，寒天を使用し半固形状で注入することを検討し，2kcal/mLの栄養剤を昼1回50mLの投与より開始した．しかし翌日熱発．TPNにて栄養補給を行わざるを得なかった．

⑧ 入院後モニタリング：（5ヵ月後）

TPNにて栄養補給を行うことにより，AST 46IU/L，ALT 58IU/Lと肝機能値の上昇がみられた．炎症反応がおさまってきたため，再度栄養剤投与の検討を医師，看護師とともに行った．問題点として，
① 長期欠食であり小腸の絨毛が萎縮していると考えられること
② Albが2.6g/dLと低栄養であり，胃食道逆流性肺炎を起こしやすいこと

Memo-1

胃瘻チューブの種類

バルーン・ボタン型	長所：交換が容易，自己抜去が少ない．栄養剤の通過する距離が短いのでカテーテル汚染が少ない．逆流防止機能がある． 短所：バルーンが破裂することがあり，短時間で交換になることがある．ボタンの開閉がしづらい．
バルーン・チューブ型	長所：交換が容易．栄養チューブとの接続が容易． 短所：バルーンが破裂することがあり，短時間で交換になることがある．自己抜去しやすい．チューブ内の汚染が起きやすい．
バンパー・ボタン型	長所：カテーテルが抜けにくく，交換までの期間が長い．自己抜去が少ない．栄養剤の通過する距離が短いのでカテーテル汚染が少ない．逆流防止機能がある． 短所：交換時に痛みや圧痛感を生じる．ボタンの開閉がしづらい．
バンパー・チューブ型	長所：カテーテルが抜けにくく，交換までの期間が長い．栄養チューブとの接続が容易． 短所：交換時に痛みや圧痛感を生じる．自己抜去しやすい．チューブ内の汚染が起きやすい．

（西口幸雄：いろうのい・ろ・は，NPO法人PEGドクターズネットワーク，東京，2005, 32-35）

図1 摂取栄養量の変化

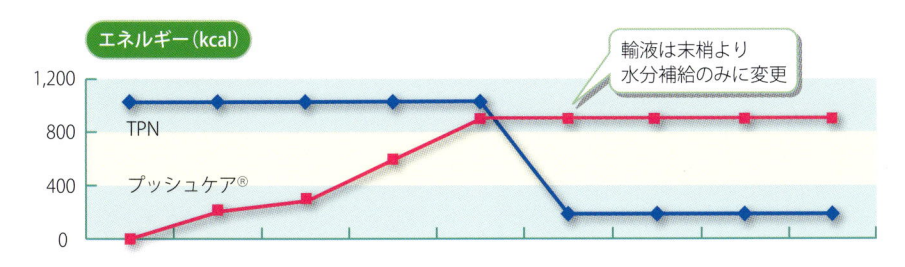

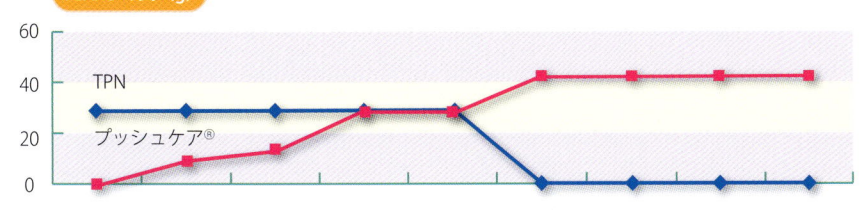

エネルギー（kcal）
- TPN
- プッシュケア®
- 輸液は末梢より水分補給のみに変更

たんぱく質（g）
- TPN
- プッシュケア®

脂質（g）
- プッシュケア®
- TPN

横軸：投与開始、2日目、5日目、7日目、8日目、9日目、10日目、1ヵ月

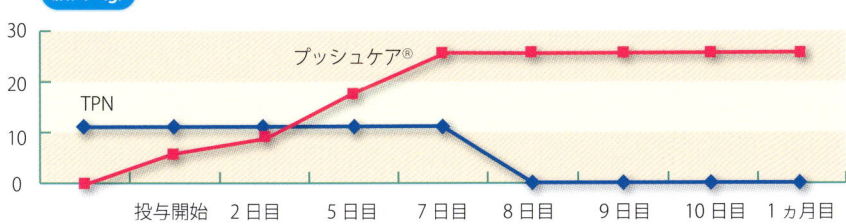

③痰が多くいつも吸引していることがあげられた．前回の結果を省みて，ただ単に栄養剤を半固形化するだけでは同じ結果を招くため，栄養剤の組成に十分な検討を行った．まず，①水分はTPNより補給するため，できるだけ少量でエネルギー確保を行うよう2.0kcal/mLの栄養剤を使用すること，②ビタミン，ミネラルが十分に含まれていること，③過剰な炎症反応を引き起こさないために脂質の組成中にn-3系脂肪酸のエイコサペンタエン酸（EPA）やドコサヘキサエン酸（DHA）が含まれていること，④製品組成中に胃食道逆流防止効果があることを基準として栄養剤の選択を行った．その結果，胃の蠕動運動を促進し胃内容物の排出促進作用がある遊離グルタミン酸を含む，プッシュケア®を使用することとした．

投与に際しては，長期欠食のため50gの少量より開始することとした．看護師は適切なギャジアップの角度や投与時間の確認を行い，嘔吐反射がないか，痰の絡み具合の増減について観察を行い，次の注入時には胃瘻部の開放を行い，胃内容物の停滞がないか確認し，少しずつ注入量の増加を行った．その結果，50g×2回，50g×3回，100g×3回，150g×3回と順調に栄養量の増加が行えた（図1）．ただし水分のみは胃瘻部より投与を行うと逆流の危険性が高いため，静脈より投与を継続した．

❾ 入院後モニタリング：（5ヵ月半後）

半月後，TPNから離脱することで肝機能の改善がみられ，ALT 22IU/L，AST 38IU/Lと低下した．また低値であった総コレステロール値が99mg/dLから120mg/dLと上昇し，Albが3.0g/dLとなり肝臓での蛋白合成能の向上がうかがえた．「顔色が良くなり，熱が出ることが少なくなりました」「皮膚のカサカサがなくなって，声をかけてもまったく無反応であったのが，うなずくようになりました」と家族が非常によろこばれる．痰の量も少なくなり吸引回数の減少がみられた．

Memo-2

TPNの問題点

1. 非生理的．
2. 腸管粘膜の萎縮や絨毛高の減少をきたしやすく腸管免疫が低下しバクテリアトランスロケーションを引き起こしやすくなる．
3. 脂肪を含まないグルコース主体のTPNでは高インスリン血症が関与して脂肪合成が亢進し脂肪肝を併発し，肝機能の低下を引き起こしやすくなる．
4. 脂肪乳剤投与の際には，TPNとは別ルートを確保しなくてはならず，後期高齢者では非常に血管確保が難しい．

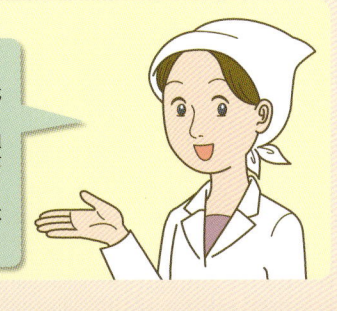

Ⅳ 症例から学ぶ栄養管理の実際

❿ 入院後モニタリング：（9ヵ月後）

　総コレステロール値は更に上昇し140mg/dLとなり，Alb 3.2g/dLと上昇，リンパ球数も908/μLから1,002/μLと上昇し栄養状態の改善がみられた．また炎症反応はなくなり，A/G比（Memo-3）が0.7から0.9と上昇し，免疫能の改善がうかがえた．ゴロ音はみられるものの，吸引することがほとんど無くなった．

　各検査値の変化を図2に示します．

ポイント

　栄養補給方法は，原則として腸管が使用できる場合には経口あるいは経腸栄養が基本ですが，胃食道逆流性肺炎ではさらなる症状の悪化を防ぐためTPNに頼らざるをえないのが現状です．非生理的なTPN管理では腸管粘膜の萎縮や絨毛高の減少をきたしやすく腸管免疫の低下により，全身の免疫能の低下を招くなど問題点が多く，早期に離脱することが必要です．しかしながら胃食道逆流を起こしやすい症例では腹部膨満のために注入できない，注入後3時間経っても胃の中で停滞し水分管理が思うようにできない，腸管内で停滞し極度の便秘になる，少量ずつ投与を行う場合ベッドを30°に傾けるため，投与時間が長くなるとズレが生じ褥瘡のリスクが高まるなど問題点が多いです．本症例も経腸栄養を試みるも逆流を繰り返していました．そのような症例に医師，看護師，管理栄養士がそれぞれの立場において患者の状態を慎重に観察し栄養剤の種類や注入量の検討を行った結果，TPNから離脱することができました．（井上由紀）

図2　検査データの推移

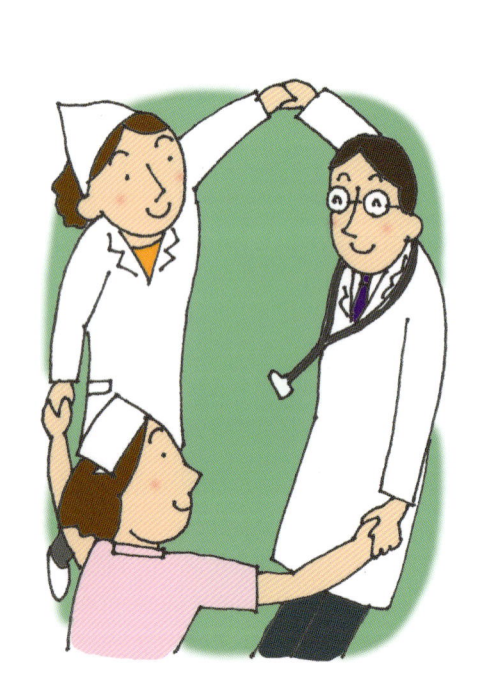

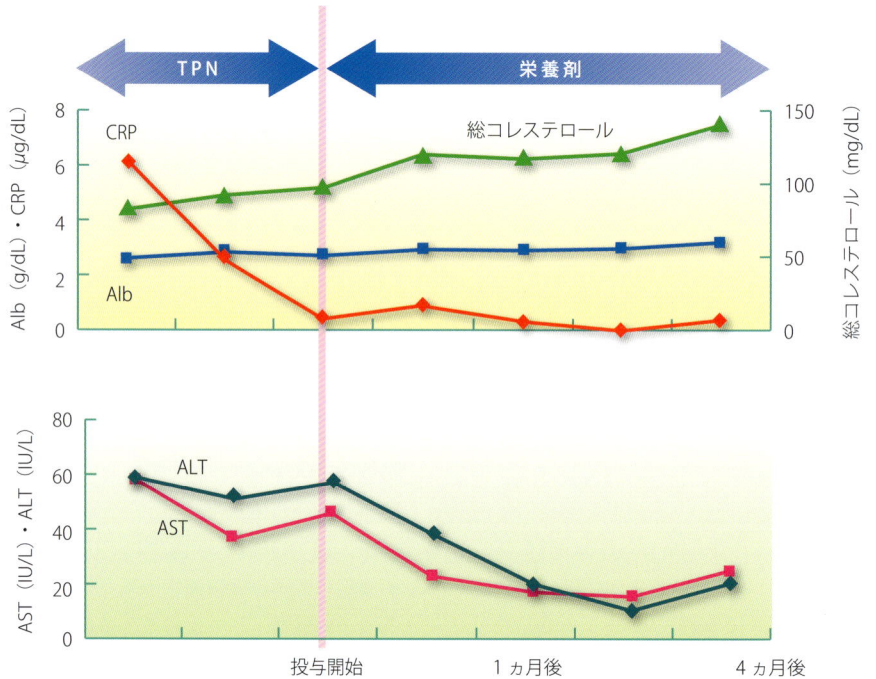

Memo-3

生化学検査	検査項目	標準値	検査値
	ALT	5〜45	19
	AST	11〜37	17
	A/G比	1.2〜2.0	2.2
	コレステロール	110〜	

A/G比は総蛋白に占めるアルブミンとグロブリンの比であり，アルブミン／グロブリンで表されます．グロブリンの大部分は免疫グロブリン（IgG, IgM, IgA, IgD, IgE）で，抗原刺激をうけたBリンパ球（B細胞）が分化して合成，分泌する蛋白質です．

V 写真で見る献立の具体例

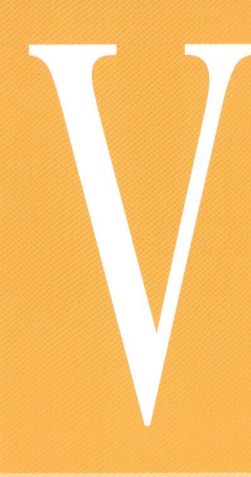

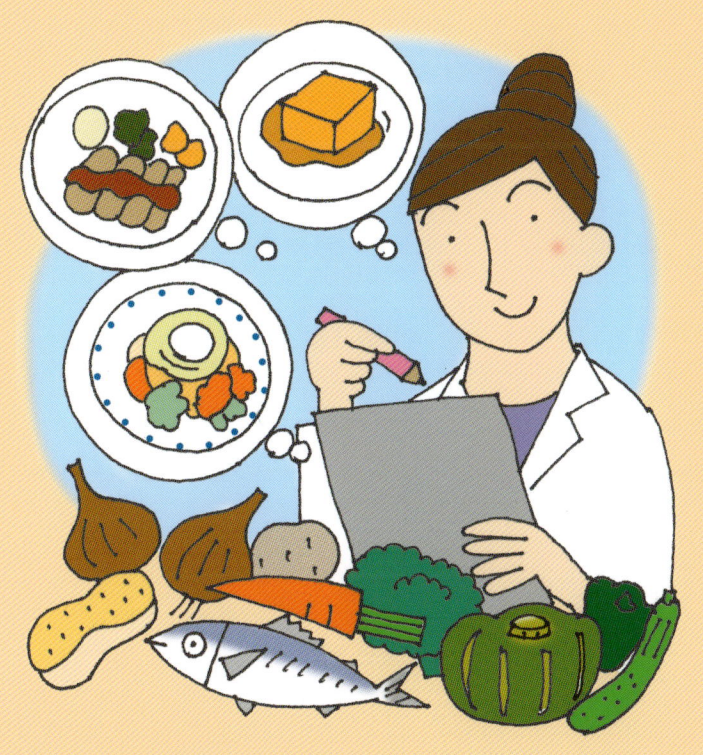

A	**摂食・嚥下機能低下に対応した料理（A）** 井上由紀・三瓶彰子
B	**摂食・嚥下機能低下に対応した料理（B）** 谷口利恵子
C	**新しいソフト食の提案** 黒田留美子
D	**季節の行事食（1）**〜普通食から介護食への展開 増田邦子
E	**季節の行事食（2）** 山村つぐ美

Ⅴ 写真で見る献立の具体例

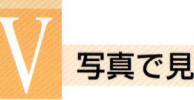

A「摂食・嚥下機能低下に対応した料理（A）」

（井上由紀・三瓶彰子）

バンバンジー

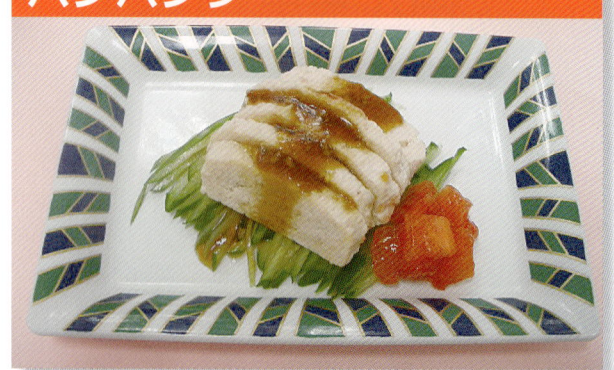

しっとりとした食感で，唾液の少ない方でも大丈夫です．
付け合わせの野菜で彩りよく！！

① 鶏ひき肉は前日よりきちんと下ごしらえ調理料Nに漬け込んでおく．
② たまねぎはみじん切りにし，ごま油で炒め，冷めてから①と良く混ぜ合わせ，オーブンで蒸し焼きにする．
③ ②を食べやすい大きさに切り，器に盛り付け，上からたれをかける．

きちんと下ごしらえ調理料N（味の素KK）
　肉類や魚介類に混ぜて漬け込むだけで，保水効果によりジューシー感を保つことが可能となる，機能型食品．
　材料の重量に対し，2～4%を10倍量の水で溶き，よく混ぜ込み，15時間程度漬け込んで使用する．

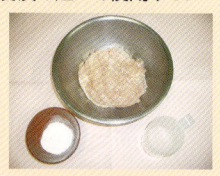

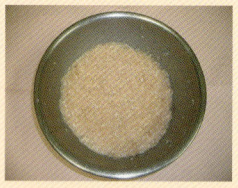

水で溶かして混ぜる → 混ぜた後は，とてもふっくらな状態になる．この状態で約15時間漬け込む

材　料	分量（g）(1人分)	材　料	分量（g）(1人分)
鶏ひき肉	65	たれ	
きちんと下ごしらえ調理料N	1.3	薄口しょうゆ	1
水	13	塩	0.3
たまねぎ	25	砂糖	0.5
ごま油	1		

エネルギー	蛋白質	脂質	鉄	塩分
149kcal	13.0g	8.5g	0.3mg	0.8g

チキンハム

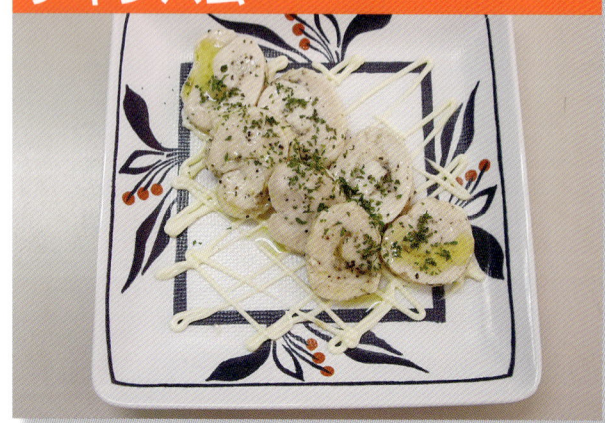

高齢者に合わせて，肉の厚みを調節できます．ドレッシングやオーロラソース，酸味でむせやすい方には和風あんなど，いろいろなソースでアレンジができます．

① 鶏肉は前日よりきちんと下ごしらえ調理料Nに漬け込んでおく．
② 鶏肉に塩，黒こしょうをふり，食べやすい大きさになるように丸め，タコ糸で結ぶ．（あまり太くすると調味液がしみ込みにくい）．
③ はちみつ，砂糖，料理酒，うま味調味料，月桂樹を鍋に入れ，一度煮立たせたあと，②の肉を入れて，オーブンで蒸し焼きにする．
④ 1時間程度蒸し焼きにした後，肉だけを取り出し，冷ましてから，

肉をスライスした後，調味液のしみ込みがもう少し，ほしい場合には，調味液の入っているバットに移し，再度加熱すると味がしみ込みます．

材　料	分量（g）(1人分)	材　料	分量（g）(1人分)
鶏肉	60	黒こしょう	0.2
きちんと下ごしらえ調理料N	1	うま味調味料	0.1
水	10	月桂樹	1枚
はちみつ	2	乾燥パセリ	適量
砂糖	4	マヨネーズ	6
料理酒	4	オリーブ油	1
塩	0.4		

エネルギー	蛋白質	脂質	鉄	塩分
195kcal	11.8g	12.5g	0.2mg	0.7g

豚の角煮

れんこんのすりおろしを加え，やわらかく，喉通りよく仕上げています．
高齢者に不足しがちなビタミン B_1 補給に最適です．

① 豚ひき肉は前日よりきちんと下ごしらえ調理料Nに漬け込んでおく．
② ①にすりおろしたれんこん，油，濃厚合わせ出しを入れ，よく混ぜ合わせる．
③ ②を油をひいたバットに流して，150～180℃のオーブンで10～20分焼く（盛り付ける器などを考慮し，好みの厚みになるようにバットに流し込む）．
④ しょうゆ，砂糖，料理酒，みりん，塩で煮込み液を作る．
⑤ ③を食べやすい適当な大きさに切り，④で煮込む．
⑥ 味が馴染んだら，水溶きかたくり粉を入れて，とろみをつける．
⑦ 器にあんも一緒に盛り付ける．添え野菜で彩りも鮮やかになります．

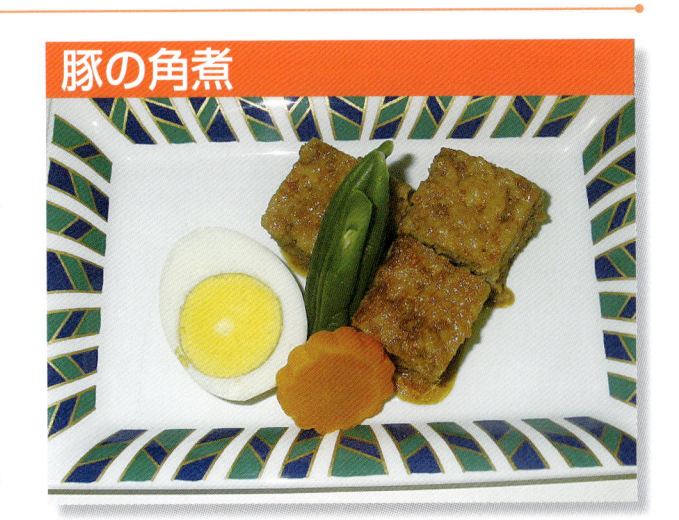

肉に油を混ぜることより，滑らかで食べやすくなります．

材料	分量 (g)(1人分)	材料	分量 (g)(1人分)
豚ひき肉	80	煮込み液	
きちんと下ごしらえ調理料N	1.6	しょうゆ	4
水	16	砂糖	4
油	1	みりん	1
濃厚合わせ出し	1	塩	0.1
		かたくり粉	1

エネルギー	蛋白質	脂質	鉄	塩分
229kcal	15.8g	13.1g	0.52mg	1.1g

ソフトステーキ

厚切り肉が食べにくい高齢者でも歯切れよく食べられます．
行事食の1品としても適しています．

① 牛ひき肉は前日よりきちんと下ごしらえ調理料Nに漬け込んでおく．
② じゃがいもは茹でて粉ふきにして，ミキサーにかけなめらかにして冷ましておく．
③ ①に塩，こしょうをふり，②のじゃがいもを加えてよく混ぜ合わせる．
④ バットに油をひき，③を流し込み，150～180℃のオーブンで10～20分焼く．
⑤ 鍋にデミグラスソース，砂糖，コンソメ，塩を入れ，加熱し，たれを作る（出し汁を適宜入れて濃度の調節を行う）．
⑥ ④を食べやすい大きさに切って，器にもり，上から⑤のソースをかける．裏ごししたじゃがいも，にんじんなどを添えると彩りも鮮やかになります．

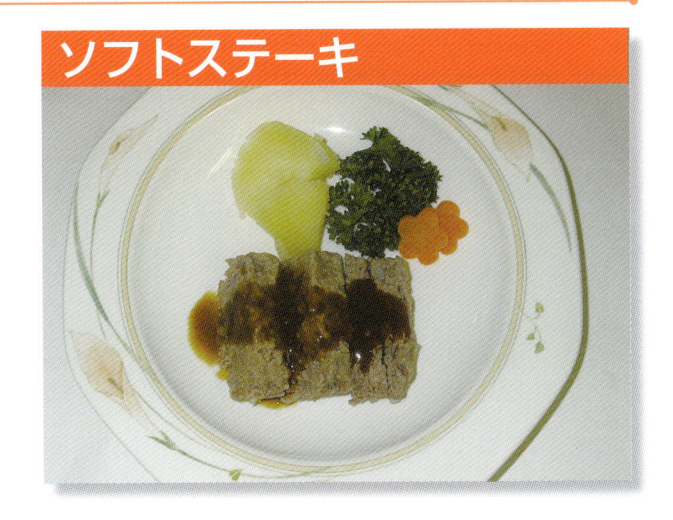

じゃがいもをミキサーにかけ，粒が残らないようになめらかにすることがポイントです．

材料	分量 (g)(1人分)	材料	分量 (g)(1人分)
牛ひき肉	80	油	1
きちんと下ごしらえ調理料N	1.6	たれ	
水	16	デミグラスソース	5
じゃがいも	25	砂糖	1
塩	0.3	コンソメ	1
こしょう	0.1	塩	0.2

エネルギー	蛋白質	脂質	鉄	塩分
223kcal	15.9g	13.4g	1.9mg	1.3g

V 写真で見る献立の具体例

A 「摂食・嚥下機能低下に対応した料理（A）」

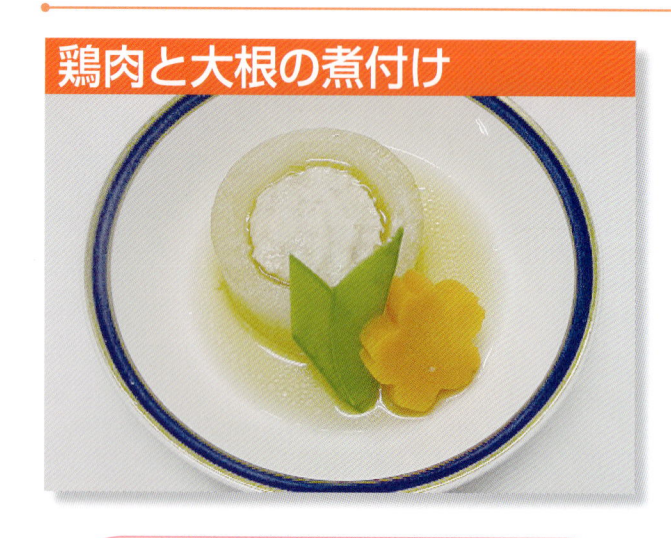

鶏肉と大根の煮付け

鶏肉の味が大根にしみ込んでいます．
鶏肉がやわらかいので，箸ですっと切れます．

① 鶏ひき肉は前日よりきちんと下ごしらえ調理料Nに漬け込んでおく．
② だいこんは輪切りにして下茹でし，真ん中をくりぬく．
③ 鶏ひき肉におろしたやまのいも（やまいも），みじん切りのたまねぎ，オイスターソース，ごま油，すりおろしたしょうが，塩，薄口しょうゆ，うま味調味料を入れてよく混ぜ合わせ，くりぬいただいこんに詰める．
④ 鍋に出し汁を適宜入れ，薄口しょうゆ，しょうゆ，みりん，料理酒，濃厚合わせ出しを加え，③を入れて煮込む．
⑤ 十分火が通り，やわらかくなったら，水溶きかたくり粉を入れ，とろみをつける．
⑥ 器にあんも一緒に盛り付ける．適宜添え野菜をつけると，きれいです．

だいこんの裏側に切れ目を入れると，より食べやすくし上がります．

材 料	分量（g）(1人分)	材 料	分量（g）(1人分)
だいこん	80	薄口しょうゆ	1
鶏ひき肉	30	うま味調味料	0.1
きちんと下ごしらえ調理料N	0.6		
水	6	煮込み液	
やまのいも（やまいも）	10	薄口しょうゆ	1
たまねぎ	20	しょうゆ	1
オイスターソース	3	みりん	1
ごま油	0.5	料理酒	1
しょうが	0.5	濃厚合わせ出し	1
塩	0.2	かたくり粉	0.2

エネルギー	蛋白質	脂質	食物繊維	塩分
100kcal	7.3g	4.1g	1.4g	1.2g

レバームース

しょうがやごぼうの風味でレバーの臭みが気になりません．
生クリームでなめらかな食感です．鉄分補給にどうぞ

① ゼラチンは1人10mLの出し汁でふやかす．
② たまねぎはスライスし，あめ色になるまで炒める．
③ 鶏の肝臓は，さっと湯通しする．
④ しょうが，ごぼうはすりおろす．
⑤ 鍋に②，③，④と砂糖，しょうゆを入れ，ひたひたになるくらいの出し汁を入れて煮る（出来上がり総量60mLなので，それを考慮して出し汁を入れる）．
⑥ ②に生クリーム，溶かしたゼラチン，トロメリン®Hiを入れ，なめらかになるまでミキサーにかける．
⑦ バットに流し入れ，冷蔵庫で冷やし，固める．
⑧ 鍋にみりん，しょうゆ，料理酒，出し汁を入れて煮立たせ，かたくり粉でとろみをつける．
⑨ ⑦を切り分け，器に盛り，⑧をかける．

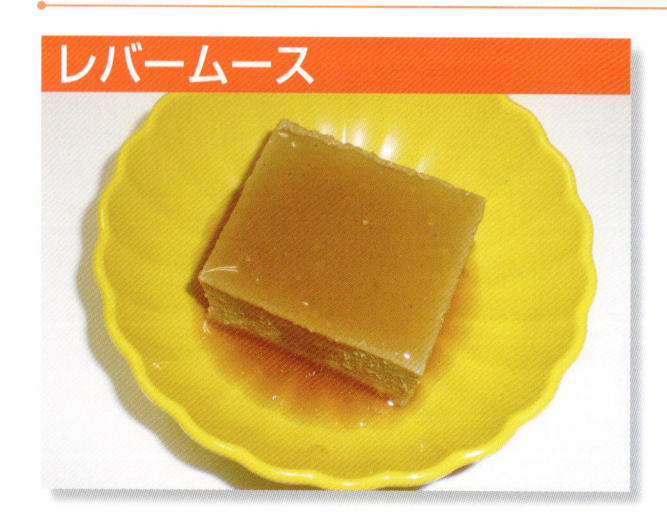

ミキサーにしっかりかけ，なめらかにすると，出来上がりもなめらかに仕上がります．トロメリン®Hiを入れることで，口のなかでのまとまりもよくなります．

材 料	分量（g）(1人分)	材 料	分量（g）(1人分)
鶏の肝臓	30	ゼラチン	0.7
しょうが	3	トロメリン®Hi	0.5
ごぼう	10	たれ	
たまねぎ	10	みりん	1
油	1	しょうゆ	2
砂糖	2	料理酒	1
しょうゆ	2	かたくり粉	0.5
生クリーム	3	出し汁	10

エネルギー	蛋白質	脂質	鉄	塩分
85kcal	7.1g	3.3g	2.8g	0.7g

かぼちゃ饅頭

簡単にスプーンですくえます．かぼちゃやじゃがいももやわらかいので喉つまりの心配が少ない1品です．食物繊維やβカロテンがしっかりとれます．

① かぼちゃは皮をきれいに剥いて種をのけ，適当な大きさに切って蒸し，ミキサーにかけてなめらかにする．
② じゃがいもは茹でて粉ふきにし，ミキサーにかける．
③ 豚ひき肉とたまねぎは炒めて塩，こしょうをして冷ましておく．
④ ①のかぼちゃに②を加え，卵，かたくり粉を混ぜる．
⑤ 食品用ラップにかぼちゃを入れ，③の肉を包むように茶巾にして，10～20分蒸す．
⑥ 鍋に出し汁，しょうゆ，料理酒，みりん，砂糖を入れ煮立たせ水溶きかたくり粉を混ぜてたれを作る．
⑦ ⑤を器に入れ，上から⑥のたれをかける．

材料	分量 (g)(1人分)	材料	分量 (g)(1人分)
かぼちゃ	60	たれ	
じゃがいも	20	だし汁	30
卵	2	しょうゆ	5
かたくり粉	0.5	調理酒	1
豚赤身ひき肉	30	みりん	1
たまねぎ	20	砂糖	0.5
塩	0.3	かたくり粉	0.5
こしょう	0.1		

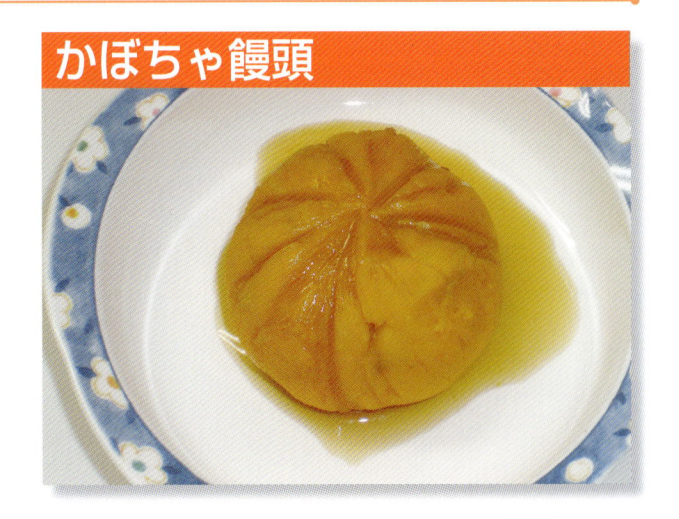

蒸しすぎると、形が崩れるので、注意してください．だいこんおろしを添えると、さっぱりと召し上がれます．

エネルギー	蛋白質	脂質	食物繊維	塩分
131kcal	8.6g	2.2g	2.5g	1.0g

若草焼き

やまのいも（やまいも）やトロメリン®Hiを使用しているので，口の中でばらばらにならず，なめらかな口当たりです．裏ごしグリンピースで，食物繊維がしっかりとれます．

① ごぼう，やまのいも（やまいも），しょうがはすりおろす．
② 白魚すり身，かまぼこすり身に①を加え，米みそ，卵，トロメリン®Hiを加えて，よく混ぜる．
③ じゃがいもは茹でて粉ふきにし，ミキサーにかけなめらかにする．
④ ③に裏ごしグリンピース，マヨネーズ，塩，コンソメを入れてよく混ぜる．
⑤ ②をバットに流し込み，その上から2層になるように④を流し入れる．
⑥ 焦げ目があまりつかないよう120～140℃のオーブンで10～20分焼く．

材料	分量 (g)(1人分)	材料	分量 (g)(1人分)
白魚すり身	30	トロメリン®Hi	1
かまぼこすり身	30	裏ごしグリンピース	10
ごぼう	10	じゃがいも	30
しょうが	2	マヨネーズ	5
米みそ	2	塩	0.2
卵	10	コンソメ	0.2
やまのいも（やまいも）	10		

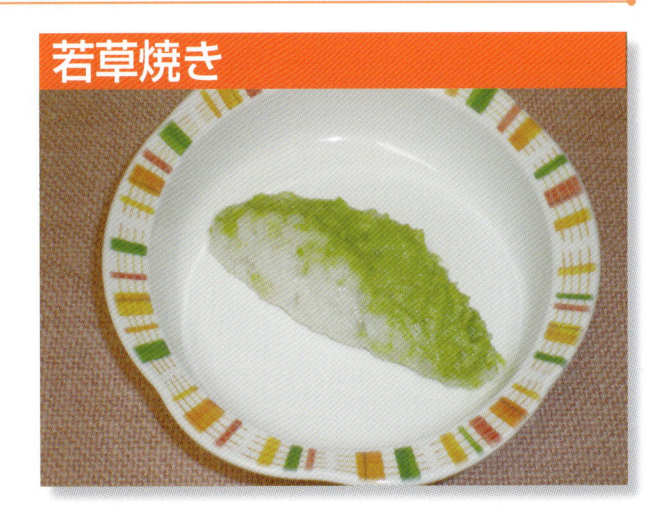

かまぼこすり身のみを使用すると、よりなめらかになりますが、塩気が強くなるので、みその量などで調節してください．

エネルギー	蛋白質	脂質	食物繊維	塩分
161kcal	13.6g	6.4g	22.g	0.9g

V 写真で見る献立の具体例

B 「摂食・嚥下機能低下に対応した料理（B）」

（谷口利恵子）

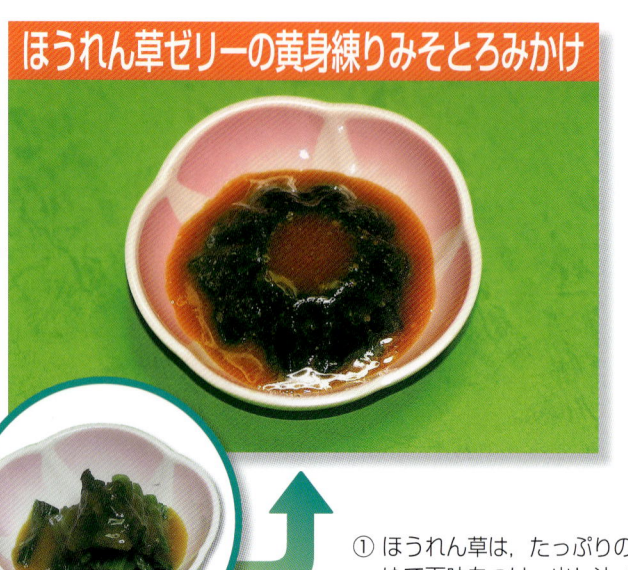

ほうれん草ゼリーの黄身練りみそとろみかけ

材　料	分量（g）(1人分)	材　料	分量（g）(1人分)
ほうれん草	40	練りみそ	
薄口しょうゆ	2	味噌	5
出し汁（または白湯）*	80〜100	三温糖	3
スルーパートナー®	0.7	みりん	2
		卵黄	5
		白湯	15
		スルーキングi®	0.3

＊出し汁はミキサーにかけたり，裏ごしをするのでやや多めに加える

エネルギー	蛋白質	脂質	鉄	塩分
59kcal	2.3g	2.1g	1.1g	1.0g

やわらかく茹でたほうれん草の緑と卵黄を加えた練りみそが食欲をそそります．

① ほうれん草は，たっぷりの湯で茹で薄口しょうゆで下味をつけ，出し汁（または白湯）を加えミキサーにかけ裏ごしする．
② ①に増粘剤（スルーパートナー®）*1 を加え攪拌しながら80℃以上に加熱する．
③ ②を流し型に流し，40℃以下に冷やして固める．
④ 練りみそを作り，60℃ぐらいに冷ましたところに卵黄を加え，黄身入り練りみそを作る．
⑤ 出し汁（または白湯）で④をのばして，裏ごしし，とろみ調整食品（スルーキングi®）*2 を加え，とろみをつける．
⑥ 型から出したほうれん草ゼリーに⑤をかける．

*1：スルーパートナー®（増粘剤）（キッセイ薬品工業）．食品の味を生かして80℃に加熱・、40℃冷却でゼリーができる．
*2：スルーキングi®（とろみ調整食品）（キッセイ薬品工業）．加えてかき混ぜるだけでとろみがつく．

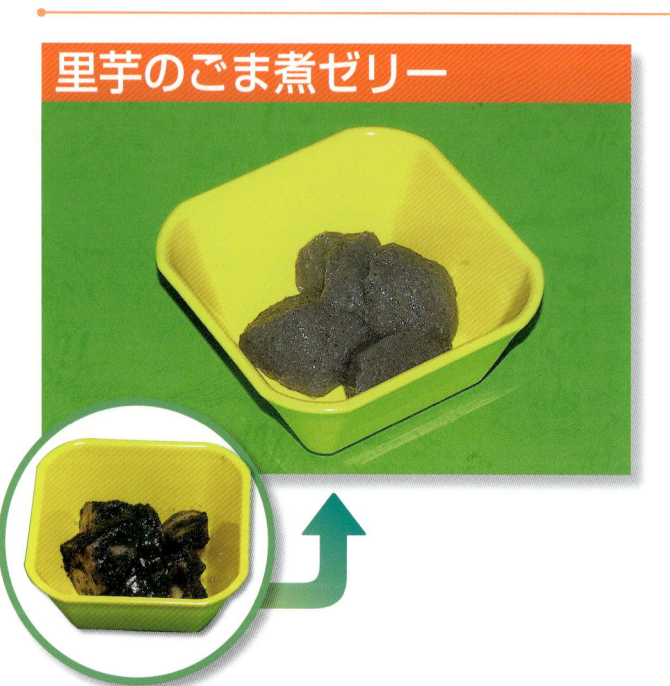

里芋のごま煮ゼリー

ごまをミキサーにかけなめらかにし，里芋やナス，大根などと煮込む，ごま煮のゼリー．

① 里芋は水煮にしてやわらかくなったら，ミキサーにかけて粉末にしたごまと砂糖と濃い口しょうゆで煮込む．
② 煮汁ごとミキサーにかけ，裏ごしする．
③ ②を100mLぐらいに湯でのばし，スルーパートナー®を加え80℃に加熱，器に入れて40℃以下に冷やし，スプーンでくりぬいて盛付ける．

材　料	分量（g）(1人分)	材　料	分量（g）(1人分)
里芋	50	黒ごま	5
三温糖	3	濃い口しょうゆ	5
スルーパートナー®	0.7		

エネルギー	蛋白質	脂質	鉄	塩分
84kcal	2.5g	2.8g	0.9g	0.7g

自分の唾液でも誤嚥しそうな方のために普通食をミキサーにかけ，裏ごししてムース剤，ゼリー剤，とろみ剤を使い分けて嚥下食を作っています．給食の一連の食種に嚥下食も仲間入りしています．ターミナルケアにも通じる栄養ケアとして一つひとつ裏ごしする作業は最後まで経口摂取を願っての思いにつきます．参考になれば幸いです．当苑では"えんげ食"として食種にとり入れています．

鮭の豆腐寄せゼリーの野菜あんかけ

鮭は魚の中でもミキサーにかけやすく，サーモンピンクの彩りもきれい．
鮭に絹ごし豆腐を加え，
ボリューム感と栄養効果を高める．
野菜あんも，にんじんあん，ピーマンあんと分けてかけるとカラフルである．

① 鮭は塩をふり焼く（甘塩の鮭でも可）．
② ①をほぐして，皮と骨を除き絹ごし豆腐と湯（または出し汁）を加え，十分にミキサーにかけ裏ごしをする．
③ ②にスルーパートナー®を加え80℃に加熱し，型に流し入れ40℃に冷ます．
④ たまねぎ，にんじん、ピーマンの細切りをやや多めの出し汁で煮て，砂糖，薄口しょうゆで味をつける．
⑤ たまねぎとにんじんと出し汁，たまねぎとピーマンと出し汁をそれぞれミキサーにかけ，裏ごしする．
⑥ ⑤にスルーキング®を加え，よく撹拌し，にんじんあんとピーマンあんを作る．
⑦ 鮭を型から出し，⑥をかける．

エネルギー	蛋白質	脂質	鉄	塩分
113kcal	9.4g	5.8g	0.4g	0.9g

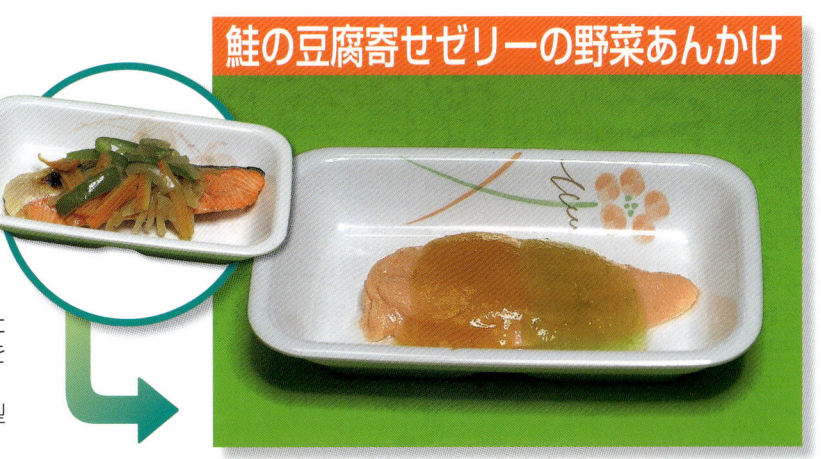

材　料	分量（g）(1人分)	材　料	分量（g）(1人分)
鮭	40	野菜あん	
塩	0.3	にんじん	5
絹ごし豆腐	20	たまねぎ	30
湯*	100	ピーマン	5
スルーパートナー®	0.7	出し汁	200
		薄口しょうゆ	3
		スルーパートナー®	0.5

＊出し汁，野菜のあんの煮汁でも可

鶏ささみの梅チーズムース
にんじんグラッセ・ブロッコリーゼリー添え

鶏のささみにチーズを加え，なめらかさをプラス．梅味もよく合います．

① 鶏ささみはにんじん・ブロッコリーと一緒に皿に入れて酒蒸しにする．
② ささみはシュレッダーチーズとささみスープ（蒸した時に出てきたエキスに湯を加えたもの）とともに十分にミキサーにかける．
③ ②を裏ごしし，ムースのもと（コンソメ風味）*3 を加え90℃に加熱し，流し缶に入れ冷ます．
④ 付け合わせのにんじんはバターと砂糖を加え，煮込みグラッセを作り湯を加えミキサーにかけ，裏ごしをしてスルーパートナー®を加え80℃に加熱し型に入れ冷ます．
⑤ ブロッコリーもミキサーにかけ，裏ごししてにんじんと同様にしておく．
⑥ 皿にささみムースとにんじんゼリー，ブロッコリーゼリーを型からはずして盛付ける．
⑦ 梅肉を湯でのばしスルーキングi®を加えてとろみをつけ，⑥のささみムースにかける．

*3：ジャネフムースゼリーパウダー（コンソメ風味）（キユーピー）．ミキサーで裏ごししたものに加えて90℃に加熱し冷ますと簡単にムースゼリーが作れる．

材　料	分量（g）(1人分)	材　料	分量（g）(1人分)
鶏ささみ	30	付け合せ	
シュレッダーチーズ	5	にんじん	20
ささみスープ	100	バター	2
ムースのもと	10	三温糖	3
梅肉	4	湯	50
スルーキングi®	10	スルーパートナー®	0.3
		ブロッコリー	10
		湯	30
		スルーパートナー®	0.3

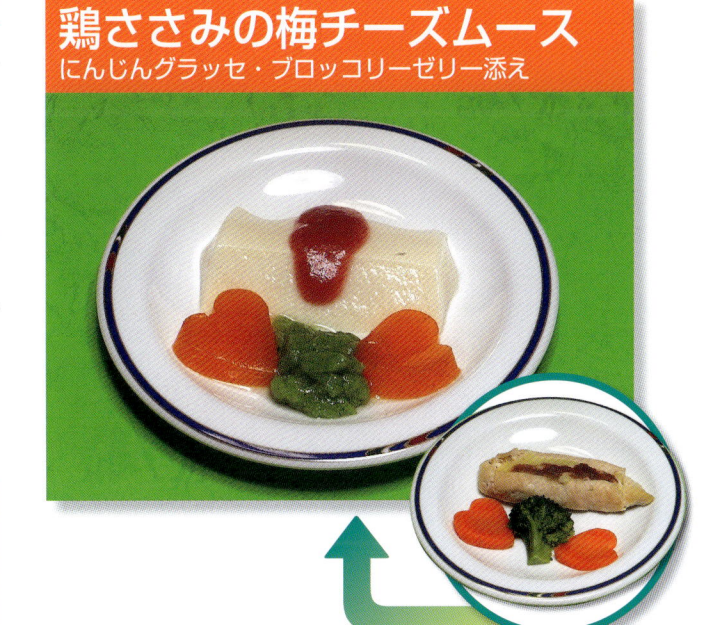

エネルギー	蛋白質	脂質	鉄	塩分
131kcal	11.8g	4.6g	1.2mg	0.5g

V 写真で見る献立の具体例

C 「新しいソフト食の提案」

(黒田留美子)

とろサーモンの塩焼き

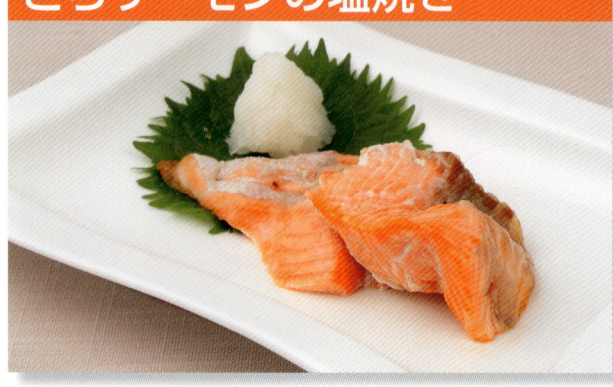

食材を上手に選択することで，簡単に嚥下しやすいメニューを作ることができます．ここで紹介したとろサーモンは脂肪が多く，食塊になりやすくスムーズな嚥下を可能にします．

① とろサーモンは竹串で身を縫うように刺し，塩をふる．
② 200℃に余熱したスチームコンベクション（焼きモード200℃・湿度50％・芯温85℃）で焼く．
③ 焼き上がったら，竹串を回しながら魚から抜く．
④ たれで味付けする．
⑤ 器に青じそを敷き，とろサーモンを盛り，おろした大根を添える．

脂肪の多い魚としては他に，カラスガレイ，銀ダラ，銀ムツ，鮭，スズキなどがあります．

エネルギー	蛋白質	脂質	鉄	塩分
75kcal	11.5g	2.1g	0.4g	0.8g

材料	分量 (g)(1人分)	材料	分量 (g)(1人分)
とろサーモンの切り身（骨・皮なし）	25×2切	たれ	
		出し汁	1.2
塩	0.5	薄口しょうゆ	1.2
青じそ	1枚		
大根	40		

イカの天ぷら

イカはそのままでは嚥下しにくいので，フードプロセッサーにかけて調理します．蒸し過ぎると硬くなるので注意してください．

① ロールイカを3cmにカットする．
② 長芋の皮をむき，1cm幅の輪切りにする．
③ ②を蒸しモード95℃に設定したスチームコンベクションで，竹串がスッと通るまで20分ほど蒸し，冷ましておく．
④ ③をフードプロセッサーにかけ，これに①，Aを加え，ペースト状にする．
⑤ ホテルパンに④を2cmの厚さに流し，蒸しモードのスチームコンベクションで蒸す．粗熱が取れたらカットする．
⑥ 衣を作り，⑤をくぐらせ，160℃の油で揚げる．

エネルギー	蛋白質	脂質	鉄	塩分
127kcal	7.6g	9.8g	0.3mg	1.5g

材料	分量 (g)(1人分)	材料	分量 (g)(1人分)
ロールイカ（皮なし）	30	A	
長芋	30	卵白	3
小麦粉	1	塩	0.1
揚げ油	9		
衣		天つゆ	
卵	2.5	出し汁	40
氷水	7.5	薄口しょうゆ	7
小麦粉	5	みりん	7

きんぴらごぼう

ごぼうなど繊維が硬い食材は嚥下に困難のある人には不向きな食材ですが，ごぼうの種類を選び，軟らかく調理できれば，十分に対応できるメニューとなります．

① 一尺ごぼうは細いささがきにして水にさらす．
② 圧力鍋に①とたっぷりの水を入れて火にかけ，蒸気が出始めたら中火にして40分加熱する．
③ にんじんは細い千切りにして，蒸しモード100℃に設定したスチームコンベクションで10分ほど蒸す．
④ ②，③を並べ，その上から調味料を注ぐ．
⑤ スチームコンベクションをコンビモード160℃に設定し，④を20分程度蒸し焼きにする．

材　料	分量 (g)(1人分)	材　料	分量 (g)(1人分)
一尺ごぼう	20	調味料	
にんじん	20	薄口しょうゆ	2
ごま油	1	みりん	2
		上白糖	0.5

エネルギー	蛋白質	脂質	鉄	塩分
36kcal	0.6g	1.0g	0.2mg	0.3g

きんぴらごぼうのような和風のメニューは高齢者に喜ばれるので，繊維の摂取に重宝します．

うどん

麺類は嚥下に困難のある人には非常に危険です．長さを調整するとともに，食塊が形成しやすいように調理をします．

① うどんは$\frac{1}{4}$の長さに折り，たっぷりの熱湯で40分茹でそのまま蒸す．
② ①をザルにあげ，十分に水気を切りしっかりと洗う．
③ 卵白を角がピンと立つまで，メレンゲに泡立てる．仕上げにかたくり粉を加え，さらに攪拌する．
④ ボウルに②と③を入れ，まんべんなく混ぜ合わせる．
⑤ 一人分ずつラップで包みホテルパンに④をのせ，蒸しモード100℃に設定したスチームコンベクションで15分ほど蒸す．
⑥ 材料を加熱して，うどんつゆを作る（調味料）．
⑦ オクラをスチームコンベクションで蒸し，種を取り除き，繊維に直角にカットする．
⑧ 器に⑤を盛り，⑥を注いで，⑦を乗せる．

材　料	分量 (g)(1人分)	材　料	分量 (g)(1人分)
うどん（乾麺）	30	つゆ	
卵白	7	出し汁	150
かたくり粉	1	薄口しょうゆ	5
オクラ	15	みりん	5
		酒	5
		塩	0.5

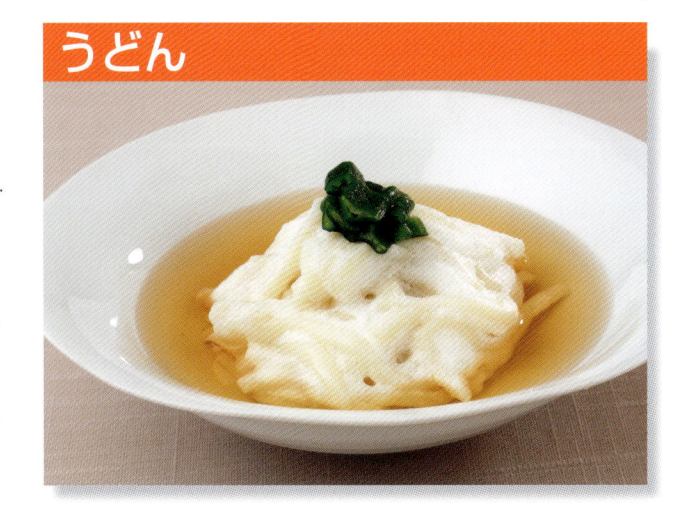

ここではメレンゲをうまく利用することで嚥下しやすくしています．オクラの種は危険なので流水でしっかり取り除いてください．

エネルギー	蛋白質	脂質	鉄	塩分
134kcal	39g	0.3g	0.3mg	2.6g

（文献：黒田留美子：黒田留美子式高齢者ソフト食標準テキスト上下巻，リベルタス・クレオ，2009）

D 「季節の行事食（1）」～普通食から介護食への展開

正月のお祝い膳

（増田邦子）

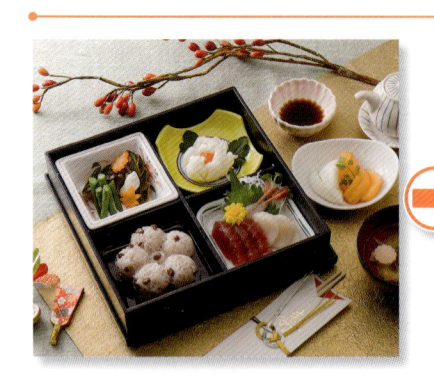

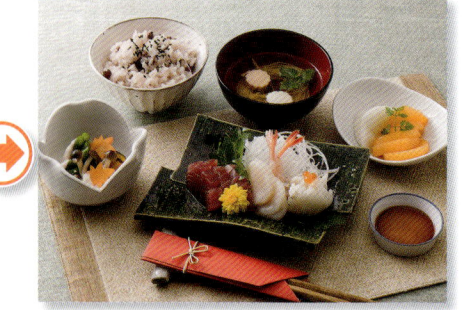

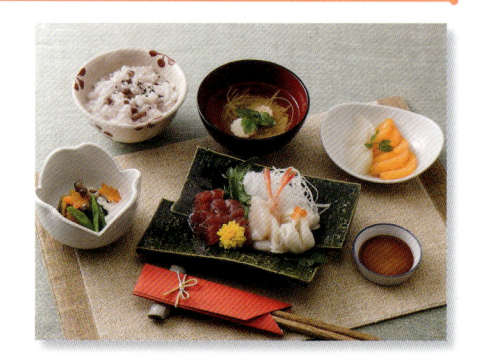

献立　材料　分量	食形態	やわらか食（高齢者向き普通食）	やわらか一口食
①主食：やわらか赤飯 <材料> 米 1/2 カップ （うるち米…45 g，もち米…30 g） 小豆…3 g，ごま塩…適量		**やわらか赤飯** 「うるち米」と「もち米」を 3：2 の割合で混ぜ，小豆の茹で汁と一緒に 1.3～1.4 倍の水分にして炊飯する．ささげは皮が硬いので小豆を使用する． もち米にうるち米を加えて炊くと，やわらかくまとまりがあり，のどにつかえにくく食べやすくなります．	**小豆粥** 米からの場合は，米重量の 5～5.5 倍の水を加えて 50 分くらいかけて炊く．赤飯からの場合は，赤飯に対して 2 倍程の水を加えて炊き込む．
②主菜：刺身盛り合わせと菊花かぶ漬 <材料> まぐろ…40 g，ほたて…20 g， 甘エビ…10 g しそ・だいこん・しょうゆ…各適量 菊花かぶ漬：かぶ…30 g イクラ・酢・砂糖・塩…各適量		**刺身盛り合わせ** 刺身など生で食べる素材はやわらかいものを選び，まぐろは浅く切れ目を入れ，ほたては横 2～3 枚の薄切りにして，噛み切りやすくする．つま切りにした大根は短めに切る． 菊花かぶ漬：割り箸の上にかぶを置き，縦・横に包丁を入れ塩もみ，甘酢につけ菊花かぶにすると見映えよく，噛みやすくなります．	刺身は 1cm 程度に切れ目をいれ一口大，または薄切りにして，種類別に彩りよく盛り付ける． 菊花かぶ漬は一口大に切る．
③副菜：かぼちゃのくるみあんかけ <材料> かぼちゃ…50 g にんじん，さやいんげん，じめじ …各 15 g くるみあん：くるみ・みりん・砂糖・ しょうゆ…各適量		**野菜の含め煮くるみあんかけ** かぼちゃは面取りをし，にんじんは型で抜いて，いんげん，しめじも食べやすい大きさに切り，調味料をいれて落し蓋をし，やわらかく含め煮にする． くるみあんはくるみをすりあわせることで風味がよくなめらかになり，ぱさつくかぼちゃもからめて食べると口当たりがよくなる．	かぼちゃ，にんじん，いんげん，しめじも食べやすい大きさに切って，やわらかくじっくり含め煮にする．硬いものは一口大にする． くるみあんをからませて食べると食べやすくなる．
④汁物：そうめんのすまし汁 <材料> そうめん…5g，白身魚のすり身 またははんぺん…10g 出し汁…120cc みつば・薄口しょうゆ・塩…各適量		**そうめんのすまし汁** そうめんは食べやすい長さに切り茹でる．出し汁に塩，しょうゆで調味してすり身またははんぺんを一口大にカットして加え火をとおす．具材を器に入れて汁をはる． のどごしのよいそうめんのすまし汁は食欲のない時でも，食べやすく高齢者に好評です．	そうめんは食べやすいように，4～5cm ほどの長さに切る． 具材を薄めにカットして器に入れて汁をはる．
⑤デザート：果物 <材料> 柿…30 g，梨…40 g		**果物（柿と梨）** 硬い食材なのでやわらかいものを選び，一口大の食べやすい大きさにカットする． 食べにくい硬い果物も調理の工夫で食べやすくなります．	梨は砂糖を加えて煮てコンポートにする．柿は噛みやすいように薄めに切る．

硬さの程度

文献　1）手嶋登志子 他：おいしく食べて QOL を高める高齢者の食介護ハンドブック，医歯薬出版，2007
　　　2）増田邦子：食べる機能にあわせた食事つくり．介護情報誌ハナさん 34，2008

お正月や長寿の祝い，日頃あまり食欲のない人でもこうした日には食欲がわいてくるもの．旬の食材や好物を盛り込みながら，その人の体調に合わせた食べやすい食事を用意したいものです．食べやすさにも配慮した「ハレの日の食事」を食べる機能にあわせた食事への展開を紹介します．

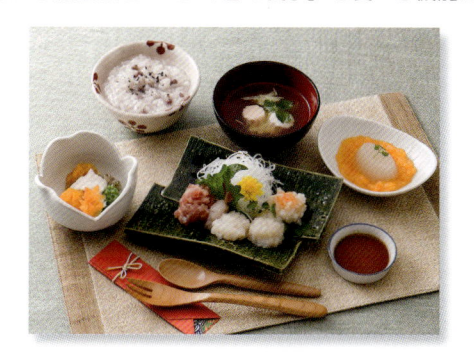

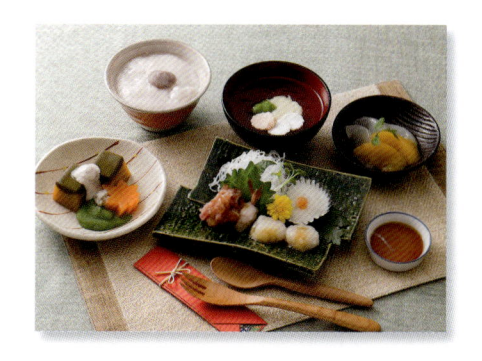

介護食作りのポイント
【栄養】…栄養のバランスを整える
【安全】…食べやすさ，飲み込みやすさを考慮する
【嗜好】…食べる意欲を引き出す

栄養価
- エネルギー　503kcal
- たんぱく質　25.5g
- 脂質　5.1g
- カルシウム　58mg
- 食塩相当量　2.5g

やわらかつぶし食	やわらかゼリー・とろみ食
やわらか小豆粥 「やわらか一口食」よりも少し水分を多く加えた小豆粥にする．ごま塩はすったものをかける．	**小豆粥ペースト・ゼリー** 小豆粥をミキサーにかけ，ペースト状にするか，ゲル化剤でゼリー状にする． 飲み込みの状態に応じて，ペースト・ゼリー状にして硬さは水分量で加減する．
刺身は種類別に包丁でたたきつぶし，素材の粘りとうまみをだし，種類別に盛り付ける．つけしょうゆに「とろみ調整食品」を加えてとろみをつける． 菊花かぶ漬はたたき「とろみ調整食品」でまとめる．	刺身は種類別に包丁でたたきすりつぶし，種類別に形を整え盛り付ける．つけしょうゆに「とろみ調整食品」を加えてとろみをつける． 菊花かぶ漬は「とろみ調整食品」とミキサーにかけまとめる．
やわらかく煮た野菜をつぶし，食材別に彩りよく盛る． とろみのあるくるみあんをたっぷりかける． くるみあんをからませて食べるとまとまりよく喉ごしがよくなる．	それぞれ飲み込みやすいように「とろみ調整食品」を加えてミキサーにかける．またはゲル化剤でゼリー状に固める． くるみあんをからませると口中ですべりがよく飲み込みやすくなる．
そうめんは食べやすいように，2〜3cmほどの長さにし，「とろみ調整食品」またはかたくり粉でとろみをつけた汁をはる．	「とろみ調整食品」またはかたくり粉でとろみをつけた汁に，ミキサーにかけペースト状にした具を彩りよく浮かせる．
柿は少量の砂糖をふりかけてつぶし，とろみをつける．梨はコンポートをつぶすか，ゲル化剤でゼリー状にする．	ミキサーにかけ，「とろみ調整食品」でとろみをつけ，またはゲル化剤，ゼラチンや寒天でやわらかいゼリー状にする．

「噛む・噛み切る」「噛み砕いてまとめる」「飲み込む」という，一連の食べる行為のどこに問題があるのかによって，調理の工夫は変わってきます．食べやすくするためにゼリー状，ペースト状などにした場合，目の前に出された食事が，何であるのか理解できないことも少なくありません．できるだけ元の形を残しつつ，声をかけながら，五感で味わっていただけるように配慮することも大切です．時間の許す限り，気持ちを込めて仕上げたいものです．

V 写真で見る献立の具体例

E「季節の行事食（2）」

（山村つぐ美）

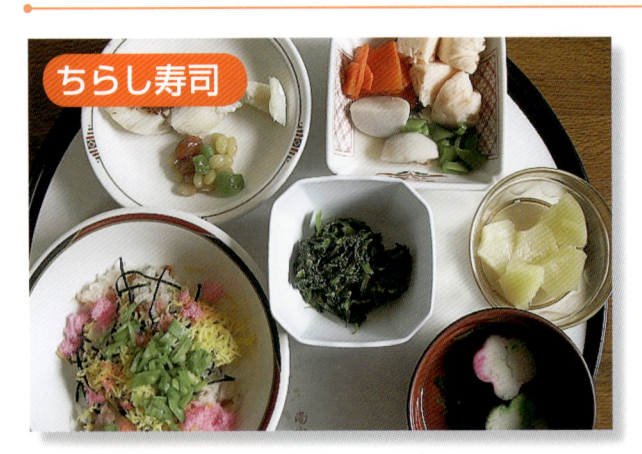

ちらし寿司

ちらし寿司は人気献立の一つです．桜でんぶを使用すると華やかになり，気持ちも晴れやかになります．

- ちらし寿司
  ① 御飯はいつもより，硬めに炊く．
  ② ちらし寿司の素を混ぜ合わせる．
  ③ 混ぜ合わせた寿司飯に，錦糸玉子，桜でんぶ，絹さや，きざみ海苔を飾り付け，甘酢生姜を添える．

エネルギー	蛋白質	脂質	塩分
505kcal	23.0g	3.9g	4.2g

材料	分量(g)(1人分)	材料	分量(g)(1人分)	材料	分量(g)(1人分)	材料	分量(g)(1人分)
ちらし寿司		魚の酒蒸・梅ソースかけ		海老しんじょうの炊き合わせ		春菊のお浸しゆずみそかけ	
精白米	55	たら切身	60	えび練りもの	30	春菊	40
ちらし寿司の素	20	食塩	0.2	里芋	30	ゆずみそ	4
錦糸玉子	10	料理酒	3	にんじん	10	すまし汁	
桜でんぶ	5	みりん	5	料理酒	2	花麩	1.5
絹さや	5	梅肉	4	みりん	2	みつば	3
きざみ海苔	0.5	出し汁	2	砂糖	1.5	薄口しょうゆ	1
甘酢生姜	5	三色煮豆	15	薄口しょうゆ	3	食塩	0.6
		フルーツ		出し汁	60	出し汁	140
		パイン缶	50	スナックエンドウ	5		

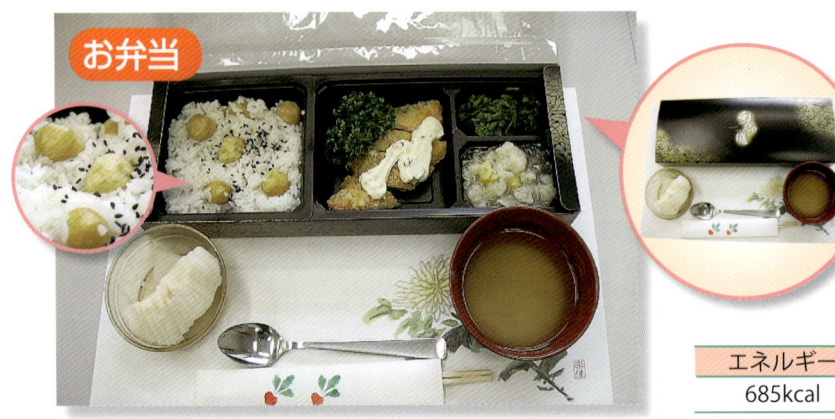

お弁当

いつもの食事もお弁当箱に盛り付けると特別な食事に変身します．

- 栗御飯
  ① 御飯は調味料を入れて炊き，下味をつける．
  ② 炊き上がった御飯にボイルされている栗を混ぜ合わせる．
  ③ 最後に黒ごまを振りかける．

エネルギー	蛋白質	脂質	塩分
685kcal	24.9g	28.1g	3.1g

材料	分量(g)(1人分)	材料	分量(g)(1人分)	材料	分量(g)(1人分)	材料	分量(g)(1人分)
栗御飯		魚のフライ タルタルソース		カリフラワーの薄くず煮		菜の花のお浸し	
精白米	55	鮭切身	60	カリフラワー	30	菜の花	40
栗(ボイル済)	20	塩	0.3	カニほぐし缶	8	しょうゆ	2.5
料理酒	3	こしょう	0.03	ぎんなん	3	出し汁	1.5
塩	0.4	薄力粉	8	出し汁	50	みそ汁	
だし昆布	0.2	卵	5	みりん	1	ささがきごぼう	10
黒ごま	0.3	パン粉	10	薄口しょうゆ	1	しいたけ	8
フルーツ		油	8	塩	0.3	みそ	9
梨	50	タルタルソース	15	かたくり粉	0.5	出し汁	140
		パセリ	0.5				

お祝いにはやっぱり赤飯が欠かせません．
もち米と精白米を半々にして炊くと
食べやすくなります．

- 豆腐の二色田楽
  ① 白みそに卵黄，みりん，砂糖を鍋に入れ，混ぜ合わせる．
  ② 木の芽をミキサーにかけ鍋に入れ，白みそ，みりん，砂糖を加え混ぜ合わせる．
  ③ ①，②をそれぞれ豆腐の上に盛付ける．

敬老の日

エネルギー	蛋白質	脂質	塩分
685kcal	32.6g	23.3g	7.6g

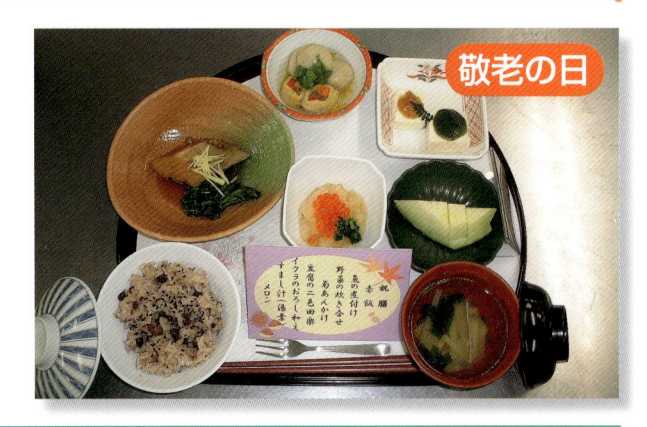

材料	分量(g)(1人分)	材料	分量(g)(1人分)	材料	分量(g)(1人分)	材料	分量(g)(1人分)	材料	分量(g)(1人分)	材料	分量(g)(1人分)
赤飯		魚の煮付け		炊き合わせ		菊あんかけ		豆腐の二色田楽		イクラのおろし和え	
精白米	25	銀だら切身	60	京風市松信田	30	菊あん		木綿豆腐	75	イクラ	10
もち米	30	生姜	3	里芋	20	食用菊	1	白みそ	6	だいこんおろし	40
小豆	8	料理酒	3	絹さや	5	みりん	3	卵黄	3	万能葱	2
黒いりごま	0.5	みりん	3	料理酒	2	しょうゆ	3	みりん	3	薄口しょうゆ	3
食塩	0.3	砂糖	1	みりん	2	かたくり粉	0.5	砂糖	1.2	すまし汁	
フルーツ		しょうゆ	4	砂糖	1.5	出し汁	40	ゆず	2	湯葉	1
メロン	50	出し汁	50	薄口しょうゆ	5			白みそ	6	みつば	3
		菜の花	20	出し汁	50			みりん	3	薄口しょうゆ	1
								砂糖	1.2	食塩	0.7
								木の芽	3	出し汁	140

スモークサーモンをバラのように盛り付けると
クリスマスらしい雰囲気が出ます．

- えびピラフ
  ① えびピラフは，精白米を炊く際に下味をつけて炊く．
  ② 炊いた精白米に，あらかじめ味付けした具材を混ぜ合わせる．
- スモークサーモンサラダ
  ① たまねぎ，パプリカにドレッシングで味付けして，皿に広げる．
  ② スモークサーモンをクルッと巻いて，片側だけ広げて盛付ける．

クリスマス

エネルギー	蛋白質	脂質	塩分
425kcal	22.2g	8.5g	3.2g

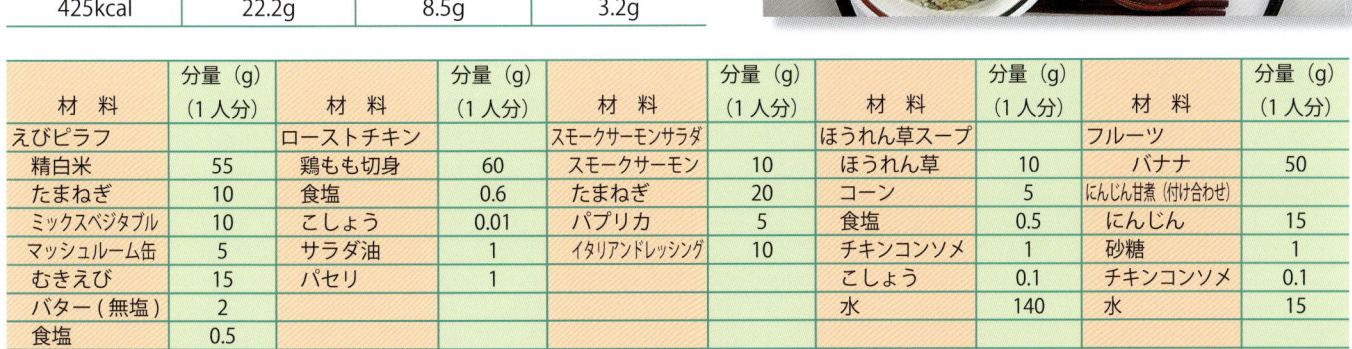

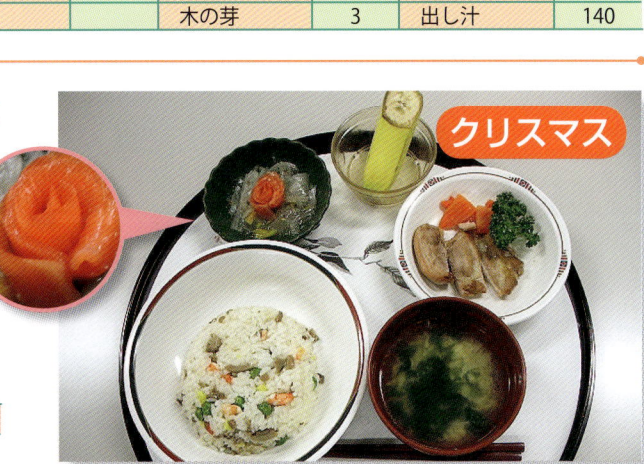

材料	分量(g)(1人分)	材料	分量(g)(1人分)	材料	分量(g)(1人分)	材料	分量(g)(1人分)	材料	分量(g)(1人分)
えびピラフ		ローストチキン		スモークサーモンサラダ		ほうれん草スープ		フルーツ	
精白米	55	鶏もも切身	60	スモークサーモン	10	ほうれん草	10	バナナ	50
たまねぎ	10	食塩	0.6	たまねぎ	20	コーン	5	にんじん甘煮（付け合わせ）	
ミックスベジタブル	10	こしょう	0.01	パプリカ	5	食塩	0.5	にんじん	15
マッシュルーム缶	5	サラダ油	1	イタリアンドレッシング	10	チキンコンソメ	1	砂糖	1
むきえび	15	パセリ	1			こしょう	0.1	チキンコンソメ	0.1
バター(無塩)	2					水	140	水	15
食塩	0.5								
こしょう	0.01								
チキンコンソメ	0.5								

memo

VI 片麻痺でできる料理のテクニック

臼田喜久江

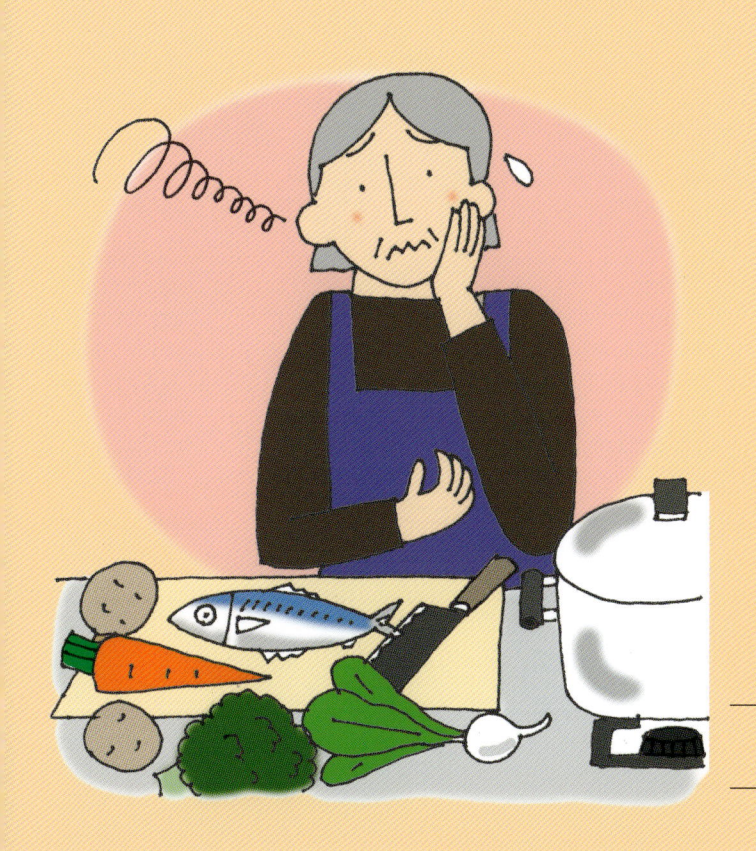

VI 片麻痺でできる料理のテクニック

現在，わが国では，年間で13万人ほどの方が脳卒中が原因でお亡くなりになっており，悪性新生物，心疾患に次いで死因の第3位となっています．幸いにして亡くならずにすんだとしても，残念ながら脳卒中の後遺症として片麻痺が残る方が多く，生活に支障を来している状態です．

しかしながら，たとえ片麻痺を抱えていたとしても，工夫次第ではそれまでできなかった料理や掃除，洗濯などの日常生活を支障なく営むことができるようになり，それは片麻痺の方に精神的によい影響を与えることに繋がると思われます．

高齢者介護施設においても片麻痺を持つ入所者・利用者が多いですが，本章では管理栄養士・栄養士がそのような方に料理法の工夫を教えることを前提に，そのテクニックを解説します．

1 まな板の工夫で食材が切りやすくなる

図1　釘を打ったまな板

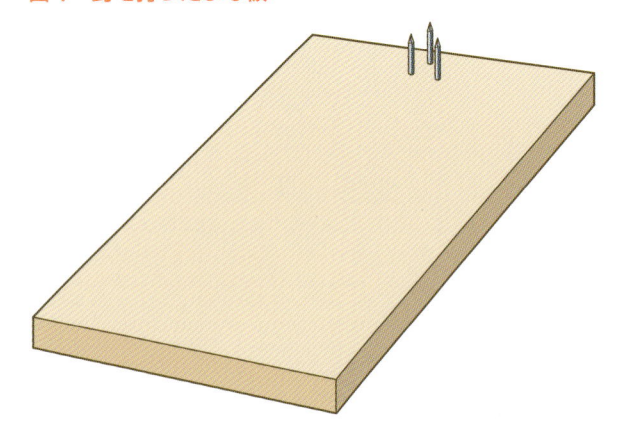

まな板の端に釘を3本打ちつけます（図1）．使うまな板は薄い木製のものとし，事前に錐で穴を開けておけば，釘を打ちつけても割れにくくなります．この釘に食材を刺して固定することにより，片手でも食材を切り分けることが容易になるわけです（Memo-1）．

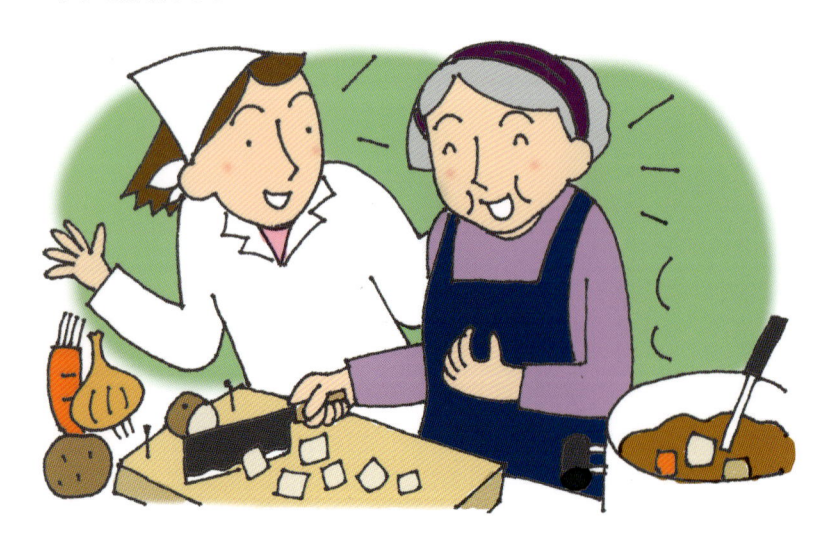

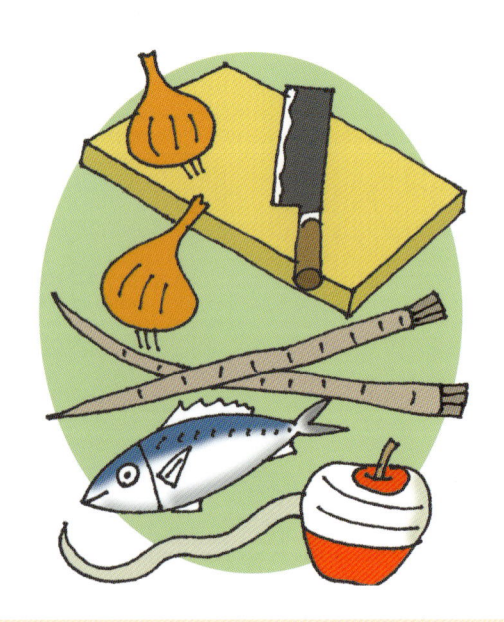

Memo-1
釘は3本で！
打ちつける釘は3本なのがポイントです．1～2本だと食材が回転するなど安定が悪くなりますが，食材を3本の釘に固定すると回転しませんし，そのうち1本だけに固定しても他の釘が回転するのを防ぎます．

Memo-2
釘を刺す部分＝固い部分＝食べずに捨てる部分
たいていの食材では固い部分は食べずに捨てる部分で，この部分が釘を刺しやすく固定しやすいところとなります．この部分は最後まで残しておいて最後に切り落とすのがポイントです．

2 たまねぎをみじん切りにする（図2①〜⑦）

①たまねぎの芯の部分（固い部分）を釘に刺します．このとき3本すべての釘に刺せば回転せずに固定されます（*Memo-2*）．
②手で皮をむいて外します．
③いったん釘からたまねぎを外してから，たまねぎの側面に釘を刺します．みじん切りにする際に再び芯の部分に釘を刺すのですが，ここで芯に釘を刺したままにしておくと，上から包丁を入れて半分に切り分ける際に，斜めに包丁の刃が入って芯を外して切る恐れがあるので，芯がよく見えるようにたまねぎを横にします．
④上から包丁を縦に入れて半分に切り分けます．このとき芯の真ん中に包丁が入るよう気をつけます．
⑤切った面がまな板に接するようにして，芯の部分に釘を刺し直し，芯とは反対の端の食べない部分を切り落とします．
⑥縦に包丁を入れます．
⑦横に包丁を入れていくとみじん切りができあがります．

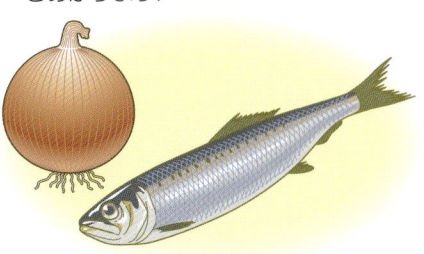

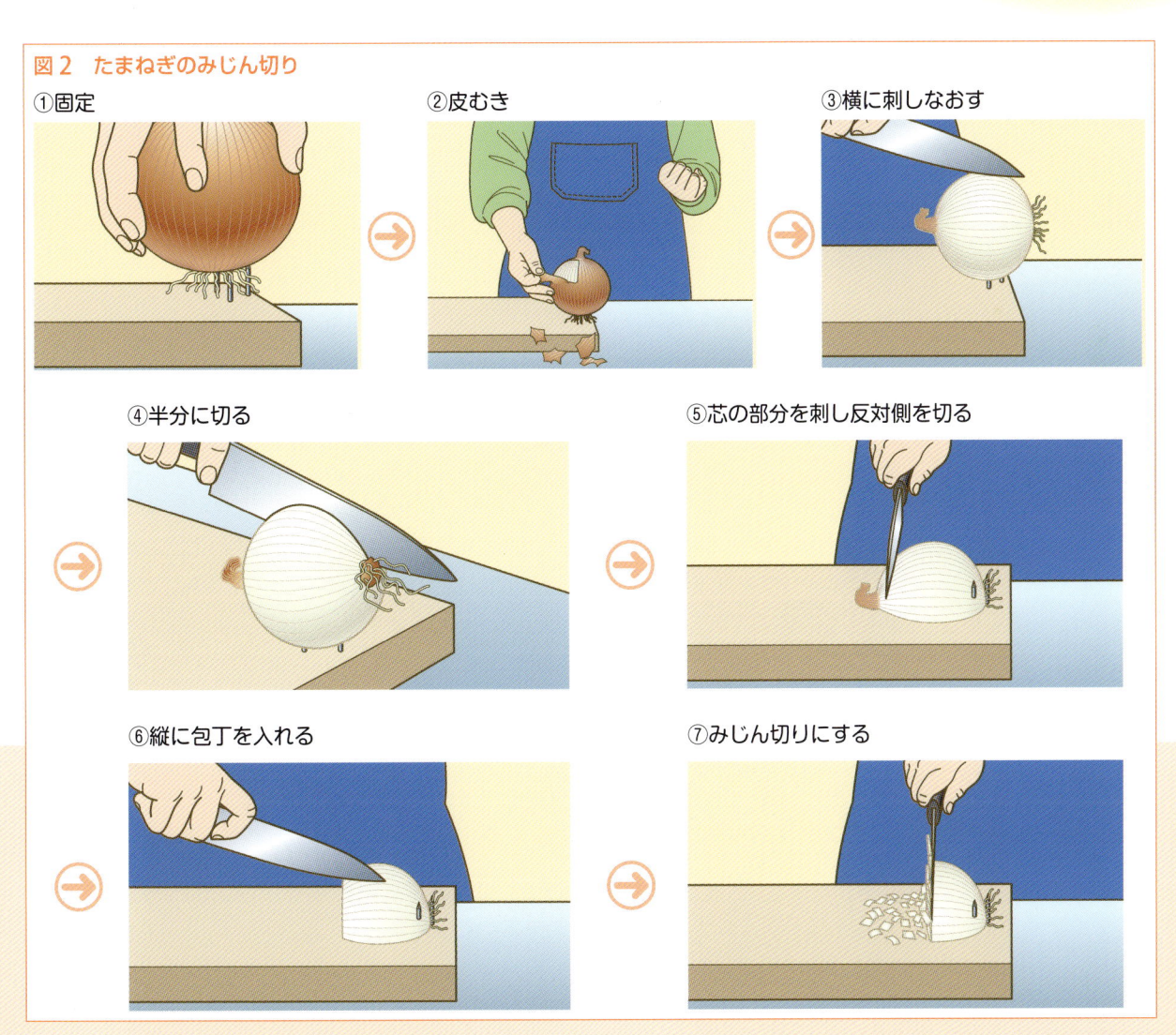

図2　たまねぎのみじん切り

①固定
②皮むき
③横に刺しなおす
④半分に切る
⑤芯の部分を刺し反対側を切る
⑥縦に包丁を入れる
⑦みじん切りにする

3 ごぼうをさまざまな長さに切る（図3 ①～⑤）

①ごぼうの先端（固い部分）を釘に固定します．
②包丁を使って皮をむきます．ごぼうは皮と芯の間に特に栄養があるので，その部分が残るよう皮を薄く削ぐようにします（*Memo-3*）．
③包丁を使って縦に切れ目を入れておきます．
④ピーラーを使ってごぼうを切ります．このときピーラーの角度を変えることにより，ごぼうの長さを調節することができます（*Memo-4*）．
⑤斜めに切った後でさらに細かく刻んできんぴらを作ることもできます．

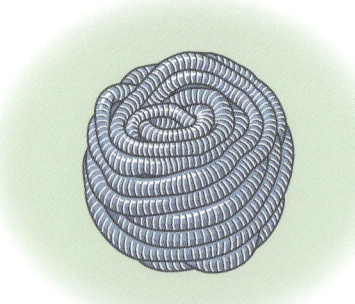

図3 ごぼうを切る

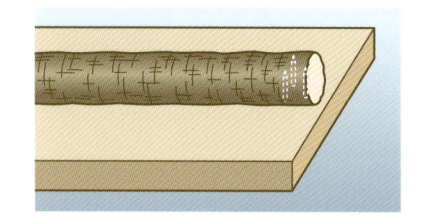

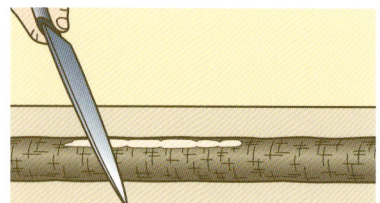

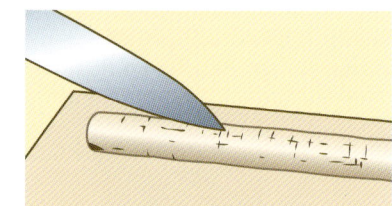

①固定する → ②皮をむく → ③切れ目を入れる → ④ピーラーで切る（ピーラーを立てる→短いきんぴら／ピーラーを寝かせる→長いきんぴら）→ ⑤細かく切る

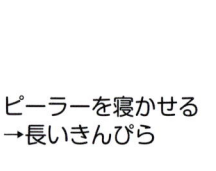

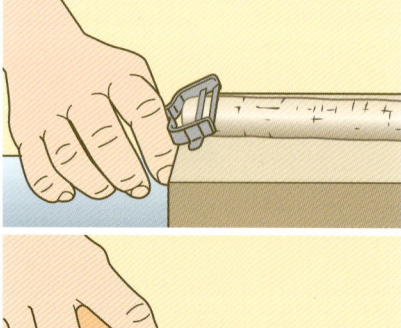

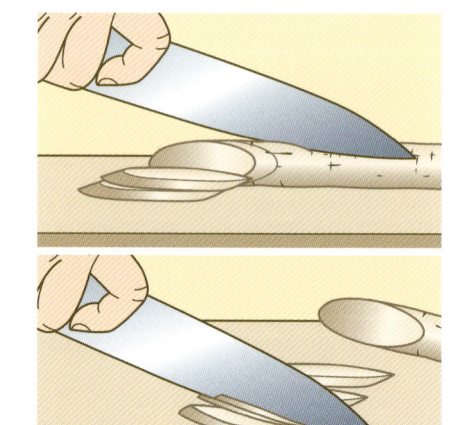

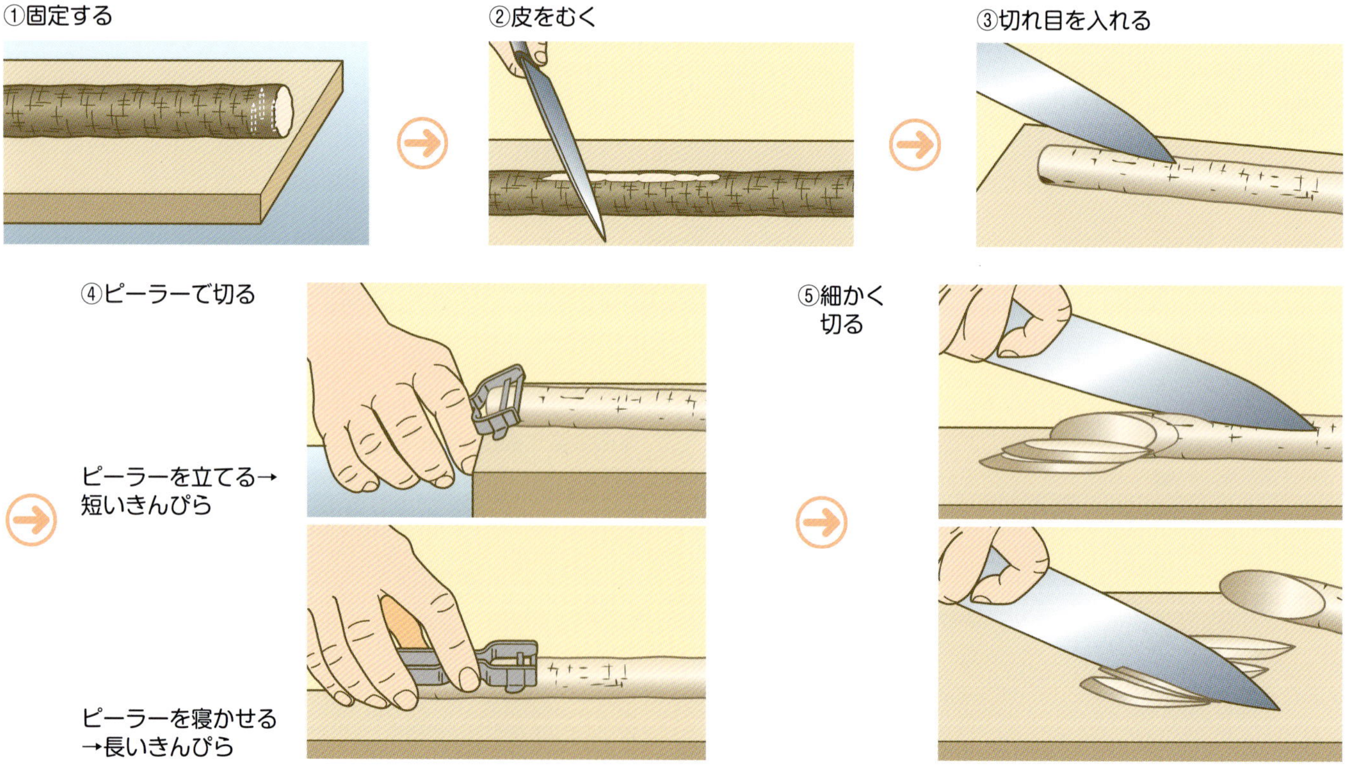

Memo-3　包丁が使えない場合は…
どうしても包丁が使えない人は，金タワシで擦れば皮をむくことができます．

Memo-4　ピーラーの角度を大きくするには
ごぼうの先端がまな板の端にくるようにしておくと，ピーラーを立たせやすくなります．

4　りんごの皮をむく（図4①～④）

まな板の釘に刺して半分に切ってから伏せて切る方法もありますが，お椀を使うと皮がきれいにむけます．
① 芯の部分を上にして，お椀の中にりんごを入れます（*Memo-5*）．
② りんごをクルクルと横に回転させながら皮をむいていきます．
③ 上半分の皮をむき終わったら，りんごをひっくり返して下半分も同様に回転させながら皮をむいていきます．
④ 残った真ん中の部分はこれまでの回転方向とは違う縦方向に回すことによってむくことができます．

図4　りんごの皮むき
① 椀にリンゴを入れる
② 回転させながら上側の皮をむく
③ 下側も同様に皮をむく
④ 残った部分の皮をむく

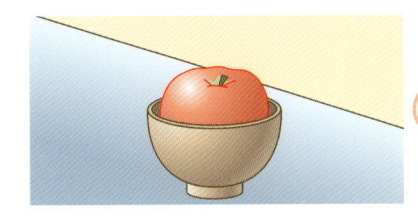

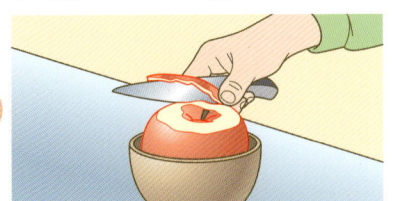

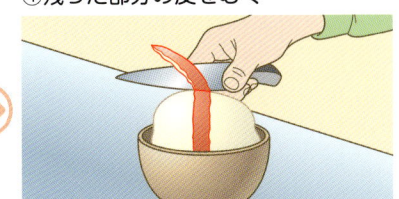

5　ハサミは便利！

両手を使えば簡単に手で袋を開けることができますが，片手だとかなり難しいです．そんなときにはハサミを使えば便利です．魚の腹を縦に割く作業も包丁を使うよりハサミを使った方が簡単です（図5）．

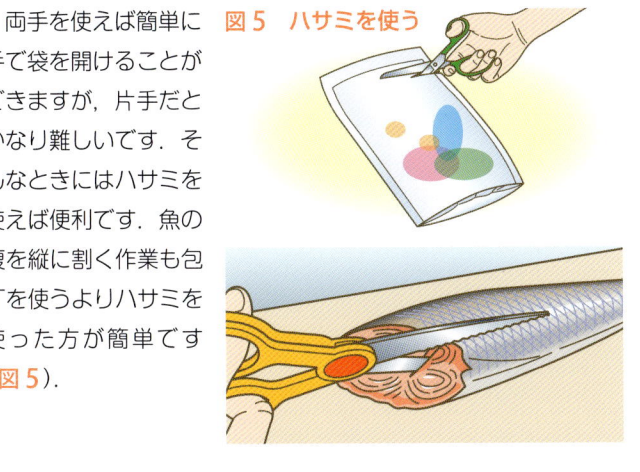

図5　ハサミを使う

6　最後に

ここでは，たまねぎのみじん切り，ごぼうのきんぴら作り，りんごの皮むきを片手で上手に行うことができる方法を解説しました．ポイントは，特別な道具を購入するのではなく，身近な道具を使ってできる工夫がたくさんあるということです．とくに釘が付いたまな板は，ここで紹介した以外にもさまざまな食材を切り分ける工夫として，読者の皆さんが応用できるものと思います．

なお，本章の筆者自身も片麻痺を抱えておりますが，山口県にあるデイサービス施設「夢のみずうみ村」で利用者向けの「片手料理教室」を開いております．料理以外にも掃除や洗濯といった"片麻痺生活"の工夫を知りたい方は，拙著「なんでもできる片まひの生活－くらしが変わる知恵袋，青海社，2003」をお読みください．（臼田喜久江）

> *Memo-5*
> **お椀の種類は？**
> 使うお椀は抹茶茶碗などのある程度重みのあるものが安定して便利です．また，濡れ布巾をお椀の下に敷いておくとより安定します．

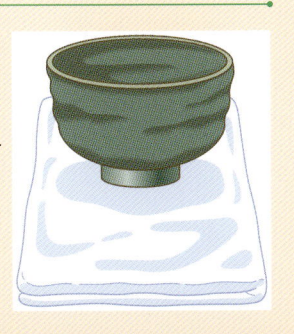

memo

VII
高齢者の口腔ケアの実際

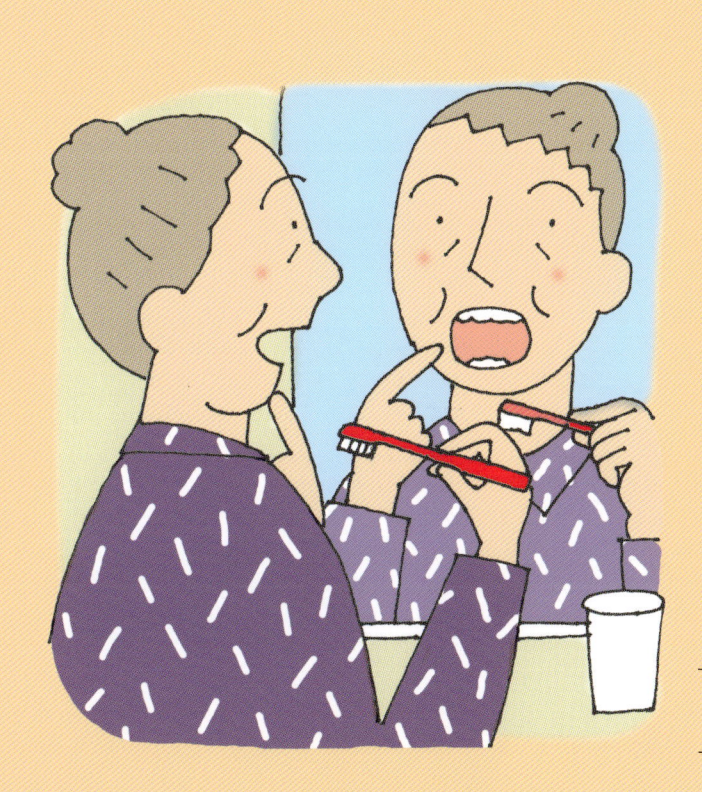

志村真理子

近年，口腔ケアと全身疾患の関連が明確になり，病棟での口腔ケアの重要性が高まっており，医療関係者における口腔ケアにおける意識，技術は向上し，口腔ケアに力を入れる病院が増えてきました．しかし，筆者は病棟での口腔ケアを担当していますが，常に感じることは患者および家族の方の口の衛生への認識は，在宅でも入院中も全く同じということです．そのため「口から食べていないのだから，歯ブラシや義歯の装着は必要ないと思った」という声をよく聞きます．口の働きは「食べる」「話す」「呼吸をする」など，生命を維持するための重要な器官です．全身疾患や廃用症候群のリスクを抱える高齢者にとって，口の管理上の不備が低栄養，摂食嚥下機能の低下，誤嚥性肺炎など生命維持の危険に及ぶこともあります．本章では高齢化社会を迎え在宅あるいは施設での要介護者増加にあたり，高齢者における口腔ケアの重要性と高齢者の口の問題点および病態別の口腔ケアのポイントについて述べてまいります．

「かむ」ことは生活の質の向上につながります．咀嚼により唾液分泌が促され，唾液には自浄作用，抗菌作用があるため虫歯，歯周病，口臭を予防します．また，筋肉や舌の運動は脳を刺激し，老化を防ぎます．高齢者にとって「かむ」ことは食べる楽しみのほか，全身の健康状態を維持することにつながります（図1，2）．

1．口腔ケアの目的と理由

目的として，①虫歯・歯周病の予防，②唾液分泌の促進，ドライマウス（口腔乾燥症）の予防，③口臭の予防，④味覚の維持，⑤口内炎・口腔カンジダ症の予防，⑥誤嚥性肺炎の予防，⑦全身的な感染症の予防（歯性病巣感染）があげられます．

また，うがいではなく機械的除去が重要です．細菌は細菌が産出する菌体外多糖に覆われたバイオフィルムという状態で存在します（図3）．この膜は免疫細胞や抗菌薬の作用がブロックされるため，歯ブラシなどによる物理的な除去でなければ破壊することができません．図4は咽頭部の細菌除去にはポビドンヨードのみの含嗽だけでは

図1　誤嚥性肺炎発症の予測モデルと口腔ケア

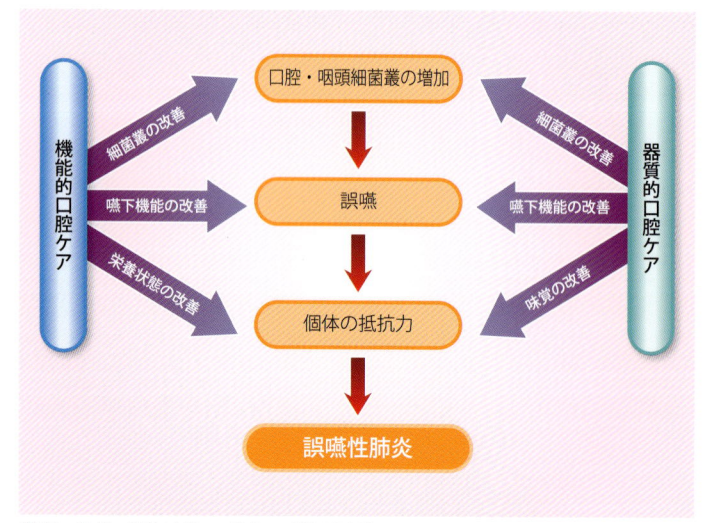

（菊谷　武 監：基礎から学ぶ口腔ケア，学習研究社，2007，p8 より引用改変）

図2　肺炎発症率

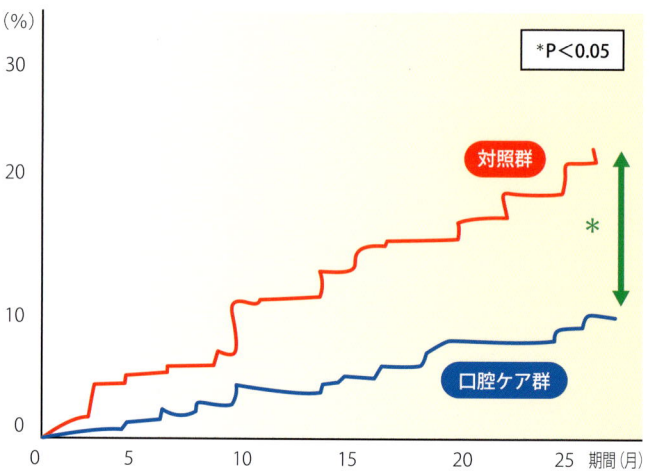

（米山武義 他：要介護高齢者に対する口腔衛生の誤嚥性肺炎予防効果に関する研究．日歯医学界誌 20：58-68,2001）

Memo-1

口の中は細菌だらけ
有歯顎の場合，口腔内には300種類以上の細菌が数千億個以上生息しているうえ，①温度（口腔内の温度は37℃前後），②湿度（唾液の湿潤），③栄養（食物残渣など）の好条件がそろっています．

図3 バイオフィルム

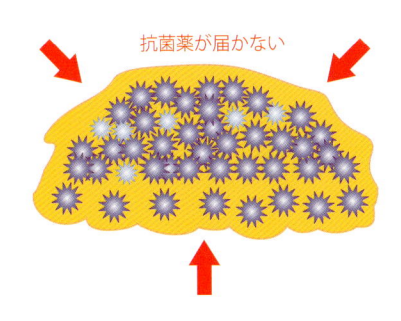

抗菌薬が届かない

効果が期待できず，物理的除去が必要であることを示しています（*Memo*-1）．

さらに，高齢者の口腔ケアが重要な理由としては，①食物摂取量の低下，食止めによる脱水，ドライマウスの発現，②誤嚥性肺炎，③不顕性誤嚥，④全身力低下，ドライマウスによる口腔カンジダ症の発生，⑤全身疾患（糖尿病，心疾患，脳疾患），⑥認知症（食思不振，口腔ケアへの無関心），⑦薬の副作用（ステロイド，抗血栓薬，ビスホスホネート製剤）があります．

図4 口腔ケアによる咽頭の総菌数の変化

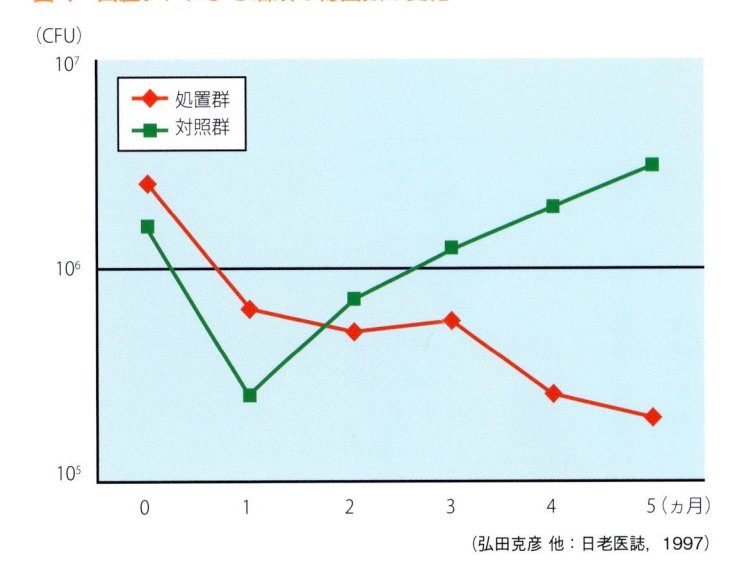

（弘田克彦 他：日老医誌，1997）

2．口腔ケアの実際

（1）全身の観察

BDR指標により自立度を判定し（表1），介助の必要性の有無を把握します．

（2）口腔内の観察

①残存歯の有無（歯の本数，ぐらぐらする歯がないか），②義歯の有無（総入れ歯，部分入れ歯の管理状態），③開口障害の有無，④粘膜疾患の有無（口内炎，口腔カンジダ症など）を観察します（図5）．

表1 口腔清掃の自立度判定基準：BDR指標

項目		自 立	一部介助	全介助	介護困難	
B	歯磨き (brushing)	a ほぼ自分で磨く 1. 移動して実施する 2. 寝床で実施する	b 部分的には自分で磨く（不完全ながら） 1. 座位を保つ 2. 座位は保てない	c 自分で磨かない 1. 座位，半座位をとる 2. 半座位もとれない	有	無
D	義歯着脱 (denture wearing)	a 自分で着脱する	b 外すか入れるかどちらかはする	c 自分では全く着脱しない	有	無
R	うがい (mouth rinsing)	a ブクブクうがいをする	b 水は口に含む程度はする	c 口に水を含むこともできない	有	無
（付）歯磨き状況	巧緻度	a 指示どおりに歯ブラシが届き自分で磨ける	b 歯ブラシが届かない部分がある，歯ブラシの動きが十分にとれない	c 歯ブラシの動きをとることができない，歯ブラシを口に持っていけない	有	無
	自発性	a 自分から進んで磨く	b 言われれば自分で磨く	c 自発性はない	有	無
	習慣性	a 毎日磨く 1. 毎食後 2. 1日1回程度	b ときどき磨く 1. 一週1回以上 2. 一週1回以下	c ほとんど磨いていない	有	無

（日本老年歯科医学会 監：口腔ケアガイドブック，口腔保健協会，2008）

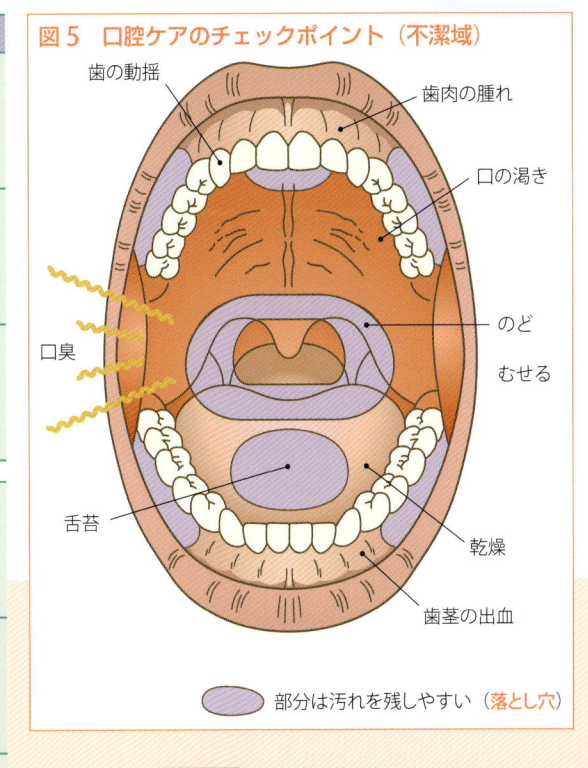

図5 口腔ケアのチェックポイント（不潔域）

歯の動揺／歯肉の腫れ／口の渇き／のど／むせる／乾燥／歯茎の出血／舌苔／口臭

部分は汚れを残しやすい（落とし穴）

落とし穴：上下顎前歯の裏の汚れは見落としやすいので注意．

VII 高齢者の口腔ケアの実際

（3）口腔ケア用品の活用（図6）

図6　口腔ケア用品

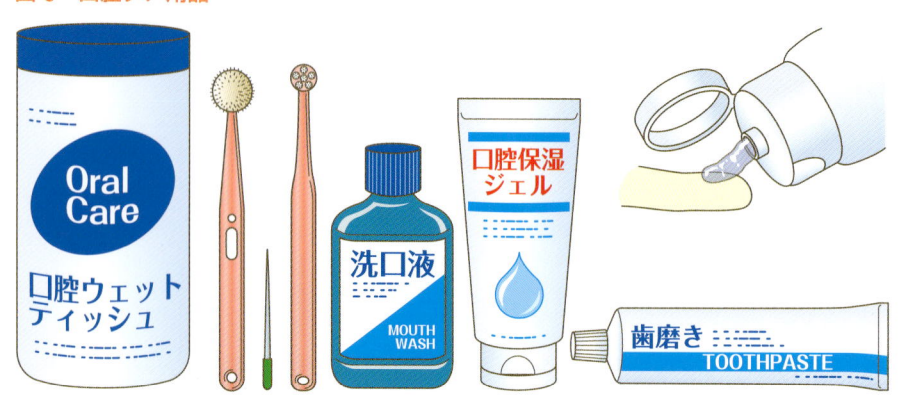

（4）口腔ケアの基本技術

1）口腔ケア時のポジショニング（図7）

　誤嚥防止のためベッド上での口腔ケアは，ギャッジアップして枕などを使用し，やや前屈するように頸部を固定するとよいでしょう．椅子や車いすでのケアも同様ですが，頸部の角度が本人の自由になるため，頸部が後屈し誤嚥しやすい角度になりやすく危険です．術者が上腕部で介護者の頭部を抱えてあげると頭部が安定し，口腔ケアも安全に行いやすくなります．

図8　孤立歯の清掃

●歯の裏側も隙間もこのとおり！●

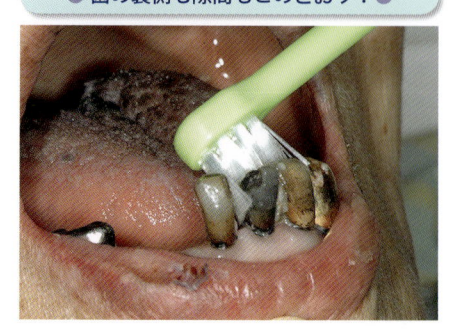

2）有歯顎者の口腔ケア

　歯ブラシはブラシ部分が小さめのタイプを選ぶと使いやすいでしょう．高齢者では歯の喪失が多くなります．孤立して残存している歯も1本ずつ丁寧に磨きます．最近は口腔ケア専用のブラシもあります（図8）．

3）無歯顎者の口腔ケア

　義歯を外し，口唇内面，頬粘膜，口蓋などを丁寧に清拭します．口腔専用のウェットティッシュを使うと便利です．また，義歯の清掃も重要です．義歯の内面はバイオフィルムなどが付着し細菌だらけです（図9, 10）．流水下でよく洗い流し，夜間は義歯洗浄剤に浸し保管します（**Memo-2**）．

図7　口腔ケアのポジショニング

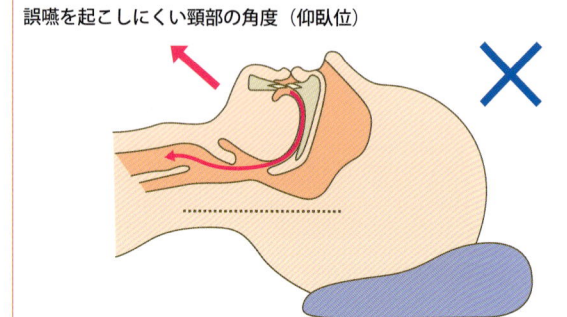

誤嚥を起こしにくい頸部の角度（仰臥位）

a: 飲食物が気管に入りやすく危険である

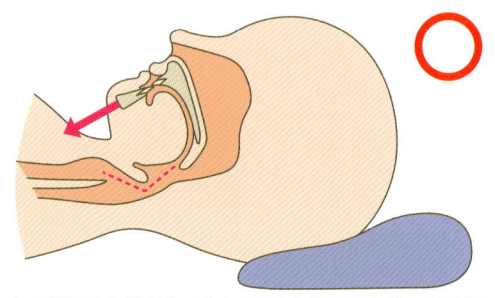

b: 頸部を少し前屈させると咽頭と気管に角度がつき誤嚥しにくくなる

注意事項
①麻痺がある場合一側臥位にするが，麻痺側を上にし，健側を下にするとよい．
②体位変換ができない場合は吸引を行い，ガーゼ等で唾液や水分をしっかり吸わせる．

30°

図9 汚染された義歯
● 食物残渣が付着した義歯 ●
● 義歯の内面もチェック ●

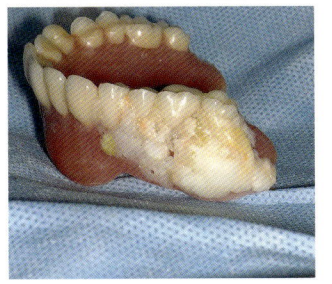

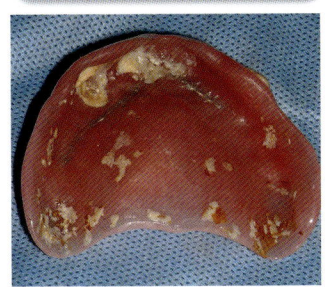

（向井美恵，鎌倉やよい：摂食・嚥下障害の理解とケア，学研，2003より改変）

図10 義歯の掃除方法

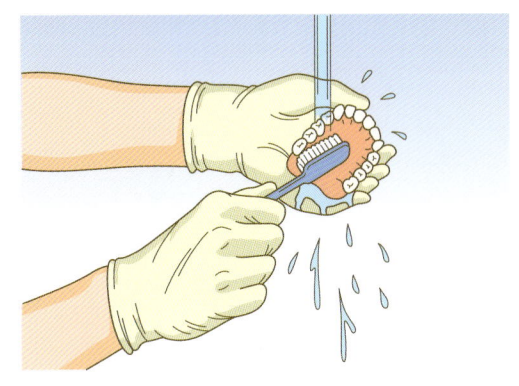

①人工歯の部分は歯ブラシで，②粘膜部分（ピンク）は傷をつけないようにやさしくブラシ．または濡れたガーゼや手袋で洗い流す

（5）病態別の口腔ケアのポイント
1）口腔カンジダ症（図11）

　口蓋，頬粘膜，舌に剥離可能な乳白色の付着物があり，口の中の疼痛（ヒリヒリ感）を訴える場合があります．

　スポンジブラシやガーゼを湿らせてやさしく清拭します．初めのころは除去が容易ですが，徐々にはがれづらくなります．常在菌であるカンジダ菌の繁殖は免疫力の低下を示します．全身状態に留意しましょう．改善しにくい場合は医師，歯科医師に相談し抗真菌薬の処方をしてもらいましょう．

2）顔面や口腔の麻痺がある場合

　高次機能障害（脳血管障害）のある方は，口腔内（舌，軟口蓋，頬粘膜），咽頭に運動麻痺や感覚障害の後遺症が現れます．これらは，自浄作用の低下，嚥下障害を起すため，消毒薬や唾液が流れ込まないようにします．麻痺側の頬粘膜と歯肉の境に食物残渣が停滞しやすくなるため，口腔ケアは注意しなければなりません．

3）認知症の場合

　認知症の方は，歯磨きの意味や必要性が理解できなくなっていることもあるので，口腔ケアを拒否する方もおります．この場合，無理強いせず，声かけを行い不安感をなくすようにしましょう．

　開口困難な場合，K-point（図12）歯列に沿って指を入れ★の部位を爪で軽く圧迫すると開口しやすくなります．

図11 口腔カンジダ症

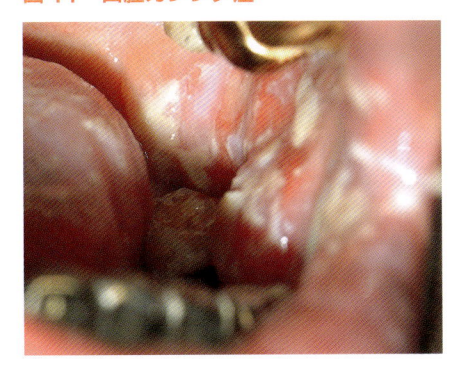

図12 K-point

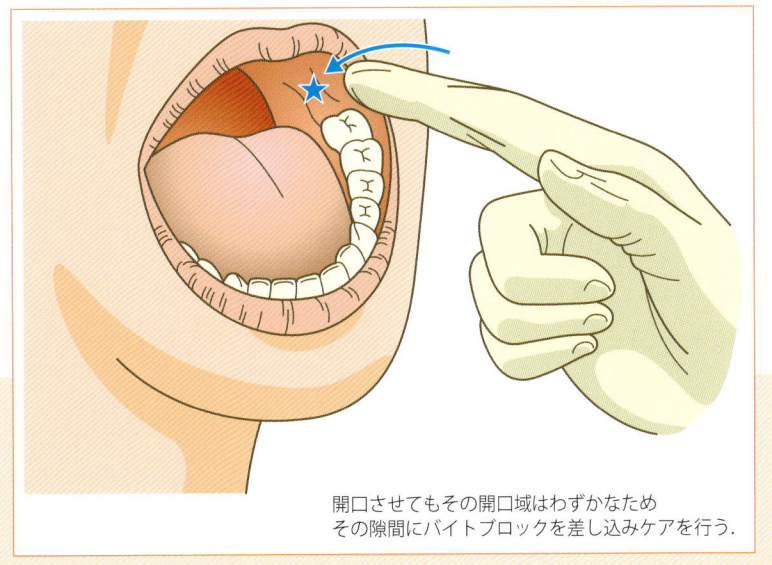

開口させてもその開口域はわずかなためその隙間にバイトブロックを差し込みケアを行う．

Memo-2

義歯装着の必要性
義歯は食物を粉砕するだけではなく，下顎の安定や，嚥下，発音に重要な働きをします．嚥下時の舌による食物の口蓋への押しつぶしや送り込みを行うため，経口摂取のできない方も，日中だけでも装着しましょう．

VII 高齢者の口腔ケアの実際

図13　ドライマウス

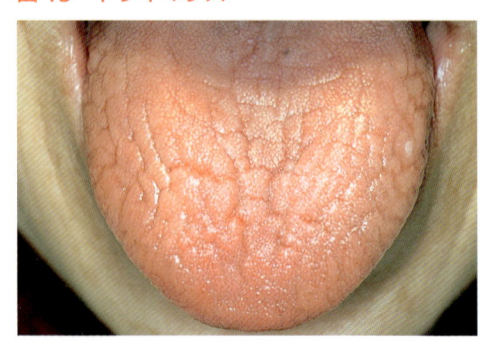

図14　NSTラウンド中

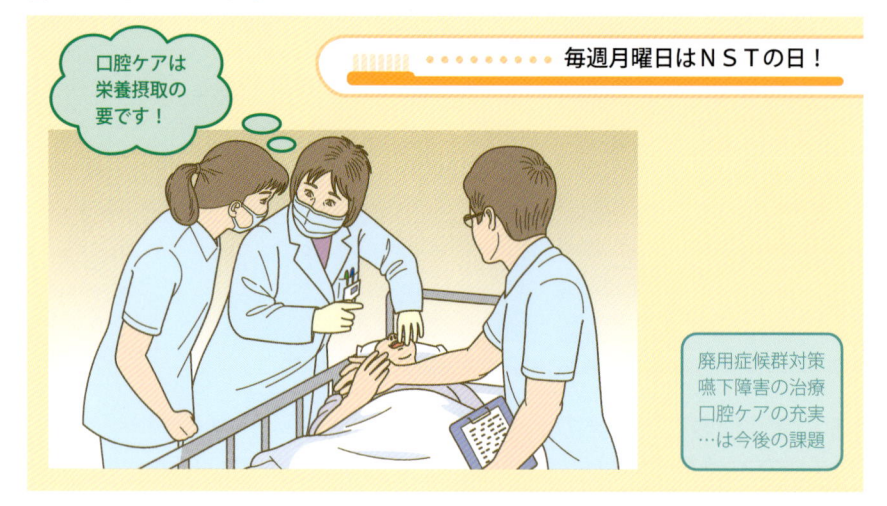

口腔ケアは栄養摂取の要です！

毎週月曜日はＮＳＴの日！

廃用症候群対策
嚥下障害の治療
口腔ケアの充実
…は今後の課題

4）口腔乾燥（ドライマウス）がある場合（図13）

口腔ケア後，保湿剤を口腔内全体に薄く塗布します．その際，口蓋，頬粘膜，舌，口唇内を指で刺激することは，血行を良くする効果もあります．自分で歯磨きができる方には，発泡剤を含まないドライマウス専用の歯磨き粉もあります（Memo-3）．

5）経管栄養中の口腔内

もともと口腔内は湿度，温度の条件から細菌が生息しやすい環境になっています．通常摂食が可能な場合は，唾液の抗菌・自浄作用によりコントロールされていますが，経口摂取が行われなくなると，唾液の分泌量は低下し，細菌の増殖，ドライマウスなど口腔環境は悪化します．経管栄養中は経口摂取を行っていないため，食物残渣もなく衛生的に思えますが，経口摂取時よりさらに口腔ケアを念入りに行わなければなりません．

6）胃瘻造設と口腔ケア

近年，誤嚥のリスクが高い患者に対し，迅速な栄養状態の改善のため胃瘻の造設が増加しています．経皮内視鏡的胃瘻造設術（PEG）の方法のひとつPull法の手技のなかで，口腔より胃瘻カテーテルを挿入し，腹壁より引き出すため，口腔・咽頭部の汚染を考慮し，当院では胃瘻造設前に，NSTにてラウンドし，患者の口腔内の衛生状態をチェックしています．汚染が強い場合は歯科医が病棟と共同で口腔ケアを行っています（図14，15）．

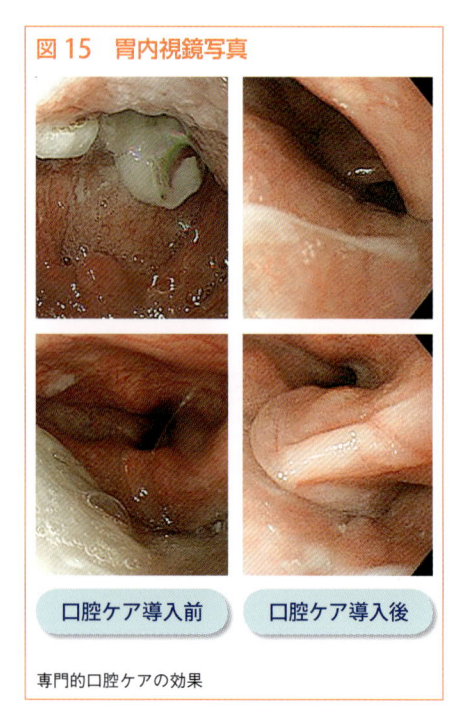

図15　胃内視鏡写真

口腔ケア導入前　　口腔ケア導入後

専門的口腔ケアの効果

Memo-3

汚染が強く乾燥が重度な場合
無理に汚れを除去せず，保湿剤で付着物を十分に軟化してから口腔ケアを開始します．

3. 高齢者のための口腔ケア － 最終目標は食べる楽しみ

とくに高齢者の方にとって「食べる楽しみは」「生きる楽しみ」です.

口の健康は全身の健康につながります. 安全な口腔ケアを実施するために, 高齢者にかかわるすべての専門家が連携をとることにより, ご本人, ご家族をサポートすることが大切です（図16）（*Memo-4*）.

（志村真理子）

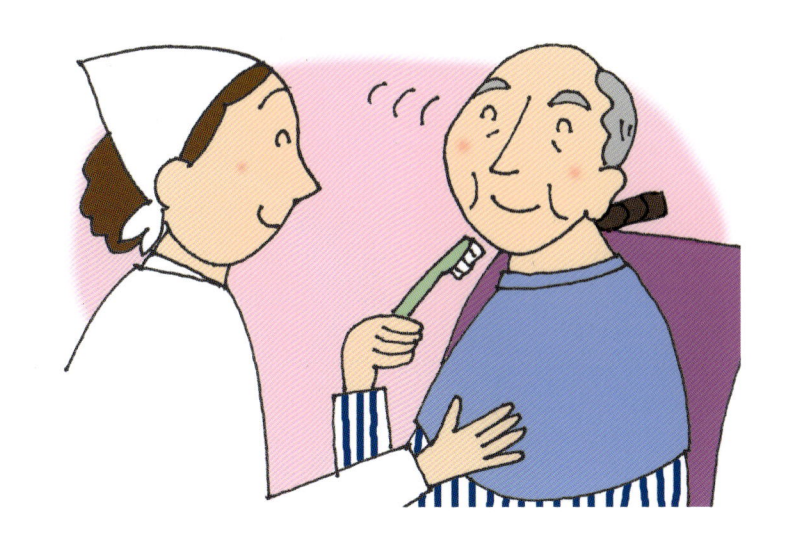

図16 口腔ケア確立のための連携

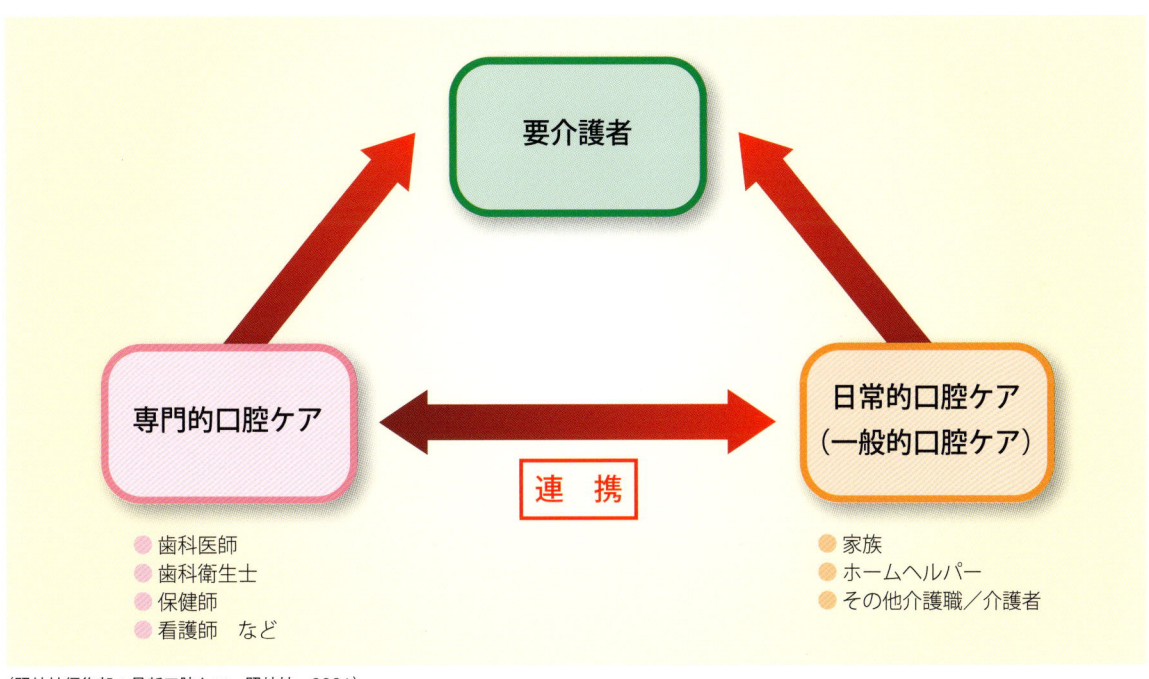

- 専門的口腔ケア
  - 歯科医師
  - 歯科衛生士
  - 保健師
  - 看護師 など
- 日常的口腔ケア（一般的口腔ケア）
  - 家族
  - ホームヘルパー
  - その他介護職／介護者
- 要介護者
- 連携

（照林社編集部：最新口腔ケア, 照林社, 2001）

Memo-4

高齢者の口腔ケアを普及させるために
①家族・介護職向けのセミナーの実施
②口腔ケアの重要性の理解
③安全で簡単なケアテクニックの習得

memo

VIII 高齢者の転倒予防の実際

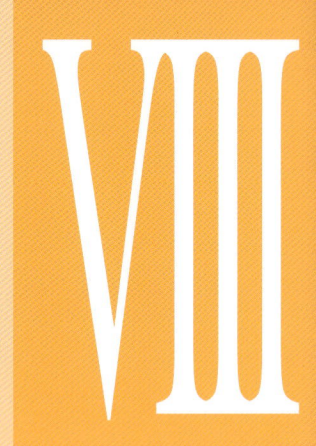

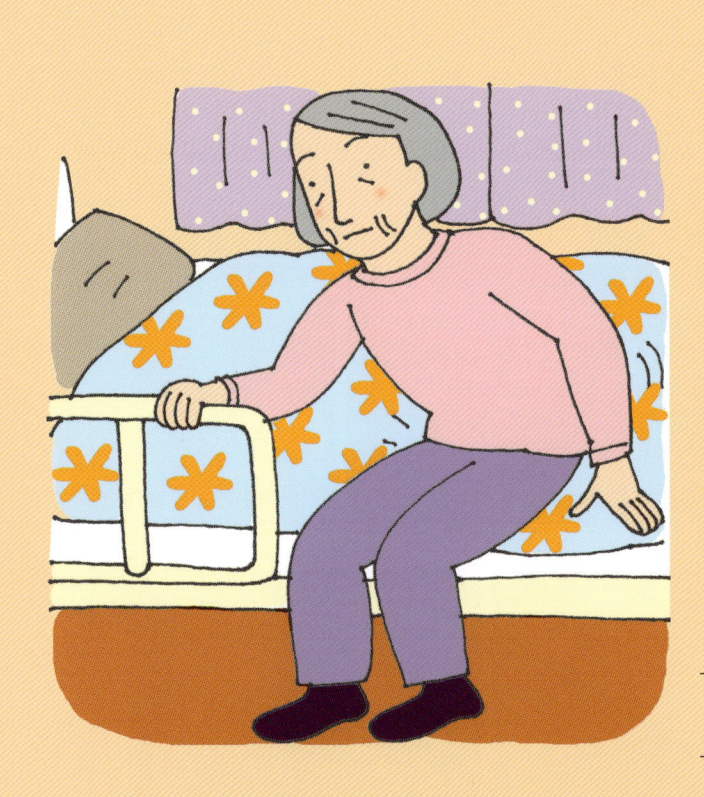

山下和彦・今泉一哉

1. 高齢者支援のニーズを踏まえた転倒予防と栄養指導の関係

高齢者の転倒予防と栄養管理にどんな関係があるのでしょうか？ 表1 に示すように，①は介護予防との関係です．2007年の介護保険法の改正により，4つの柱が軽度要介護高齢者（要支援1，2，要介護1）に実施されることになりました．4つの柱とは，"栄養改善"，"転倒予防（運動器の機能維持）"，"口腔衛生"，"閉じこもり予防" です．栄養改善は本書のようなアプローチが大変重要であり，もう1歩踏み込んで，"適切な評価" まで検討してほしいと思います．"評価" とは，対象者の身体の栄養や身体の状態のみを評価するのではなく，その人がどのような活動を希望しているか？あるいは，有益な活動を支援するために必要なアプローチを評価することです．対象者中心の評価でありたいものです．

2つめは転倒予防です．転倒予防は要介護高齢者のみにかかわることではありません．実際に元気な健常高齢者の約2割が年に1回以上転倒を経験しています．とくに70歳から転倒発生率が急増します．また，薬を飲んでいる，脳血管疾患などで麻痺があるなどの転倒リスクの高い人は更に転倒しています．

問題なのは，転倒者の10％が骨折していることと，転倒した後，怖くなって外出しなくなる転倒後症候群があることです．総務省統計局の発表では，平成20年9月の65歳以上人口は2,819万人で，高齢化率22.1％ですので，年間約560万人以上が転倒していて，数10万人が骨折している計算です．さらに，女性は男性の4倍の発生率で骨折しています．これは女性ホルモンの影響が考えられます．このようなことから，表1の②にも関連しますが，骨量にアプローチする必要があります．骨量を増やすには2つの要素が必要です．1つは運動による刺激，もう1つは骨量を増やす栄養素の摂取です．最も重篤で寝たきりリスクが高い骨折に大腿骨頸部骨折（足の付け根，股関節部分の骨折）が挙げられます．大腿骨頸部骨折は，後ろや横に転んで，しりもちをつくことで発生します．日本では大腿骨頸部骨折の治療と短期的なリハビリに年間6,000億円以上の費用が使われています．さらにこの発生率と費用は，2050年には今の2～4倍に膨れ上がると予測されています．したがって，予防は対象者，施設・行政側の双方にニーズが高いといえます．

柱の3番目は口腔衛生です．口腔衛生は食べる機能の向上と肺炎（誤嚥）予防です．

柱の4番目は閉じこもり予防です．閉じこもり予防の中にフットケアがあります．図1 に高齢者に多く発生している足爪や足部の異常の一例を示しました．高齢者の6割以上になんらかの足爪や足部の異常が発生していると報告されています．足部や足爪の異常は靴などの外的因子，爪の切り方などのケアの不具合，病気などの内的因子，栄養や精神状態などの環境因子により発生します．

つまり，ここまででわかるように，この4項目は，すべて関連しています．口から

表1 転倒予防と栄養管理の関係と重要性

①介護予防の関係（栄養改善，転倒予防，口腔衛生，閉じこもり予防）

②骨格形成と栄養指導

③サークルなどへの参加支援のための身体機能向上と栄養指導

図1 高齢者に多い足爪や足部の異常

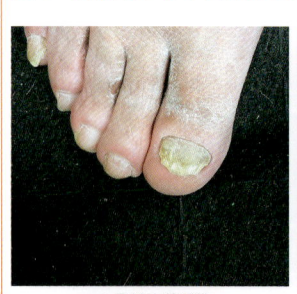

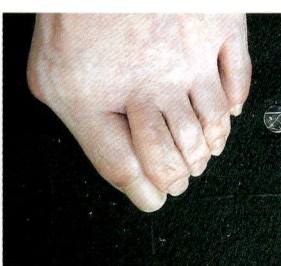

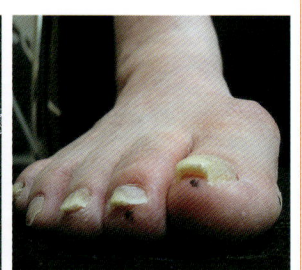

a：足爪の菌感染　　b：外反母趾　　c：足爪の肥厚（厚み5mm以上）

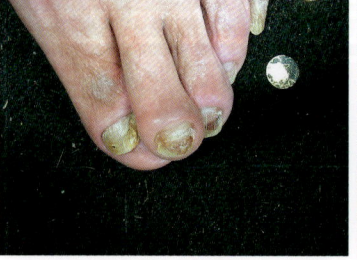

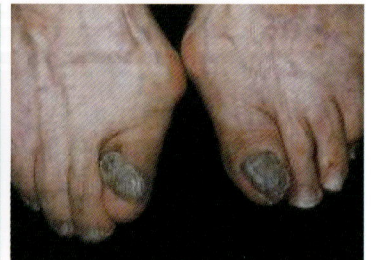

d：足趾・爪の変形　　e：足爪の変形・変色

表2　転倒予防活動に必要なキーワード

①自立支援から快適支援
②自分で実施でき，それが自分の特性に合った運動やケアであることを理解でき，継続できること
③結果をすぐにフィードバックすること
④仲間ができ，楽しいこと（場の提供）

ものを食べて栄養を摂り，身体機能を向上させ，表1の③のように外出して活動する．この一連の流れの中で，それぞれの項目について対象となる人を効果的に見出して支援し，活動の場を広げてもらうことが重要です．この前向きな流れができると，高齢者は楽しく快適に過ごせるだけではなく，高齢者医療費や介護保険費用の削減にもつながります．

したがって，高齢者支援（介護保険法の予防給付や地域支援事業など）は転倒予防のための運動指導，外出支援のためのフットケア，栄養指導を連携して進めることが対象者の身体機能とアクティビティの向上のために効果的なのです．実施する側の都合で縦割りに進めることは，"効果"という観点から得策ではありません．

2．足部・足爪異常と身体機能評価

（1）転倒予防活動に必要なキーワード

転倒予防とその活動を成功させるためには，表2に示したようないくつかのキーワードが必要です．

元気な高齢者には身体機能を維持してもらい，長く活動してもらいたいですし，やや身体機能が低下している高齢者には，身体機能と日常生活の活動度を向上させて欲しいです．ほぼ寝たきりの高齢者にもなんとか自分のことをやってほしいものです．また，介護やケアの現場は人数的にも時間的にも決して十分ではありませんから，基本的には対象者にはセルフケアにより，運動やケアを実施してもらい，鍵になる部分は専門家による支援を実施するのがよいでしょう．

したがって身体機能向上による転倒予防と継続可能な活動を行うには，表2のように，①快適支援である必要があります．快適であれば対象者は"楽しく"，"やってみたい"，"やっていて楽しい"と前向きな感情を持ちながら，実は身体機能アクティビティが向上しつつも，転倒も予防できることにつながります．したがって，目的意識を欠いた単なる身体機能の向上では不十分です．

そして，②の自分で実施でき，自分に合っている運動やケアであると理解するためには，③の結果のフィードバックが重要です．図2に筆者らが行っている身体機能計測機器を示します．図2aは下肢筋力を計測するための足指力計測器，図2bはバランス機能評価のための足圧分布計測器です．これらの機器を使用する理由は，高齢者の転倒が起こる理由を身体機能の観点から考えると，"下肢筋力"，"バランス機能"，"歩行機能"の低下に起因するからです．

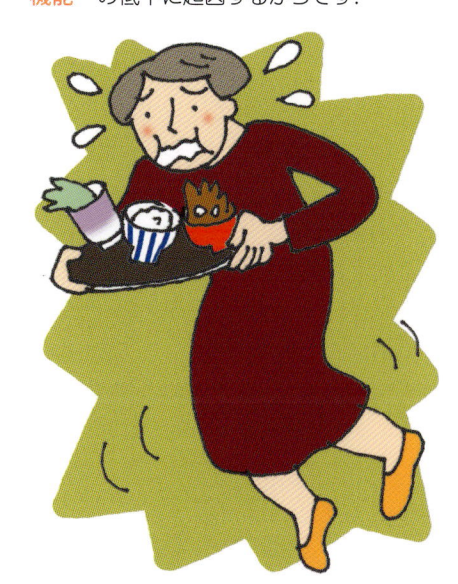

図2　身体機能計測器の一例

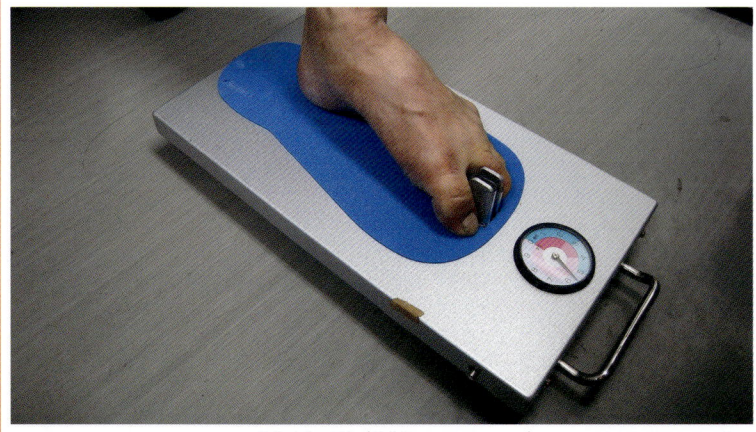

a：足指力計測器（足指チェッカーくん®）　　　b：足圧分布計測器

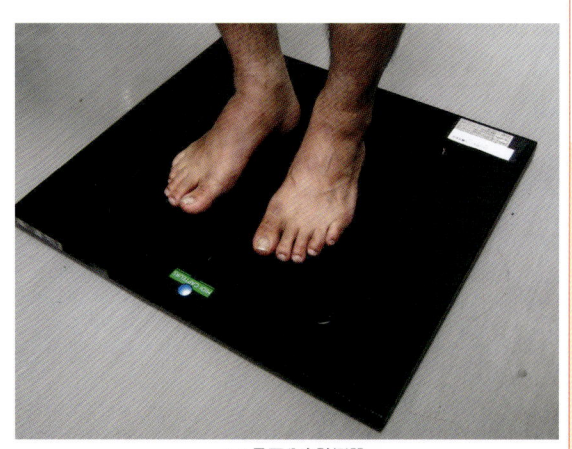

VIII 高齢者の転倒予防の実際

表3 高齢女性の足部・足爪異常者の割合と転倒発生率

	人　数	転倒発生率	転倒不安
足爪変形	15名（18%）	46%	31%
外反母趾・内反小趾	26名（32%）	50%	30%
O脚	25名（30%）	37%	37%
正常	35名（43%）	20%	20%

足部の評価には重複がある　　　　　　　　　　　　n：82名

図4　足部異常者の下肢筋力の低下

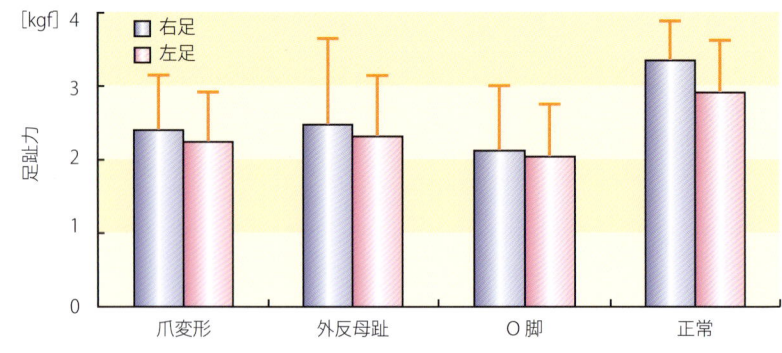

n：82名（72～95歳の女性，平均年齢81歳）

転倒の多くは歩行中に発生します．歩行に必要なのは**ふくらはぎ（腓腹筋・ヒラメ筋）とすね（前脛骨筋）**の筋です．筋の機能として，前脛骨筋はつま先を上に上げる機能，腓腹筋・ヒラメ筋はかかとを上げる機能を担当します．ちょうどすねを触りながら，つま先を上げると筋肉が盛り上がるのが前脛骨筋，ふくらはぎを触りながら，かかとを上げると腓腹筋・ヒラメ筋が盛り上がります．つまり，歩行の中で**地面を蹴りだす部分**（腓腹筋，ヒラメ筋）と**足が上がって引っ掛からない**ように，つま先が上がっている部分（前脛骨筋）がこれらの筋肉の担当になります．これらの筋力が衰えてくると，**歩行速度が落ち**，**転びやすく**なります．したがって，車のエンジンに相当します．

図3は**図2b**の装置で計測した高齢者の足圧分布です．**図3a**から，高齢者の**6割以上は足趾が地面についていない**ことがわかりました．腓腹筋やヒラメ筋はエンジンですが，**足趾は地面をグリップするタイヤの役割**を果たしています．つまり，エンジンはダンプカー並みでもタイヤがパンクしているのです．図1に示した状態からもわかるように，転倒を予防し日常生活の活動度を高め快適に生活するには，足元を改善する必要があると考えられます．

（2）足部・足爪に問題があることによる身体機能の低下

足部や足爪に異常があるとどのくらい身体機能が低下するのでしょうか？表3，図4，5は，自立歩行が可能な高齢女性82名を対象に，足部異常に分類される人数，転倒経験，図2aの足指力計測と図2bの足圧分布計測の結果です．対象者は平均年齢81歳ですのでほぼ後期高齢者に分類されます．

その結果，表3より，足爪に変形や巻き爪などの異常がある人は15名で約2割，外反母趾・内反小趾なのは26名で約3割，足を閉じた状態で膝の間の隙間が4cm以上のO脚なのは25名で3割，何も問題がない正常群は35名で4割でした．

図3　高齢者の足圧分布

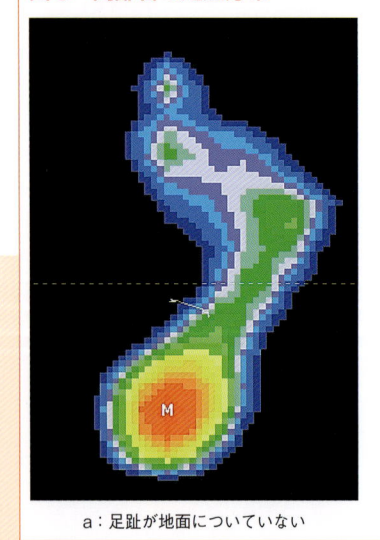

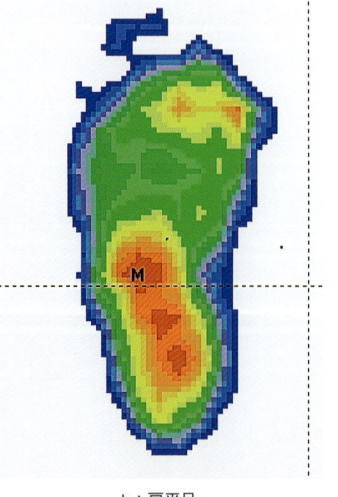

a：足趾が地面についていない　　　b：扁平足　　　c：外反母趾

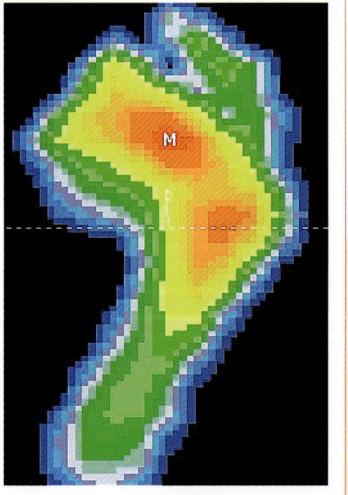

図5　足部異常者の開眼片足立ちの結果

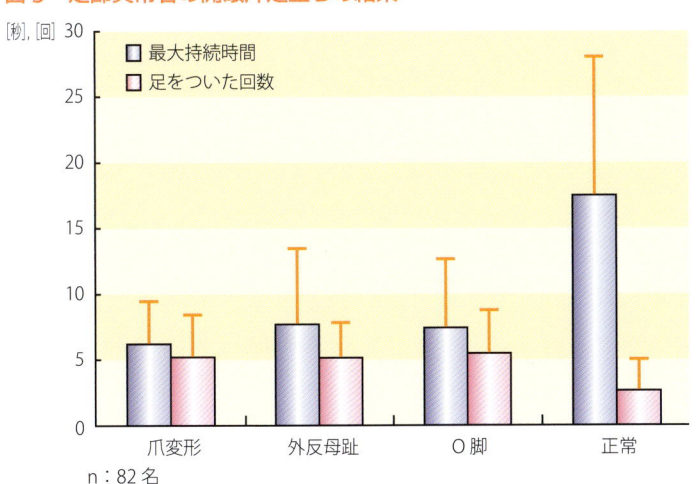

表4　爪，骨，筋肉機能向上のための要素

- 爪の主成分はケラチン
- 骨量を増加させる要素：運動による刺激と骨生成のための栄養素の補給
- 筋肉への刺激と柔軟性向上

　問題なのは1年間の転倒発生率で足部や足爪に異常がある群は40～50%が転倒していると回答しました．後期高齢者の転倒発生率は35%ですので，それよりも高い値です．一方で後期高齢者でも足部や足爪に問題がない群は転倒発生率が20%でした．つまり，足部や足爪に異常があることで転倒発生率が高まる可能性が考えられます（Memo-1）．

　次に図4の足趾力と開眼片足立ちの結果からは，正常群に比べ，足部・足爪異常群は，足趾力がどの群も約2割低下していることがわかりました．図5の開眼片足立ち時の最も足を上げていられた時間（最大持続時間）は正常群に比べ，足部・足爪異常群は約6割低いことがわかりました．

　上述したように高齢者の転倒は下肢筋力とバランス機能の低下が要因として挙げられます．つまり，足部・足爪に異常があることで，下肢筋力とバランス機能が低下し，転倒ハイリスク群になっている可能性が疑われ，実際に転倒発生率が高いことがわかりました．

図6　1年間の足爪ケアによる変化

a：ケア前　　b：ケア6ヵ月後　　c：ケア1年後
d：ケア前　　e：ケア3ヵ月後　　f：ケア1年後

Memo-1

高齢者の転倒予防活動は，ただ単に歩くのが速くなった，杖がいらなくなったという主観的評価だけではなく，快適であること，継続できること，定量的に評価することが重要です．これらキーワードを取り入れる方法はいくつかありますが，その1つとしてフットケアと運動の組み合わせが挙げられます．図1に示したように，高齢者の6割に発生している足部・足爪異常者は自分の足を見せるのを恥ずかしいと思っていることが多いです．つまり，フットケアにより，その状態が改善することは性別を問わず，うれしいことで，快適を支援することにつながります．また，フットケアにより足部のマッサージなどを合わせて行うことは，対象者にとって大変気持ちがよいものです．実際に行ってみると，警戒感の強い方は何をされるのか？と不審がり，最初は足爪を切ることなどにかなり緊張しますが，1ヵ月後以降の訪問では積極的に参加し，楽しみにされている方や涙を流される方もいらっしゃいました．

その際に，図6のように当初の状態を写真に残しておいたり，図2aのような簡単に使える計測器で定量的でわかりやすいデータをお渡しすると，ケアの評価ができるだけでなく，対象者自身が自分の状態を理解し，積極的にかかわりを持つようになります．身体機能の改善を示すことと，美的感覚を満足させることは対象者に大きな満足感を与えます．

もちろん専門家にケアをお願いすることもよいですが，自分で実施するセルフケアの方法を教えると，多くの方が毎日実践されています．この場合にも，定量的な結果を残すことが継続的な実施の鍵になります．そして，これらのことから自分の健康は自分で守ることを教えていくことが重要なのではないでしょうか．

3. 転倒予防の実際と戦略的アプローチ

(1) 足爪の構造と骨量増加のための必要事項

図1に示したように、高齢者の足部や足爪は多くの人が異常を持っており、それが転倒リスクを高める要因になっていることを述べました。表4に爪、骨、筋肉機能を向上させるための要素を記載しました。表4より、足爪の構成要素はケラチンを主成分とします。カルシウムではありません。よい爪を作るためには適切な栄養摂取とケアが必要です。そして、骨量増加（骨化を進める）には骨を作り出す骨芽細胞に機械的刺激（メカニカルストレス：歩行中に骨に加わる荷重やマッサージによる刺激）を加える

ことと、骨を作るための材料である骨形成蛋白質 (bone morphogenetic protein, BMP) が必要です（落とし穴1）。これは子どもから高齢者まで共通で必要になります。したがって、たんぱく質、ビタミン、ミネラルなどをバランスよく子どもの頃から摂取しなければ、健康的な爪や骨の形成がなされないことになります。

また、図3に示したように、高齢者の足圧分布から、極度の扁平足や外反母趾、足趾が地面につかない足趾機能不全状態にある高齢者が多いこともわかりました。これらの問題が発生する要因は、筋肉や腱の硬化（伸びないゴムの状態）、あるいは弛緩（伸びきったゴムの状態）などが挙げられます。

したがって、これらの必要要素にしたがっ

て支援をすることが効果的な転倒予防の第一歩になると考えられます（落とし穴2）。

(2) 運動とケアによる足爪と身体機能の改善効果

ここでは、運動やケアの結果どのような変化が得られたかについて述べます。図6は1年間足爪をケアしたことによる変化です。図6上段のaのケア前は爪周囲が爪周囲がボロボロであり、今にもはがれそうな状況にありました。しかし、正しいケアを指導し実施することで、6ヵ月後には爪周囲の状況が改善し、1年後にはほぼ正常といえる状態になりました。下段のdの対象者は爪の厚みが5mm以上でさらに巻き爪がありました。その後、3ヵ月後には厚みはまだ3mmありますが、巻き爪部分が改善し、1

図7　運動による足圧分布の変化（95歳女性）

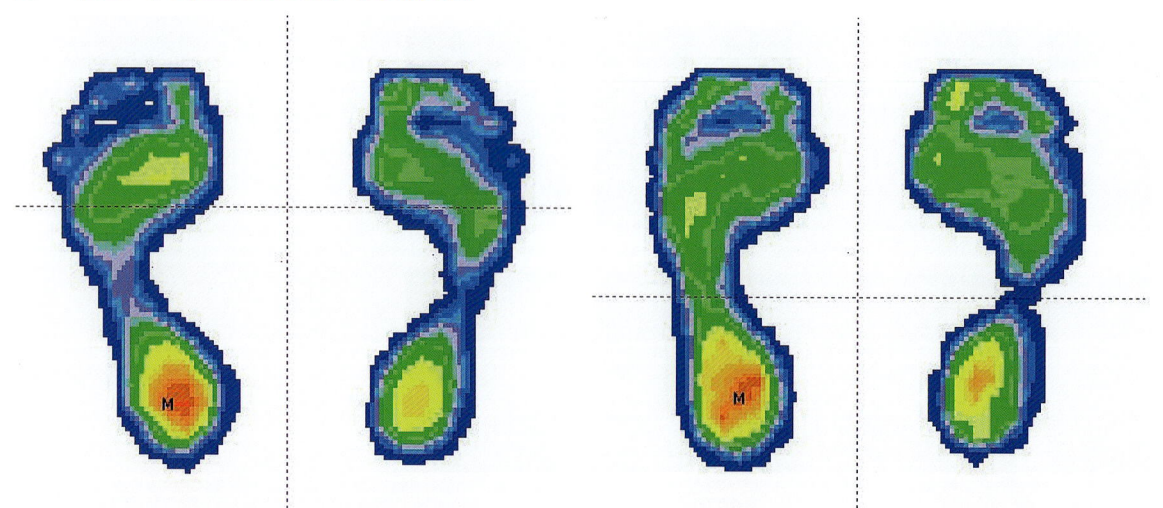

落とし穴-1

高齢者の転倒が問題で、身体機能からは下肢筋力が重要であることを述べました。しかし、下肢筋力低下はある日突然起こるわけではなく、長い年月をかけて徐々に低下します。これまでの研究結果から、足趾力の転倒リスク値として男性は3kgf、女性は2.5kgfが求められています。筋力や機能が落ちてから向上させるのは大変ですが、落ちないように維持することは比較的簡単です。骨量を落とさないように栄養を考えるのと一緒に筋力や機能の維持にも目を向けて欲しいと思います。

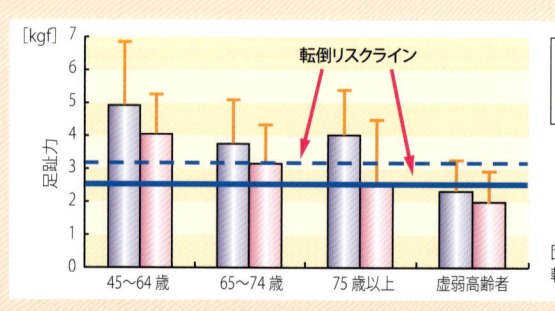

団魂の世代以降の下肢筋力（右足）の変化
転倒リスクライン：男性 3kgf, 女性 2.5kgf

年後には巻き爪，肥厚が改善した状態になりました．

図7は足部のセルフケアと簡単な運動指導を1年間実施した結果の足圧分布を示しました．左側は中足部が地面に十分接地しておらず，歩行することでその衝撃が膝や腰に加えられ，長時間歩行するとそれらに痛みが発生する状態にありました．しかし，適切なセルフケアを支援することで改善され，ほぼ正常な状態になりました．この対象者は95歳の女性であり，正しい支援を行うことで何歳であっても，身体機能が向上することを示しています．

4．まとめ

高齢者の転倒予防は喫緊の課題であり，支援側，支援される側双方が幸せになるために，効果のある方法と評価を戦略的に実施することが求められます．そのためには，対象者の状態に整合した支援を，栄養，運動の観点から行い，対象者の心理的側面までカバーした形で継続することが鍵になります．つまり，自立支援から快適支援，食事と運動を楽しく効果的に組み合わせて転倒を予防すべきです．

1人の対象者を中心とした支援策，すなわち，対象者中心設計の支援のためには，それぞれの専門家が知恵を出し合い，協働して実践する必要があります．また，積極的なエビデンスの構築と，よい取り組みを皆で共有する仕組み，在宅でも実施できる体制作りなど課題もまだまだ挙げられます．1人の専門家に対し，90人の対象者のように効率的に支援できる技術を取り入れ，安全かつ快適に，実現可能な仕組みを構築することが求められます．（山下和彦・今泉一哉）

落とし穴-2

子どもの足が危ない！
高齢者の足元が問題で，それが転倒を引き起こしていることを述べてきました．しかし，図7の高齢者のようになかなかよい骨格を持っている人が多くみられます．とくに戦前生まれの人は，下駄やはだしで生活し，走り回っており，栄養状態は悪かったかもしれませんが，適切な刺激が骨格を作ったように考えられます．足部の骨格が完成するのは大体20歳です．最近の20歳の足圧分布の結果を図に示しました．男性も女性も，①足趾が地面にほとんど接地しない，②中足部が極度の扁平足かハイアーチ，③かかと部分の骨格形成が不十分，④全体的な骨格のバランスが悪いことなどが挙げられます．今，高齢者が問題だと様々議論されますが，子どもや若者は更に問題です．子ども達の骨格形成が完成する前に早急な対策をとらなければ，40〜50年後には新たな社会問題が発生することは間違いありません．それだけではなく，少子弱子化と言われるように，30〜50歳代の労働年齢で社会や世界で活躍する人材を養成するためにも，足元に着目した支援が求められていると考えられます．

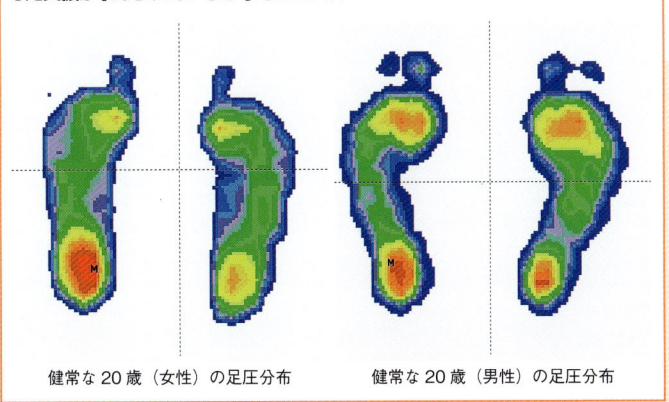

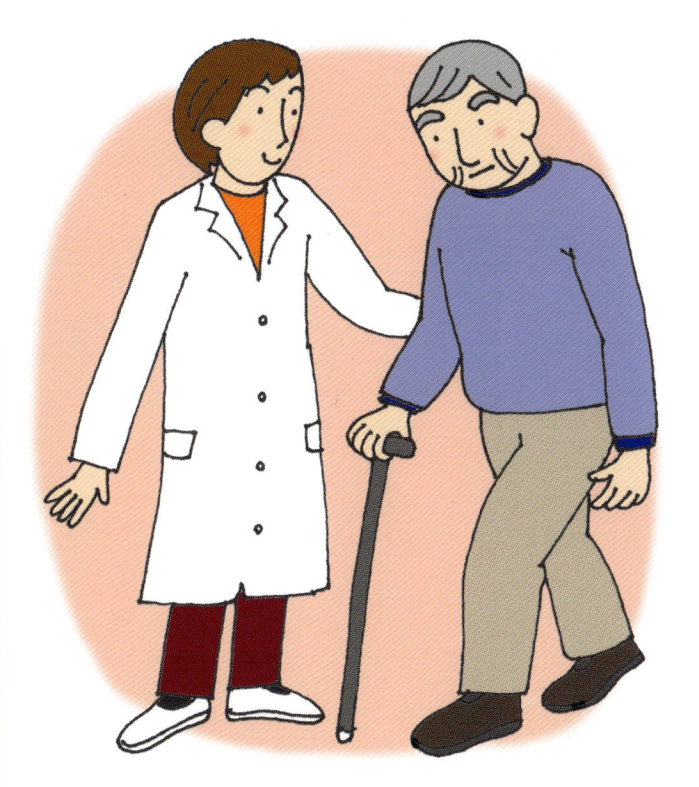

健常な20歳（女性）の足圧分布　　健常な20歳（男性）の足圧分布

COLUMN 地域支援と管理栄養士の役割

IN 福祉拠点としての施設の管理栄養士の役割
（建物設備・備品・人的な専門性の提供の中で）

ようこそ

- ◆ ホットひと休みカフェとランチ
- ◆ 私達のクッキング…親しい方と小さなコアで
- ◆ バースデープロデュース…年に一度のセレモニー／バースデーソングと共に
- ◆ 季節の食へのご招待…バイキング，バーベキュー，ケータリングなど
- ◆ 貯蔵品づくり…味噌づくり，梅酒づくり，梅干しづくり，干し柿，もちつき
  子供達・婦人会の方々と共に
- ◆ トレーニングマシンを使ってOT，PTとともに利用者に栄養指導を

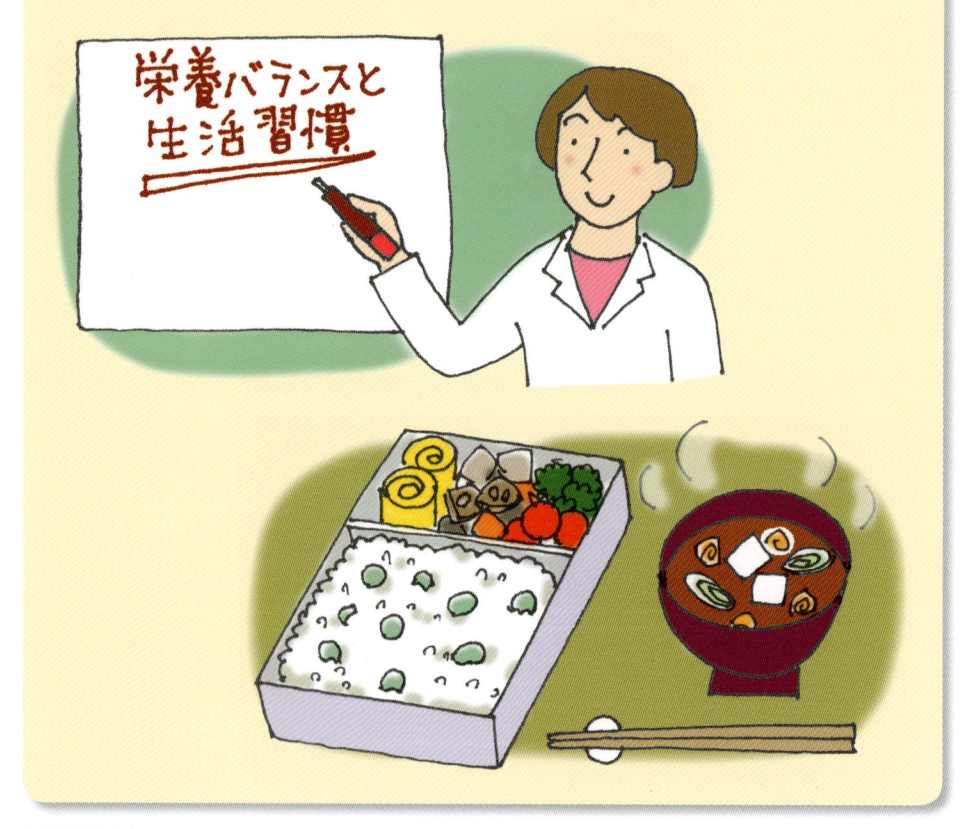

Memo-1

地域福祉の推進

平成12年に改正された社会福祉法では，第4条に「地域福祉の推進」を新たに設け，「地域住民，社会福祉を目的とする事業を経営する者及び社会福祉に関する活動を行う者は，相互に協力し，福祉サービスを必要とする地域住民が地域社会を構成する一員として日常生活を営み，社会，経済，文化その他あらゆる分野の活動に参加する機会が与えられるように，地域福祉の推進に努めなければならない」と規定し，地域福祉における施設の位置づけは福祉事業経営者の責務として法律にも明確にされました．

（鶴　孝代）

OUT 福祉推進機関としての施設の管理栄養士の役割
（固有機能と専門性を地域の中で活かす）

※ニーズ把握とネットワークづくりを通じてお話しましょう

◆ **市民講座へ ── 参加**
- 毎日の食事の過不足 ── こんな風に補いましょう
- 日常食を工夫して手間のかからない食事療法へとつなげましょう
- ヘルパーさんとともに調理と栄養のコラボレーションを
- 地域包括支援センターとともに経管栄養から経口栄養への復帰をサポートしましょう

◆ **配食サービス**…施設の日常食を味わって頂く

◆ **備えあれ食中毒講座**…（平常時の予防対策）看護師とともに

　その他さまざまな場面において健康の保持促進のための栄養指導を行うことを業とする者として笑顔で務めを果たしましょう．

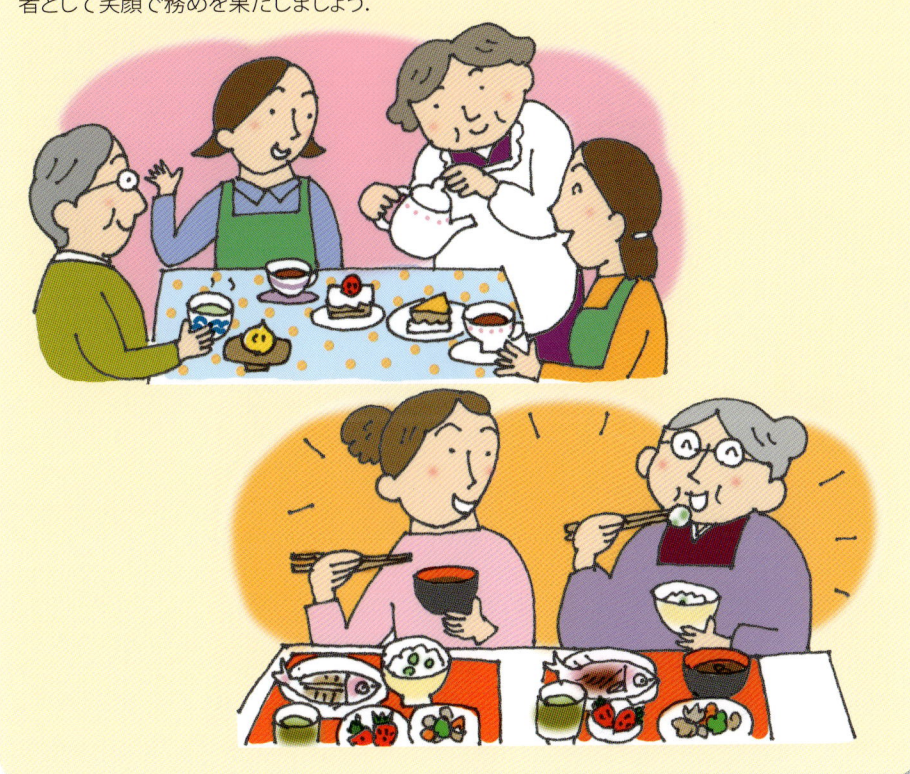

Memo-2

ニーズ把握とネットワークづくり
❶対象者の発見や発掘
❷閉じこもりがちな対象者を説得し，外に出す働きかけ
❸在宅サービスや施設の活用
地域を包括したソーシャルワークシステムとネットワークが機能することが重要です．

（文献：新版 社会福祉学習双書 編集委員会：地域福祉論 改訂新版第1版，全国社会福祉協議会，2005, P236）

平成21年度介護報酬改定(抜粋)

(鶴　孝代)

① 栄養管理体制, 栄養マネジメント加算等の見直し

　栄養管理体制加算の算定実績を踏まえ, 基本サービス費に包括した評価に見直すとともに, 栄養マネジメント加算については, 栄養マネジメントの適切な実施を担保する観点から評価の見直しを行う(表1).

表1　栄養マネジメント加算

	現行	改定後
栄養マネジメント加算	12単位/日	14単位/日

② 口腔機能向上・栄養改善(栄養マネジメント)サービスの見直し
口腔機能向上加算等

　口腔機能向上加算, 栄養改善(栄養マネジメント)加算及びアクティビティ実施加算については, サービス提供にかかる労力等を適切に評価する等の観点から, 評価の見直しを行うとともに, アクティビティ実施加算について, 運動機能向上加算, 栄養改善加算, 口腔機能向上加算にかかる届出を行っている事業所についても算定を認める.
　さらに, 医療と介護の連携を図る観点から, 歯科医療を受診している場合であっても, 本加算が評価しているサービス内容と重複しない範囲についての評価を行う.

表2　介護予防(認知症対応型)通所介護・介護予防通所リハビリテーション

	現行	改定後
口腔機能向上加算[1]	100単位/月	150単位/月
栄養改善加算	100単位/月	150単位/月
アクティビティ実施加算[2]	81単位/月	53単位/月

表3　(認知症対応型)通所介護・通所リハビリテーション

	現行	改定後
口腔機能向上加算[1]	100単位/回	150単位/回(月2回限度)
栄養マネジメント加算[3]	100単位/回	150単位/回(月2回限度)

注:
[1] 口腔機能向上加算について, 歯科医療と重複する行為や算定方法については, 通知において明確化する.
[2] アクティビティ実施加算は, 介護予防通所介護のみが該当.
[3] (認知症対応型)通所介護・通所リハビリテーションの「栄養マネジメント加算」については, 栄養改善加算に名称を変更.

■ 平成21年度4月改定関係「Q&A」より

(鶴　孝代)

● 栄養改善加算（通所サービス）

（問16）当該加算が算定できる者の要件について，その他低栄養状態にある又はそのおそれがあると認められる者とは具体的内容如何．また，食事摂取量が不良の者（75%）とはどういった者を指すのか．

（答）その他低栄養状態にある又はそのおそれがあると認められる者とは，以下のような場合が考えられる．

- 医師が医学的な判断により低栄養状態にある又はそのおそれがあると認める場合．
- 表4のイ～ニの項目に掲げられている基準を満たさない場合であっても，認定調査票の「嚥下」，「食事摂取」，「口腔清潔」，「特別な医療について」などの項目や，特記事項，主治医意見書などから，低栄養状態にある又はそのおそれがあると，サービス担当者会議において認められる場合．

　なお，低栄養状態のおそれがあると認められる者とは，現状の食生活を続けた場合に，低栄養状態になる可能性が高いと判断される場合を想定している．

　また，食事摂取が不良の者とは，以下のような場合が考えられる．

- 普段に比較し，食事摂取量が75%以下である場合．
- 1日の食事回数が2回以下であって，1回あたりの食事摂取量が普段より少ない場合．

● 栄養管理体制加算（施設サービス・短期入所サービス）

（問17）管理栄養又は栄養士を配置したことに対する栄養管理体制加算が包括化されたが，どのように考えればいいのか．

（答）今回の改定では，常勤の管理栄養士又は栄養士により利用者の年齢，心身の状況に応じた適切な栄養量及び内容の食事提供を行う体制への評価を行っていた栄養管理体制加算については基本サービス費への包括化を行ったところである．

　これは，当該加算の算定状況等を踏まえ，報酬体系の簡素化等の観点から行ったものであり，包括化を行っても利用者の栄養状態の管理の重要性は変わらないものであることから，各事業所においては，引き続き，これを適切に実施できる体制を維持すること．

● 療養食加算（施設サービス・短期入所サービス）

（問18）療養食加算のうち，貧血食の対象となる入所者等について，原因が鉄分の欠乏に由来する者とは．

（答）対象となる者は，その貧血の原因が鉄分の欠乏に由来すると医師が認める者である．

表4　栄養改善加算の取扱い（抜粋）

（10）栄養改善加算の取扱い（新案）

❸栄養改善加算を算定できる利用者は，次のイからホのいずれかに該当する者であって，栄養改善サービスの提供が必要と認められる者とすること．

- イ　BMIが18.5未満である者
- ロ　1～6ヵ月間で3%以上の体重の減少が認められる者又は「地域支援事業の実施について」に規定する基本チェックリストのNo.11の項目が「1」に該当する者（6ヵ月で2～3kgの体重減少がある者）
- ハ　血清アルブミン値が3.5g/dL以下である者
- ニ　食事摂取量が不良（75%以下）である者
- ホ　その他低栄養状態にある又はそのおそれがあると認められる者

〜

❺概ね3ヵ月ごとの評価の結果，❸のイからホまでのいずれかに該当する者であって，継続的に管理栄養士等がサービス提供を行うことにより，栄養改善の効果が期待できると認められるものについては，継続的に栄養改善サービスを提供すること．

（全国介護保険・高齢者保健福祉担当課長会議資料より）

索引

アルファベット

A

A/G比	92
ADL	3, 48
ALI	66
ARDS	66

B

bacterial translocation	49
BDR指標	115
BEE	52
BMR	53

C

COPD	48, 66

D

DHA	39, 41, 91

E

EER	54
EPA	39, 41, 82, 91

G

GERD	13

K

K-point	117

L

LBM	48, 69

M

MCT	82
MMSE	44
MNA	49

N

n-6/n-3比	84

O

ORS	27

P

PAL	53
PEG	60, 118
PEG-J	60
PEJ	60
PEM	48
PN	68

R

RTH製剤	60

S

SGA	48
SIADH	69

T

TEE	52
TPN	68, 90

V

VF	16

かな

あ

亜鉛	7, 69, 82
アクティビティ実施加算	130
アセスメント	59
アルツハイマー病	37, 40

い

胃食道逆流	90
胃食道逆流症	13
イレウス	30
胃瘻	60, 86

う

うつ	34
うま味	7

え

エイコサペンタエン酸	39, 41, 91
栄養改善加算	130
栄養管理体制加算	131
栄養必要量	52
栄養マネジメント加算	130
嚥下造影	16, 20
嚥下内視鏡検査	20
円背	13

お

嘔吐	26, 63
お茶	74

か

介護度	4
介護報酬	130
介護保険施設	3
介護療養型医療施設	2
介護老人福祉施設	2
介護老人保健施設	2
片麻痺	108
カルシウム	74
簡易栄養状態評価法	49
簡易懸濁法	62
浣腸	30

き

義歯	116
基礎消費エネルギー量	52
基礎代謝量	53
喫食率	58
急性呼吸窮迫症候群	66
急性肺障害	66
行事食	4, 102, 104
記録法	58

く

グルタミン	82
グレープフルーツ	73

け

経口移行加算	20
経口維持加算	20
経口補水飲料	27
経腸栄養剤	64
経鼻経管栄養チューブ	13
下痢	26, 30, 32, 60, 63, 66
ゲル化剤	16

こ

抗うつ薬	35
後期高齢者	2
口腔カンジダ症	117
口腔機能向上加算	130
口腔ケア	114
口臭	114
甲状腺機能低下症	30
紅茶	74
口内炎	114
誤嚥	12, 67, 80
誤嚥性肺炎	82, 87, 114
コーヒー	74

さ

在宅 3

し

痔 30
歯周病 114
自助具 4
自発性異常味覚 8
脂肪乳剤 69
主観的包括的評価 48
消化態栄養剤 64
小腸瘻 60
静脈栄養剤 68
秤量法 58
初回通過効果 72
食事摂取基準 53
褥瘡 82, 84
食物繊維 66, 97
除脂肪体重 48, 69
心筋梗塞 30
身体活動レベル 53

す

推定エネルギー必要量 54
水分管理 24, 86
睡眠 45
スクリーニング 59

せ

生体時計 45
成分栄養剤 64
摂食・嚥下機能低下 10, 78, 94, 98
セロトニン 35
せん妄 45

そ

相互作用 73
ソフト食 100

た

大腸憩室炎 30
唾液 8, 114
脱水 24, 32, 37, 42, 67
短腸症候群 60, 69

ち

中鎖脂肪酸 82
中心静脈カテーテル 71
超高齢社会 2
腸内細菌 29
腸捻転 30
腸閉塞 30

て

低カロリー甘味料 9
摘便 30
転倒予防 122
天然濃厚流動食 65

と

糖尿病 30, 41, 66, 84, 115
特別養護老人ホーム 2
ドコサヘキサエン酸 38, 41, 91
ドライマウス 114, 118
トリプトファン 39
とろみ調整食品 16, 98

な

ナイアシン 39
納豆 74

に

乳糖不耐性 66
認知機能検査 44
認知症 13, 26, 37, 40, 45, 48, 115, 117

の

脳出血 30

脳卒中 …………………………… 108
ノルアドレナリン ………………… 35

は

バイオフィルム …………………… 114
徘徊 ………………………………… 45
排泄 ………………………………… 28
排便 ………………………………… 37
廃用症候群 …………………… 48, 114
バソプレシン不適切分泌症候群 …… 69
ハリス-ベネディクト（Harris-
Benedict）の式 …………………… 52
半固形化 …………………………… 63
半消化態栄養剤 …………………… 64

ひ

ビタミン B_1 ……………………… 95
ビタミン B_6 ……………………… 39
ビタミン C ………………………… 41
ビタミン E ………………………… 41
ビタミン K ………………………… 74
必要エネルギー量 ………………… 52
肥満 ………………………………… 41
標準体重 …………………………… 53

ふ

フィトケミカル …………………… 41
フードガイド ……………………… 43

フェニルアラニン ………………… 39
不顕性誤嚥 …………………… 12, 115
不耐性 ……………………………… 65
フットケア ………………………… 122
不眠 ………………………………… 34
プラン ……………………………… 59
プレバイオティクス ……………… 66
プロバイオティクス ……………… 66

へ

β カロテン …………………… 41, 97
便 …………………………………… 29
便秘 ……………………… 30, 36, 63, 67, 78
便秘薬 ……………………………… 30

ま

マグネシウム ……………………… 39
慢性閉塞性肺疾患 …………… 48, 66

み

味覚障害 …………………………… 70
味覚低下 …………………………… 6

む

虫歯 ………………………………… 114

め

メタボリックシンドローム ……… 41
免疫（炎症）調整栄養剤 ………… 66
免疫賦活栄養剤 …………………… 66

も

モニタリング ……………………… 59

や

薬剤性味覚障害 …………………… 8
薬物動態 …………………………… 72

よ

葉酸 …………………………… 39, 41

り

利尿薬 ……………………………… 32
療養食加算 ………………………… 131

わ

ワルファリン ……………………… 74

検印省略

高齢者福祉施設・病院・在宅などで役立つ
カラー図解
高齢者の栄養管理ガイドブック
お年寄りの栄養ケアマネジメントを適切に行うために

定価（本体2,600円＋税）

2010年2月24日　第1版　第1刷発行
2021年6月10日　同　　第9刷発行

編集者	下田　妙子（しもだ　たえこ）
発行者	浅井　麻紀
発行所	株式会社　文光堂
	〒113-0033　東京都文京区本郷7-2-7
	TEL（03）3813-5478（営業）
	（03）3813-5411（編集）

ⓒ下田妙子, 2010　　　　　　　　　　印刷・製本：広研印刷

ISBN978-4-8306-6037-5　　　　　Printed in Japan

・本書の複製権，翻訳権・翻案権，上映権，譲渡権，公衆送信権（送信可能化権を含む），二次的著作物の利用に関する原著作者の権利は，株式会社文光堂が保有します．
・本書を無断で複製する行為（コピー，スキャン，デジタルデータ化など）は，私的使用のための複製など著作権法上の限られた例外を除き禁じられています．大学，病院，企業などにおいて，業務上使用する目的で上記の行為を行うことは，使用範囲が内部に限られるものであっても私的使用には該当せず，違法です．また私的使用に該当する場合であっても，代行業者等の第三者に依頼して上記の行為を行うことは違法となります．
・JCOPY 〈出版者著作権管理機構　委託出版物〉
本書を複製される場合は，そのつど事前に出版者著作権管理機構（電話03-5244-5088, FAX 03-5244-5089, e-mail: info@jcopy.or.jp）の許諾を得てください．